David A. Clark & Aaron T. Beck

Ängste bewältigen – ein Übungsbuch

DAVID A. CLARK & AARON T. BECK

ÄNGSTE BEWÄLTIGEN – EIN ÜBUNGSBUCH

LÖSUNGEN AUS DER KOGNITIVEN VERHALTENSTHERAPIE

Aus dem Englischen von
Claudia Campisi

Junfermann Verlag
Paderborn
2014

Copyright © der deutschen Ausgabe: Junfermann Verlag, Paderborn 2014

Copyright © der Originalausgabe: 2012 The Guilford Press
Die Originalausgabe ist 2012 unter dem Titel *The Anxiety & Worry Workbook. The Cognitive Behavioral Solution* bei Guilford Press erschienen.

Übersetzung Claudia Campisi, Berlin

Coverfoto © Giuseppe Anello – fotolia.com

Coverentwurf / Reihengestaltung Christian Tschepp

Satz JUNFERMANN Druck & Service, Paderborn

Bibliografische Information der Deutschen Nationalbibliothek
Die Deutsche Nationalbibliothek verzeichnet diese Publikation in der Deutschen Nationalbibliografie; detaillierte bibliografische Daten sind im Internet über http://dnb.ddb.de abrufbar.

ISBN 978-3-87387-925-6
Dieses Buch erscheint parallel als E-Book (ISBN 978-3-87387-958-4)

Inhalt

Vorwort

Angststörungen gehören zu den schlimmsten psychischen Krankheiten. Überall auf der Welt kämpfen Millionen von Menschen Tag für Tag gegen Sorgen, Beklemmungen, Panik und Furcht und erkennen dabei doch häufig: Je mehr man versucht, der Angst und ihren Auslösern zu entkommen, desto schlimmer und desto enger wird das Leben. Stellen Sie Ihre Angst mithilfe dieses Übungsbuches auf den Kopf – das könnte Ihre Lebensqualität verbessern! Die hier vorgestellten Methoden basieren auf der kognitiven Verhaltenstherapie (kurz KVT oder auch kognitive Therapie), die sich, wie die Forschung immer wieder zeigt, in der Behandlung von Angst bewährt hat – selbst wenn die Angst über die Jahre stärker und mittlerweile chronisch geworden ist. Zudem ist es das erste Angst-Selbsthilfebuch des Begründers der kognitiven Therapie, Dr. Aaron T. Beck.

Die kognitive Therapie ist deswegen so wirksam, weil sie vor allem die automatischen und belastenden Gedanken fokussiert, die die Angst nähren. Diese Gedanken, die Sie nachts wach halten, Sie aber weder von Ihren Sorgen befreien noch reale Probleme zu lösen vermögen – die können Sie korrigieren lernen. Üben Sie mit diesem Buch, Ihre gedanklichen Übertreibungen oder die irrtümlichen Interpretationen Ihrer Körperempfindungen zu erkennen, und Sie werden die Fähigkeit erlangen, Panikattacken nicht nur zu reduzieren, sondern schon im Vorfeld zu verhindern. Falls Sie unter sozialen Ängsten leiden, zeigen wir Ihnen, wie Sie Ihre Vorurteile darüber, was andere Menschen von Ihnen denken, infrage stellen können, damit zwischenmenschliche Beziehungen, die ja das Leben erst lebenswert machen, keine Bedrohung mehr für Sie darstellen.

Unser Buch ist nicht nur ein Manual für Betroffene, sondern richtet sich auch an Therapeuten und Therapeutinnen, besonders zusammen mit unserem Fachbuch *Cognitive Therapy of Anxiety Disorders: Science and Practice.* Sollten Sie keinen Zugang zu qualifizierten kognitiven Verhaltenstherapeuten oder -therapeutinnen haben, kann dieses Buch Ihnen trotzdem Hoffnung und Hilfe bieten. Arbeiten Sie sich durch die ersten acht Kapitel, und falls Sie das Gefühl haben, ganz speziell Hilfe im Umgang mit Panik, einer Sozialphobie oder chronischer Sorge zu brauchen, lesen Sie auch Kapitel 9–11. Der Anhang enthält Hinweise auf weiterführende Literatur und nützliche Adressen, beispielsweise um qualifizierte Therapeuten und Therapeutinnen ausfindig zu machen, falls Sie allein nicht weiterkommen.

Angst hat viele Gesichter, doch in den letzten drei Jahrzehnten hat das Engagement etlicher Fachleute aus Wissenschaft und Forschung das Spektrum und die Wirksamkeit der kognitiven Therapie in der Behandlung dieser komplexen Erkrankung stark erweitert. Dieses Buch basiert auf der Arbeit vieler Kolleginnen und Kollegen, ganz besonders jedoch auf der Forschung und der klinischen Erfahrung der Autoren, Aaron T. Beck, dem Begründer der kognitiven Therapie, und David A. Clark, Professor und klinischer Psychologe mit mehr als 25 Jahren therapeutischer und wissenschaftlicher Erfahrung in der kognitiven Therapie von Angst und Depression.

Ohne die wertvolle Mitarbeit und Ermutigung vonseiten der Belegschaft des Verlags, The Guilford Press, wäre das Buch nicht möglich gewesen. Unser besonderer Dank geht an unsere Lektorin Chris Benton, die das Manuskript begutachtet und jedes einzelne Kapitel gründlich bearbeitet hat. Mit Kreativität, Klugheit, Effizienz und Enthusiasmus hat sie unser Projekt zur Vollendung gebracht. Chris hat ihre Expertise in der Übersetzung von Wissen so großzügig mit uns geteilt, dass die Arbeit mit ihr eine wahre Freude war. Begrüßt haben wir auch die Unterstützung, Ermutigung und Weitsicht unserer Redakteurin Kitty Moore, die sich für das Projekt starkgemacht und den Entstehungsprozess des Übungsbuches mit viel Engagement betreut hat. Dank der engen Zusammenarbeit mit Kitty und Chris, die wir als sehr positiv und bereichernd empfanden, ist der vorliegende Text so viel besser geworden, als wir es je alleine geschafft hätten. Auch den zahlreichen Kolleginnen und Kollegen möchten wir danken, die über die Jahre einen erheblichen Beitrag zur Entwicklung der kognitiven Therapie geleistet haben, unseren Studierenden, die unser Wissen immer weiter bereichern, und letztlich unseren Patientinnen und Patienten, die uns so viel darüber gelehrt haben, was es bedeutet, ein Leben in Angst zu führen.

1. Ein Neubeginn

Jeder Mensch kennt sie: die Furcht vor einem bedrohlich wirkenden Fremden auf der Straße, die Nervosität vor wichtigen Prüfungen und Vorstellungsgesprächen oder das besorgte Abwarten eines ärztlichen Befundes. Ein Leben im Zustand dauernder Ruhe und Sicherheit, frei von allen Ungewissheiten, Risiken, Gefahren und Bedrohungen, ist gar nicht denkbar. Furcht und Angst gehören zum Leben dazu – und sind eigentlich meist auch ganz nützlich. Furcht warnt vor einer bevorstehenden Gefahr, etwa wenn man beim Autofahren auf einer nassen oder vereisten Straße ins Schlingern kommt oder von einem Unbekannten verfolgt wird, der einem verdächtig erscheint. Angst kann dazu motivieren, sich besser auf ein wichtiges geschäftliches Treffen vorzubereiten oder besondere Vorkehrungen zu treffen, wenn man eine Reise an einen fernen und unbekannten Ort antritt. Fakt ist: Wir brauchen im Leben ein gewisses Maß an Furcht und Angst.

> Furcht und Angst sind so normal wie Essen, Schlafen und Atmen. Da sie zum Überleben notwendig sind, wäre es gefährlich, sie komplett aus dem Leben zu entfernen.

Sich zu fürchten oder Angst zu haben ist jedoch nicht immer zuträglich. Als Psychologe (David A. Clark) beziehungsweise Psychiater (Aaron T. Beck) haben wir schon Tausende Geschichten über den täglichen Kampf gegen Angst und Furcht gehört. Manche Menschen werden von ihrer Angst schier überwältigt, sie leiden ständig und übermäßig stark unter Befürchtungen, Sorgen, Anspannung und Nervosität in Alltagssituationen, die die meisten anderen recht unbekümmert angehen.

Zu Tode besorgt

Rebecca kann nicht schlafen. Seit sie vor fünf Jahren zur Filialleiterin befördert wurde, ist die 38-jährige Mutter von zwei schulpflichtigen Töchtern voller Angst. Sie ist nervös und macht sich Sorgen über ihre Arbeit, die Sicherheit ihrer Kinder, die Gesundheit ihrer alternden Eltern, ihre finanzielle Situation und die instabile Arbeitssituation ihres Mannes. In ihrem Kopf spult sich eine endlose Liste möglicher Katastrophen ab: Sie taugt nicht zur Führungskraft und wird die monatlichen Absatzprognosen nicht erfüllen; die jüngere Tochter wird in der Schule verletzt oder die ältere von Freundinnen gehänselt; ihre Eltern sind enttäuscht, weil sie sie nicht besucht; sie hat nach Abzug aller Ausgaben nicht genug Geld für ihre Altersvorsorge übrig; ihr Mann könnte jederzeit seine Stelle verlieren ... und so weiter. Schon immer ist Rebecca eine Person gewesen, die sich schnell Sorgen macht, aber in den letzten Jahren ist es so schlimm geworden, dass sie es kaum noch aushalten kann. Sie leidet unter schlaflosen Nächten und befindet sich außerdem fast immer in einem Zustand der Aufregung, sie ist zittrig, leicht reizbar, gerät schnell „aus der Fassung“, kann sich nicht entspannen, hat zuweilen Wutanfälle und bricht scheinbar grundlos in Tränen aus. Sie bekommt ihre Sorgen einfach nicht in den Griff. Trotz aller Bemühungen, sich abzulenken und sich gut zuzureden, dass alles schon irgendwie in Ordnung kommen wird, hat Rebecca ein flaues Gefühl im Magen, als würde „alles aus den Fugen geraten".

Neigen auch Sie zu nervösen Ängsten? Dann vergleichen Sie Ihre eigenen Erfahrungen einmal mit denen von Rebecca und schreiben Sie über die Ähnlichkeiten und Unterschiede.

____

____

Den Halt verloren

Todd verliert zunehmend die Kontrolle – so jedenfalls sieht er es selbst. Kurz nach seinem Collegeabschluss zog er in eine andere Stadt, um dort eine Stelle im Vertrieb anzutreten. Zum ersten Mal in seinem Leben wohnte er allein. Er fand neue Freunde, auch eine feste Freundin. In seiner neuen Tätigkeit machte er große Fortschritte, seine Arbeitsleistung galt als ausgezeichnet. Es ging ihm gut. Doch an einem kühlen Novembertag auf der Autofahrt nach Hause war mit einem Schlag alles anders. Es war ein anstrengender Arbeitstag gewesen, er hatte Überstunden gemacht, um mit einem umfangreichen Projekt pünktlich fertig zu werden. Nach der Arbeit hatte er den Stress im Fitnessstudio beim Cardio-Training abgebaut. Auf dem Nachhauseweg überkam ihn ein unerwartetes und komisches Gefühl: Seine Brust verengte sich, sein Herz raste. Ihm wurde schwindlig, er fühlte sich benommen, als würde er gleich ohnmächtig werden. Er fuhr an den Straßenrand, schaltete den Motor aus und krallte sich ans Lenkrad. Vor Anspannung rang er nach Atem, er glaubte, ersticken zu müssen. Da fiel ihm sein Onkel ein, der vor drei Jahren einen Herzinfarkt gehabt hatte. Bekam er jetzt etwa auch einen? Er wartete ein paar Minuten, bis die Symptome nachließen, und fuhr dann in die Notaufnahme einer Klinik. Er wurde gründlich untersucht, doch keiner der Befunde wies auf ein körperliches Problem hin. Die Oberärztin schloss auf einen Panikanfall. Sie gab ihm ein Beruhigungsmittel und riet ihm, zum Hausarzt zu gehen.

Dieser erste Anfall vor neun Monaten hat Todds Leben völlig verändert. Er leidet seitdem häufig unter Panikattacken und sorgt sich fast ununterbrochen um seine Gesundheit. Er geht seltener unter Leute und hat Angst vor dem Autofahren, weil er einen weiteren Anfall befürchtet. Er fährt nur noch zur Arbeit, in die Wohnung seiner Freundin und nach Hause, weil er Angst davor hat, sich in eine neue oder unbekannte Umgebung vorzuwagen. Seine Welt ist geschrumpft, Furcht und Vermeidung regieren sein Leben.

Hatten Sie auch schon einmal Panikattacken? Falls ja, wie war das im Vergleich zu Todds Erfahrungen?

____

____

Vor Scham fast gestorben

Elizabeth, Mitte 40, ist unglaublich schüchtern. Schon als Kind wurde sie in Gegenwart anderer Menschen leicht nervös und vermeidet seither zwischenmenschlichen Kontakt, so gut es geht. Es scheint, als machte ihr beinahe jeder Kontakt zu anderen Menschen Angst: längere Gespräche, ans Telefon gehen, in einer Versammlung das Wort ergreifen, eine Verkäuferin um Rat fragen, ja sogar in einem Restaurant essen oder den Gang eines Kinos entlanggehen. All das macht sie nervös, ängstlich und unsicher, da sie befürchtet, rot anzulaufen und unbeholfen zu wirken. Sie ist davon überzeugt, dass die anderen sie immerzu anschauen und sich fragen, ob mit ihr etwas nicht in Ordnung sei. Hin und wieder hat sie sogar Panikattacken. Sie schämt sich wegen ihres Sozialverhaltens und vermeidet daher jeglichen menschlichen Kontakt, ob privat oder öffentlich. Sie hat nur eine einzige enge Freundin und verbringt die meisten Wochenenden bei ihren alternden Eltern. Obwohl sie in ihrem Beruf als Bürokauffrau sehr kompetent ist, wurde sie nicht befördert, weil sie im Umgang mit anderen so unbeholfen ist. So ist Elizabeth – von ihrer Furcht und Angst vor anderen Menschen in die Enge getrieben – in ihrer eigenen kleinen Welt gefangen, ist deprimiert und fühlt sich ungeliebt.

Werden Sie in der Gegenwart anderer Menschen nervös? Falls ja, wie verhält sich das im Vergleich zu Elisabeths Erfahrung?

____

____

Rebecca, Todd wie auch Elizabeth haben eine intensive und andauernde Angst erfahren, die sie erheblich belastet und ihr Leben beeinträchtigt. Und angesichts der Tatsache, dass Sie mit der Lektüre dieses Buches begonnen haben, leiden wahrscheinlich auch Sie darunter. Glücklicherweise haben alle drei es geschafft, noch einmal neu zu beginnen, indem sie lernten, zur Überwindung ihrer lähmenden Angst bewährte psychologische Strategien einzusetzen. In unserem Arbeitsbuch stellen wir Ihnen eine Reihe von Ansätzen vor, mit der erfolgreiche Therapeuten Angststörungen behandeln. Wie Sie sehen werden, können auch Sie dazulernen und mithilfe effektiverer Strategien zur Überwindung belastender Ängste einen Neubeginn wagen.

Sie sind nicht allein

In den USA erkranken mehr als 65 Millionen Erwachsene irgendwann im Laufe ihres Lebens an einer Angststörung. Angst ist die am häufigsten vorkommende psychische Störung.[1] Anders ausgedrückt: Mehr als ein Viertel Ihrer Freunde, Kollegen und Nachbarn haben schon einmal unter schwerer Angst gelitten, auch wenn die Mehrheit von ihnen sich nicht behandeln lässt. Auch Stars und Prominente litten bzw. leiden unter Ängsten, darunter: Kim Basinger, Nicolas Cage, Winston Churchill, Abraham Lincoln, Nicole Kidman, Barbra Streisand und Dustin Hoffman.[2] Kein Grund also, sich zu schämen oder sich selbst die Schuld dafür zu geben. Ganz sicher sind Sie nicht allein. Die gute Nachricht lautet, dass die medizinisch-psychologische Forschung in den letzten zwei Jahrzehnten sehr zur Erweiterung der Kenntnisse und der Verbesserung der Behandlung von Angststörungen beigetragen hat. Es gibt also Hilfsangebote, die Sie nutzen können, um die Intensität, die Dauer und die negativen Folgen Ihrer Angst zu reduzieren.

1.1 Wie kann dieses Übungsbuch helfen?

Sie können das Buch zwar allein durcharbeiten, doch unserer Erfahrung nach sind die hier vorgestellten Methoden effektiver, wenn Sie sie in einer Therapie in Begleitung einer qualifizierten und erfahrenen Person anwenden. Sie basieren auf der kognitiven Therapie (KT), die von einem der beiden Autoren (Aaron T. Beck) in den 1960er-Jahren zur Behandlung von Depression entwickelt wurde.[3] 1985 veröffentlichten Beck und Kollegen *Anxiety Disorders and Phobias: A Cognitive Perspective* (Dt.: *Kognitive Verhaltenstherapie bei Angst und Phobien*) und stellten darin eine neue Form der kognitiven Therapie zur Behandlung von Angst vor.[4] Diese Therapierichtung haben wir 2010 auf der Grundlage der im Laufe der letzten 25 Jahre gewonnenen wissenschaftlichen Erkenntnisse bezüglich der Wesensmerkmale und der Therapie von Angst weiterentwickelt und aktualisiert.[5] Kognitive Therapie (KT) bzw. kognitive Verhaltenstherapie (KVT) wird heutzutage von Hunderten von Spezialisten weltweit angewandt und ist Dutzenden klinischen Studien zufolge eine effektive Behandlung für vielerlei Angststörungen: 60 bis 80 Prozent aller Menschen, die unter Angst leiden und sich einer kognitiven Therapie unterziehen (bestehend aus etwa 10 bis 20 Sitzungen), werden eine signifikante Reduzierung ihrer Angst feststellen, obwohl nur eine

> Tausende Menschen, die unter Furcht und Angst leiden, sind der lebende Beweis dafür, dass man selbst in Zeiten erheblicher Belastung ein produktives und befriedigendes Leben führen kann. Sie können die Intensität, die Dauer und die negativen Folgen Ihrer Ängste reduzieren. Befördern Sie „den Geist wieder zurück in die Flasche", damit Furcht und Angst an ihren normalen, rechtmäßigen Ort in Ihrem Leben zurückkehren.

Minderheit (d. h. 25 bis 40 Prozent) völlig symptomfrei sein wird.[6,7] Demnach ist die kognitive Therapie ebenso wirksam wie eine rein medikamentöse Behandlung oder sogar noch wirksamer, denn laut einer Anzahl von Studien ist die durch kognitive Therapie erreichte Besserung von längerer Dauer als bei einer rein medikamentösen Behandlung.[8] Sich einer kognitiven Verhaltenstherapie zu unterziehen ist bei Angst wesentlich effektiver, als gar nichts zu tun oder zu einer allgemeinen psychologischen Beratung zu gehen. Wegen ihrer erwiesenen Wirksamkeit werden kognitive Therapieansätze heutzutage sowohl von der *American Psychiatric Association*[9] als auch von der *American Psychological Association*[10] und dem *British National Health Service*[11] (Großbritanniens staatlichem Gesundheitsdienst) zuallererst zur Behandlung von Angst empfohlen.

1.2 Was ist kognitive Therapie?

Der Begriff „kognitiv" bezeichnet das Wissen und Erkennen von Erfahrungen. Kognitive Therapie ist demnach eine planvolle, systematische psychische Behandlung, bei der man lernt, diejenigen Gedanken, Überzeugungen und Einstellungen zu ändern, die in negativen emotionalen Zuständen wie Angst oder Depression eine wichtige Rolle spielen. Die Grundidee dabei ist, *dass die Art des Denkens die Art des Fühlens beeinflusst. Demnach bewirkt eine gedankliche Veränderung auch eine emotionale Veränderung.* Oder anders ausgedrückt:

> Kognitive Therapie ist eine kurze, stark durchstrukturierte Gesprächstherapie, bei der man sich auf Alltagserlebnisse konzentriert, um zu lernen, wie man emotionale Gedanken und Annahmen durch systematische Betrachtungen und geplante Verhaltensmaßnahmen verändern kann. Ziel ist es, belastende Störungen wie Angstzustände und Depression zu lindern.

Lebenssituation, Ereignis (Auslöser)	⇨	**Gedanke (Wahrnehmung, Interpretation)**	⇨	**Gefühl (angespannt, ängstlich)**
Beispiele				
Vor einem Bewerbungsgespräch (Auslöser)	⇨	„Ich habe keine Ahnung, was ich sagen soll. Die werden mich für eine Idiotin halten."	⇨	nervös, angespannt, Bauchkribbeln
Vor einem Bewerbungsgespräch (Auslöser)	⇨	„Ich bin auf dieses Gespräch gut vorbereitet und müsste eigentlich einen guten Eindruck machen."	⇨	ruhig, selbstbewusst, sicher

Wahrscheinlich werden Sie beim Lesen dieses Buches über Ihre Furcht und Angst nachdenken. Als Einstieg in den kognitiven Fokus auf die Art, „wie wir denken", können Sie einmal versuchen, das einzufangen, was Sie in diesem Augenblick denken und fühlen.

In diesem Moment denke ich ____________________________________.

In diesem Moment fühle ich ____________________________________

____.

1.3 Was von einer kognitiven Therapeutin zu erwarten ist

Falls Sie unter schweren Angstzuständen leiden, und das schon seit vielen Jahren, ist es ratsam, eine kognitive Therapie bei einer qualifizierten Person zu machen. Dieses Selbsthilfebuch können Sie weiter begleitend dazu lesen. Falls Sie nicht interessiert daran sind, eine Therapie zu machen, aber mehr über die kognitive Therapie erfahren wollen, können Sie wie gesagt aber auch allein mit diesem Übungsbuch arbeiten.

Die Therapie von Angststörungen umfasst in der Regel 6 bis 20 Einzelsitzungen, die zu Beginn normalerweise wöchentlich, gegen Ende der Therapie alle 14 Tage und schließlich nur noch einmal monatlich stattfinden. Die Behandlung besteht aus drei Phasen:

- **Diagnose:** In den ersten ein bis zwei Sitzungen will man in erster Linie herausfinden, welche Art der Angststörung vorliegt. Es werden viele Fragen gestellt, etwa in Bezug auf die Vergangenheit, die Symptome, wie diese sich auf den Alltag auswirken und welche Versuche zur Bewältigung unternommen werden. Die meisten kognitiven Therapeuten geben ihren Klienten außerdem Fragebögen, die sie zu Hause ausfüllen. Das Ziel dieser Phase besteht darin, die Angst zu verstehen und einen entsprechenden Behandlungsplan aufzustellen.
- **Intervention:** Dies ist die Hauptphase einer kognitiven Therapie. Hier geht es darum, das Angst auslösende problematische Denken zu erkennen und zu korrigieren, mithilfe der Erkenntnisse neue Perspektiven hinsichtlich der Ängste zu gewinnen und Handlungspläne aufzustellen, mit denen man in Zukunft anders mit Angstzuständen umgehen kann.
- **Beendigung:** In der letzten Phase finden die Sitzungen seltener statt. Hier werden Strategien vermittelt, mit deren Hilfe die Klienten später gelegentlich wiederkehrende Ängste bewältigen können. Diese Rückfallprävention soll die Betroffenen befähigen, in Zukunft auch ohne therapeutische Unterstützung mit ihren Ängsten zurechtzukommen.

Sitzungsphase	Beschreibung
1. Wochenrückblick	Zu Beginn jeder Sitzung erzählt die Klientin kurz, was sie in der Woche erlebt hat, wie oft sie Angst gehabt hat und wie stark die Angst jedes Mal gewesen ist. (5–10 Minuten)
2. Aufstellung der Tagesordnung	Therapeutin und Klientin legen die Themen für die Therapiesitzung fest. (5 Minuten)
3. Besprechung des Handlungsplans der vorigen Sitzung	Die Ergebnisse bzw. Ziele der letzten Sitzung werden besprochen und ausgewertet. Was hat die Klientin in der Zwischenzeit daraus gelernt? Wie kann das Erlernte in eine Strategie zum Abbau der Angst integriert werden? (10 Minuten)
4. Hauptthema (bzw. -themen) der Sitzung	Der Hauptteil der Sitzung dreht sich um das Erkennen, Bewerten und Verändern bestimmter problematischer Gedanken, Überzeugungen und Verhaltensweisen, die dazu führen, dass die Angst bestehen bleibt. (20 Minuten)
5. Erstellung eines Handlungsplans	Dieser Plan basiert auf den Ergebnissen der vorigen Phase und wird von den Klientinnen in der Zeit zwischen den Sitzungen als Hausaufgabe ausgeführt. (10 Minuten)
6. Zusammenfassung und Feedback	Die Klientin fasst die Hauptpunkte der Sitzung noch einmal zusammen, auch in Hinblick darauf, was für sie am meisten und was am wenigsten hilfreich war. (5 Minuten)

Tabelle 1.1 Aufbau einer typischen kognitiven Therapiesitzung

Tabelle 1.1[12] zeigt den typischen Ablauf kognitiver Therapiesitzungen. Die Meinungen darüber, wie strikt man sich an diesen Ablauf halten soll, gehen zwar auseinander, doch für gewöhnlich enthalten Sitzungen zur Therapie von Ängsten die meisten der aufgeführten Elemente, wenn nicht sogar alle.

Einen günstigen Rahmen für das Lernen des Umgangs mit Ängsten bildet auch die besondere Arbeitsweise kognitiver Therapeuten (siehe Tabelle 1.2[13]). Ihr Therapiestil sowie eine gute therapeutische Beziehung (gekennzeichnet durch Vertrauen, auch in das Verständnis der Therapeutin; demonstratives Interesse und Einfühlungsvermögen, entspannte Offenheit, garantierte Schweigepflicht) sorgen für eine optimale Atmosphäre zur Behandlung von Furcht und Angst.

Merkmal	Beschreibung
Informativ	Kognitive Therapie ist vor allem ein Lernprozess. Die Therapeuten haben eine lehrende oder beratende Rolle, sie leiten ihre Klienten an und zeigen ihnen, wie sie ihre Ängste überwinden können.
Kooperativ	Die Klienten nehmen aktiv am Therapieprozess teil. Gemeinsam bestimmen Therapeuten und Klienten Richtung und Ziele, und gemeinsam suchen sie nach den besten kognitiven Verhaltensstrategien zur Angstminderung.
Hinterfragend	Kognitive Therapeuten stellen eine Reihe von sokratischen Fragen und fassen dann die Antworten der Klienten zusammen, um die Gedanken, Grundannahmen, Wahrnehmungen und Verhaltensweisen herauszustellen, die für die Angst verantwortlich sind, aber auch Erleichterung verschaffen. („Was wäre Ihrer Meinung nach in dieser Situation das Schlimmste gewesen, das hätte passieren können?" „Wie hoch war die Wahrscheinlichkeit dieser Katastrophe?" „Wie hoch war die Chance für ihre erfolgreiche Bewältigung?")
Erkenntnis fördernd	Mit ihren bohrenden Fragen wollen Therapeuten ihren Klienten helfen, die zugrunde liegenden Ursachen ihrer Ängste selbst zu erkennen und herauszufinden, wie sie diese am besten überwinden können. Statt den Klienten direkt zu sagen, worin das Problem liegt oder was zu tun ist, werden systematische Fragen gestellt, die zu „kognitiver Selbsterkenntnis" führen.
Pragmatisch	Gemeinsam erarbeiten Klienten und Therapeuten Handlungspläne und Verhaltensmaßnahmen als bestmögliche Strategien zur Minderung von Furcht und Angst. Denn Veränderungen geschehen am ehesten, indem man sie vollzieht.

Tabelle 1.2 Der Therapiestil kognitiver Therapeuten

Obwohl viele Psycho- und Verhaltenstherapeuten mit Elementen der kognitiven Therapie arbeiten, bieten nur wenige eine Therapie an, die ganz nach dem Schema des kognitiven Ansatzes abläuft. Woher kann man eigentlich wissen, ob jemand eine Ausbildung in kognitiver Therapie absolviert hat? In den USA findet man dies über die *Academy of Cognitive Therapy* (ACT; ↗ http://www.academyofct.org) heraus, in der über 600 Mitglieder registriert sind: Psychologen, Sozialarbeiter, Psychiater und andere Fachkräfte in diesem Bereich, die den strengen Maßstäben der kognitiven Therapie standhalten.[14] Aber auch andere Therapeuten verwenden häufig Elemente der kognitiven Therapie oder der kognitiven Verhaltenstherapie. Zu wissen, worin kognitive Therapie besteht, wird Ihnen bei der Entscheidungsfindung, bei wem Sie eine Therapie machen wollen, sicher helfen.

1.4 Die Vorteile dieses Übungsbuches

Wir haben dieses Buch für Menschen geschrieben, die mehr oder weniger unter Furcht und Angst leiden, vor allem aber unter Panikattacken, einer Sozialphobie oder einer generalisierten Angststörung, also jenen drei Angsttypen, die wir bei Rebecca, Todd und Elizabeth gesehen haben. Wenn Sie sich selbst und Ihre Symptome in einem der Beispiele oder vielleicht sogar in allen dreien wiedererkennen, werden Sie dieses Buch hilfreich finden. Wenn Sie es mit in Ihre Therapie bringen, könnte Ihr Therapeut oder Ihre Therapeutin damit arbeiten und verschiedene Kapitel, Abschnitte oder Übungen von besonderem therapeutischem Nutzen einfließen lassen, um Ihnen zu helfen, Ihre Angst schneller und effektiver abzubauen. Viele Arbeitsblätter, Fallbeispiele und Tabellen haben wir abgewandelt und unserem Therapiemanual zum gleichen Thema entnommen.[5]

Wie gesagt, können Sie das Buch auch allein durcharbeiten, obwohl Sie mehr davon haben werden, wenn Sie sich einer fachgerechten Behandlung unterziehen, weil es bei der Arbeit an so schwierigen Emotionen wie Angst nicht nur darum geht zu wissen, was man tut, sondern auch darum, zu lernen, dieses Wissen im Alltag anzuwenden. Egal, wofür Sie sich entscheiden – den größten Nutzen werden Sie haben, wenn folgende Kriterien erfüllt sind.

1.4.1 *Ihre Bereitschaft zur Veränderung*

- Ihr Problem ist ernst: Angst ist ein wichtiges Thema für Sie, weil es Sie stark belastet und Ihr Leben beeinträchtigt.
- Sie sind hoch motiviert: Sie sind bereit, Zeit und Mühe in eine Verbesserung des Problems zu stecken.
- Sie haben positive Erwartungen: Sie gehen von einer Besserung Ihrer Angst aus, egal, ob Sie mit einer Therapeutin oder allein arbeiten.
- Sie wollen etwas lernen: Bereitwillig suchen Sie nach neuen Wegen, um Ihre Angst besser zu verstehen und anders darauf zu reagieren.
- Sie sind bereit, an Ihrer eigenen Rolle, durch die Sie möglicherweise die Angst verschlimmern, zu arbeiten: Falls Sie glauben, dass andere Menschen oder die Umstände Schuld an Ihrer Angst haben, wird der kognitive Ansatz kaum etwas bringen.
- Sie können sich Ihre Gedanken und Gefühle bewusst machen und darüber schreiben: Sie wollen sie „zu fassen kriegen“ und sprechen mit Ihrer Therapeutin darüber oder schreiben sie auf (z. B. in dieses Buch).

- Sie können Ihr Denken und Verhalten kritisch hinterfragen: Sie sind bereit, mithilfe des Übungsbuches verschiedene Aspekte Ihres Lebens zu überprüfen.
- Sie sind damit einverstanden, Zeit und Mühe in die praktischen Übungen zu investieren: Sie bekommen auch Hausaufgaben auf.

Was ist, wenn Sie medikamentös behandelt werden oder sich schon in einer anderen Art von Psychotherapie befinden?

Viele Menschen mit Angststörungen nehmen vor Beginn einer Psychotherapie bereits Medikamente (Antidepressiva oder Beruhigungsmittel). Das mag zwar effektiv die Angst reduzieren, doch wenn Sie befürchten, nach Absetzen des Medikaments einen Rückfall zu bekommen, empfiehlt es sich, eine kognitive Therapie zu machen. Für eine optimale Kombination von Therapie und Medikation sollten sich Therapeut und Arzt aufeinander abstimmen. Es ist nämlich so, dass viele Medikamente (wie z. B. Lorazepam oder Alprazolam, die im Vorfeld oder beim Anflug von Angst eingenommen werden) die Angst komplett unterbinden oder zu ihrer Vermeidung eingesetzt werden. Kognitive Therapie zielt aber eben gerade *nicht* darauf ab, die Angst zu vermeiden, sondern darauf, sie tolerieren zu lernen.

Wenn Sie sich aus einem anderen Grund (wie etwa Familien- oder Beziehungsproblemen) bereits in einer anderen Art von Psychotherapie befinden, dürfte es kein Problem darstellen, sich gleichzeitig einer angstspezifischen kognitiven Therapie zu unterziehen. Es sollten jedoch nicht zwei verschiedene Angsttherapien sein, weil dies die Wirksamkeit beider erheblich reduzieren würde.

Unserer Erfahrung nach ist es am besten, sich drei bis sechs Monate lang ausschließlich einer angstspezifischen kognitiven Therapie zu unterziehen, entweder mit oder ohne Medikation.

Vielleicht fragen Sie sich jetzt, ob die kognitive Therapie etwas für Sie ist, weil Sie nicht alle Kriterien erfüllen. Falls Sie der Meinung sind, dass Sie ihnen nicht ganz entsprechen, sollen Sie weder auf eine Behandlung verzichten noch das Buch beiseitelegen, das wäre nicht in unserem Sinne. Vielmehr sollen diese Kriterien Gradmesser sein für Ihre „Bereitschaft zur Veränderung“: Je größer die Bereitschaft, desto mehr haben Sie von unserem Buch. So, wie eine Therapeutin Sie in Ihrem Wunsch bestärkt, die Umklammerung der Angst zu lockern, und Sie befähigt, dies auch zu tun, wird Ihnen unser Buch helfen, motiviert am Ball zu bleiben, etwa mit den Erinnerungen, Zusammenfassungen und praktischen Lösungsvorschlägen (wie z. B. die grau hinterlegten Kästen, die Ihnen schon begegnet sind). Sie werden sehen: Je mehr Sie sich in das Buch und die Übungen vertiefen, desto stärker werden Ihre „Bereitschaft zu Veränderung“ und Ihre Offenheit gegenüber dem kognitiven Ansatz.

Die ersten acht Kapitel lesen Sie am besten der Reihenfolge nach durch. Sollten Sie anschließend weitere Hilfe benötigen, lesen Sie auch die folgenden drei Kapitel (9 bis 11), die spezielle Methoden gegen Panikattacken, soziale Phobien und chronische Sorge enthalten. Kapitel 3 handelt von der ängstlichen Mentalität und der kognitiven Sichtweise der Angst. In Kapitel 4 erfahren Sie etwas über die Funktionsweise der kognitiven Therapie und deren Übungen für die Auseinandersetzung mit der Angst. In Kapitel 5 werden Sie Ihr persönliches Angstprofil erstellen, das mit vielen Informationen gespickt ist, die Sie in allen weiteren Übungen verwenden, um Ihre individuellen Probleme zu bearbeiten und Ihre Stärken herauszufinden. Machen Sie die Übungen, während Sie die ersten fünf Kapitel lesen, und füllen Sie auch alle Arbeitsblätter aus. Die Arbeitsblätter finden Sie zusätzlich auch als Kopiervorlagen auf der Website des Verlags.

In Kapitel 6 und 7 lernen Sie Techniken, die Ihnen helfen, die Angst zu verringern und sich allmählich aus ihrem Griff zu lösen. Diese beiden Kapitel sollten Sie am besten nur lesen, diesmal aber *ohne die Übungen zu machen*. Folgen Sie erst den Anweisungen in Kapitel 8 und stellen Sie sich aus den dort vorgestellten kognitiven und verhaltenstherapeutischen Techniken einen systematischen Angst-Trainingsplan zusammen. Darauf aufbauend können Sie aus Kapitel 6 und 7 Übungen und Arbeitsblätter auswählen und sich dann an die Arbeit machen.

Nehmen Sie sich beim Lesen Zeit und beziehen Sie das Gelesene auf Ihre eigenen Ängste. Sie werden den größten Nutzen aus dem Arbeitsbuch ziehen, wenn Sie tatsächlich auch all die Übungen machen, die das Buch bietet. Vor allem sollten Sie versuchen, die von uns empfohlenen Strategien in Ihrem Alltag anzuwenden. Sehen Sie das Ganze jedoch nicht verbissen und versuchen Sie nicht, alles perfekt hinzukriegen. Sie werden einige Übungen und Arbeitsblätter passender oder hilfreicher als andere finden und sollten in diese dann auch mehr Zeit stecken. Unser Buch ist schließlich ein praktischer Ratgeber und kein Lehrbuch. Es soll Ihnen helfen, „den Geist wieder in die Flasche zu befördern", d. h., Furcht und Angst auf ihre normale Größe zu schrumpfen, indem Sie sie zurück an den Platz verweisen, wo sie hingehören.

1.4.2 *Ziele und Erwartungen*

Blättern Sie kurz zurück zu der Aufzählung mit der Überschrift „Bereitschaft zur Veränderung" auf Seite 19 und lesen Sie sich noch einmal die Beschreibung Ihrer eigenen Gedanken und Gefühle auf Seite 16 durch. Falls Ihnen Letzteres schwergefallen ist – keine Sorge! Wir helfen Ihnen, dies zu üben! Und nicht nur dabei, sondern auch bei anderen Dingen, zum Beispiel hinsichtlich Ihrer Ziele und Erwartungen. Sie werden viel mehr von unserem Buch (und von einer Therapie) haben, wenn Sie stets Ihre Ziele in Bezug auf die Angstreduktion im Auge behalten.

Bevor Sie also weiterlesen, sollten Sie einmal innehalten und sich fragen, wie Sie sich gern verändern würden. Womöglich werden Sie schon so von Furcht und Angst dominiert, dass Sie nur noch die Zerstörung sehen, die das in Ihrem Leben anrichtet. Nun gut – welche Art von Mensch wären Sie denn gern? Was würden Sie gerne tun und können es aber nicht? Wie würden Sie gerne mit Furcht und Angst umgehen? Wie würden Sie sich gerne Ihr Leben zurückerobern? Was für ein Mensch wären Sie gerne ohne diese exzessive Angst? Ein Ziel zur Änderung des Verhaltens könnte beispielsweise darin liegen, in Firmensitzungen öfter das Wort zu ergreifen und seine Meinung zu äußern. Ein kognitives Ziel wäre, nicht mehr jedes Engegefühl in der Brust für einen Herzinfarkt zu halten. Sich bei dem Gedanken an die Rente nicht so aufzuregen und weniger nervös zu sein, könnte zudem ein emotionales Ziel darstellen. Füllen Sie nun Arbeitsblatt Nr. 1.1 aus. Sie brauchen es später wieder, wenn Sie Kapitel 1 bis 8 durchgearbeitet haben und feststellen wollen, wie viele Fortschritte Sie gemacht haben und wie weit Sie Ihren Zielen schon näher gekommen sind. Falls Sie eine Therapie machen, können Sie diese Ziele dort besprechen und sie in Ihren individuellen Therapieplan integrieren. Falls Sie bei der Revision von Arbeitsblatt 1.1 der Meinung sein sollten, dass Sie nach Kapitel 1 bis 8 noch nicht alle Ziele zur Verbesserung Ihres Lebens erreicht haben, lesen Sie die Kapitel 9 bis 11, um speziell an Panik, Sozialphobie oder chronischer Sorge zu arbeiten.

Arbeitsblatt 1.1

Meine Ziele und Erwartungen hinsichtlich der Überwindung von Angst

Verhaltensänderung	Kognitive Veränderung	Emotionale Veränderung
Welche Verhaltensweisen würden Sie gerne verstärken? Welche würden Sie gerne einschränken oder ganz loswerden? Wie würden Sie sich verhalten, wenn Sie keine Angst mehr hätten?	Welche Gedanken und Grundannahmen würden Sie gerne verstärken? Welche würden Sie gerne einschränken oder ganz loswerden? Was würden Sie denken oder glauben, wenn Sie keine Angst mehr hätten?	Welche Gefühle würden Sie gerne verstärken? Welche würden Sie gerne einschränken oder ganz loswerden? Wie würden Sie sich fühlen, wenn Sie keine Angst mehr hätten?
1.	1.	1.
2.	2.	2.
3.	3.	3.
4.	4.	4.
5.	5.	5.

Zusammenfassung

- Furcht und Angst sind normale Emotionen, die notwendig zum Überleben sind.
- Problematisch werden diese Emotionen erst, wenn sie überhandnehmen und zu unangemessenen Reaktionen auf normale Alltagssituationen führen.
- Angst ist die häufigste psychische Störung in den USA (und auch in Deutschland).
- Neue Forschungsergebnisse zu den Hintergründen und Heilungsmöglichkeiten von Angststörungen geben den Betroffenen neue Hoffnung.
- Kognitive Therapie gilt als wissenschaftlich fundierte Behandlung von Ängsten und ist bei 60 bis 80 Prozent aller Angstpatienten erfolgreich.
- In der kognitiven Therapie geht man grundsätzlich davon aus, dass negative Gefühle wie Angst reduziert werden können, indem man entsprechende Gedanken, Grundannahmen und Haltungen ändert.
- Kognitive Therapie ist eine kurze und strukturierte Gesprächstherapie, die darauf abzielt, mithilfe von Logik, Vernunft und Verhaltensübungen unerwünschte negative Gedanken und Gefühle zu verändern.
- Der kognitive Therapiestil zeichnet sich durch die Zusammenarbeit von Therapeuten und Klienten sowie durch das angeleitete Aufdecken von problematischen Gedanken mithilfe von systematischen Fragen und Verhaltensübungen aus.
- Wer unter Angststörungen leidet, motiviert ist und sich dazu noch auf die therapeutischen Beziehungen einlassen kann, wird am meisten von einer kognitiven Therapie profitieren.
- Das Übungsbuch kann entweder als Ergänzung einer kognitiven Therapie oder allein verwendet werden.

Egal, ob Sie das Buch mit oder ohne Therapie verwenden – je mehr Sie über Ihre individuellen Angsterfahrungen lernen, desto gezielter können Sie an einer Verbesserung arbeiten. Im nächsten Kapitel erklären wir Ihnen, was Angst ist, wann sie normal ist und wann nicht.

2. Was ist Angst?

Wie im ersten Kapitel bereits gesagt wurde, sind Furcht und Angst Gefühle, die jeder Mensch kennt. Zweifellos gibt es Dinge, vor denen sich die meisten Menschen fürchten. Wenn Sie zum Beispiel sähen, wie unter einer Kellertür Rauch hervorquillt, oder eine Windhose, die auf Sie zukommt; wenn Sie auf einer vereisten Autobahn die Kontrolle über das Auto verlören, von einem bewaffneten Räuber überfallen würden oder die Ansage des Piloten hörten, dass das Fahrwerk nicht funktioniert und man sich auf eine Bruchlandung vorbereitet – würde Sie da nicht auch die Furcht packen?

Furcht ist also ein präzises und verlässliches Signal für bestehende Gefahr. Deplatziert, übermäßig stark oder von der Realität abgetrennt, ist sie das jedoch nicht mehr. Wer etwa eine übertriebene Furcht vor Hunden (also eine „Hundephobie") hat, geht wahrscheinlich bis ins Extrem, um ja jede Begegnung damit zu vermeiden, obwohl die meisten Hunde per se keine unmittelbare Gefahr darstellen. Diese spezifischen Ängste oder Phobien können das Leben der Betroffenen ungemein beeinträchtigen. Doch spielt die Furcht als Grundemotion auch eine wichtige Rolle bei den komplexeren Angststörungen, um die es in diesem Arbeitsbuch geht.

2.1 Worin unterscheiden sich Furcht und Angst?

Bisher haben wir die Begriffe *Furcht* und *Angst* synonym verwendet. Kognitive Therapeuten unterscheiden jedoch zwischen den beiden Ausdrücken, was für den Erfolg der Therapie wichtig ist.

Furcht ist die elementare, automatische Reaktion auf bestimmte Objekte, Situationen oder Umstände, die als tatsächlich oder potenziell gefährlich wahrgenommen werden.[4] Menschen mit einer Arachnophobie reicht schon die leiseste Andeutung einer Spinne, beispielsweise ein Spinnennetz, ein altes Haus, ein Spaziergang im Wald, ja sogar der Anblick eines Bildes von einer Spinne, um sich zu fürchten. Das kann so weit gehen, dass die Betroffenen kaum noch ihr Haus verlassen können, ohne ständig zu denken: „Mir könnte ja eine Spinne begegnen", oder: „Spinnen sind gefährlich, weil sie in den Mund oder in die Ohren krabbeln und dort Eier legen", oder: „Wenn ich eine Spinne sehe, raste ich aus." Das macht sich auch körperlich bemerkbar. Jedes Mal, wenn Arachnophobiker etwas sehen, das an eine Spinne erinnert, verkrampfen sie sich, werden nervös, bekommen Magenkrämpfe, Atemnot und Herzrasen.

> *Furcht* ist ein elementarer, automatischer Alarmzustand aufgrund einer wahrgenommenen oder sich ereignenden Bedrohung oder der Gefährdung der eigenen Sicherheit.[5]

Auch das Verhalten kann sich dadurch ändern, indem beispielsweise die Orte gemieden werden, an denen man die Begegnung mit einer Spinne riskiert. Aus der Sicht der kognitiven Therapie zeigt sich Furcht vor allem als *Gedanke an eine unmittelbare Bedrohung oder Gefährdung der eigenen Sicherheit.*

Angst ist dagegen ein länger andauernder, komplexer emotionaler Zustand, der oft auf Furcht zurückgeht und von dieser ausgelöst wird. Man könnte zum Beispiel Angst bekommen, Freunde, die in einem alten Haus wohnen, zu besuchen, weil es dort vielleicht Spinnen gibt. Oder man geht nicht ins Kino, weil man Angst hat, dass in dem Film eine Spinne vorkommt. Die zugrunde liegende Furcht ist die vor der Spinne, doch ist es die *zukünftige Möglichkeit* der Gefahr, einer Spinne zu begegnen, die einen in den Angstzustand versetzt. Angst dauert länger an als Furcht: Die körperliche Anspannung ängstlicher Erwartung ist ein *Dauerzustand*, in dem man glaubt, zukünftige, potenziell unangenehme Erlebnisse nicht bewältigen oder vorhersehen zu können. Daher hat man Angst vor einem Vorstellungsgespräch oder einer Party, auf der man die Leute nicht kennt, vor der Reise in eine fremde Umgebung, um die eigene Arbeitsleistung oder vor einem nahenden Stichtag. Bitte beachten Sie, dass sich Angst immer auf die Zukunft bezieht und von „Was-ist-wenn"-Gedanken angetrieben wird. Wir ängstigen uns nicht wegen der Vergangenheit, also etwas, das bereits passiert ist, sondern wegen *zukünftiger Erlebnisse oder Katastrophen, die in der Vorstellung ablaufen*: „Was ist, wenn ich während der Prüfung einen Blackout habe?" „Was ist, wenn ich meine Arbeit nicht schaffe?" „Was ist, wenn ich im Supermarkt eine Panikattacke habe?" „Was ist, wenn ich unter Leute gehe und mich dort mit Grippe anstecke?" „Was ist, wenn ich jemanden treffe, der mich an den Typen erinnert, der mich angegriffen hat?" „Was ist, wenn ich meinen Job verliere?" Und davon handelt unser Übungsbuch: dem emotionalen Dauerzustand namens Angst.

> *Angst* ist ein anhaltender komplexer emotionaler Zustand, in den man in der Annahme gerät, dass eine Situation, ein Erlebnis oder Umstand eintreten wird, der eine persönlich belastende, unvorhergesehene und unkontrollierbare Bedrohung lebenswichtiger Belange darstellt.

2.1.1 Wie arbeiten Furcht und Angst Hand in Hand?

Furcht liegt im Zentrum aller Angstzustände. Die Emotion Furcht treibt die Angst an. Janet leidet unter Sozialphobie. Schon beim Gedanken an eine Besprechung bekommt sie starke Angst. Doch im Grunde fürchtet sie sich vor der Blamage: „Was ist, wenn ich eine Frage nicht beantworten kann? Alle werden mich für inkompetent halten, und das wird mir unendlich peinlich sein." Larry leidet unter Hypochondrie. Beim leisesten Anflug einer Magenverstimmung bekommt er Angst. Im Inneren der

Angst steckt die Furcht: „Was ist, wenn ich schwer krank werde, mich übergeben muss, nicht mehr aufhören kann, keine Luft mehr bekomme und ersticke?“ Mary hat Agoraphobie. Wann immer sie vorhat, zum Supermarkt zu gehen, bekommt sie Angst. Bei ihr ist es die Furcht vor einer schlimmen Panikattacke: „Was ist, wenn ich im Supermarkt vor allen Leuten durchdrehe?“ Mark hat ebenfalls Agoraphobie. Er hat Angst vor der Vorstellung, über eine Hängebrücke zu fahren, weil er fürchtet, vor lauter Anspannung die Kontrolle über das Auto zu verlieren, über den Brückenrand hinauszufahren und abzustürzen.

Kognitive Therapie, wie auch unser Selbsthilfebuch, zielt auf die Furcht ab, die im Herzen der Angst liegt. Diese zugrunde liegende Furcht gilt es voll und ganz zu verstehen. Schauen Sie einmal, ob Sie sie mithilfe von Arbeitsblatt 2.1 erkennen können. Auch in einer Therapie werden Sie zweifellos Zeit darauf verwenden, dies herauszufinden.

Tipp

Womöglich fällt es Ihnen schwer, diese zugrunde liegende Furcht herauszufinden. Die meisten Menschen konzentrieren sich mehr auf das Gefühl ihrer Angst als darauf, wovor sie Angst haben. Fragen Sie sich: „Was an dieser Situation ist so bedrohlich oder beunruhigend? Warum finde ich diese Situation so schlimm?“ Manchmal ist die zugrunde liegende Furcht einfach die vor der Angst. Falls Sie weiterhin Schwierigkeiten haben, Arbeitsblatt 2.1 auszufüllen, können Sie erst einmal weiterlesen und dann später wieder darauf zurückkommen.

2.2 Angst entwirren

Damit die Strategien der kognitiven Therapie die Angst effektiv abbauen helfen, müssen Sie die Hauptfurcht, d.h. die geschätzte Bedrohung, im Inneren Ihrer Angst erkennen.

Angst ist eine komplexe Angelegenheit. Wenn Sie stark verängstigt sind, wirkt sich das nicht nur auf Ihr Gefühlsleben aus, sondern auch auf Körper, Verhalten und vor allem auch auf Ihr Denken. Es mag Ihnen dann nicht immer bewusst sein – aber im Angstzustand denken, fühlen und verhalten Sie sich anders als sonst. Die häufigsten Auswirkungen sind unter anderem folgende:

Körperliche Symptome

- Beschleunigter Puls, Herzrasen
- Atemnot, schnelle Atmung
- Schmerz oder Druck in der Brust
- Würgegefühl
- Schwindel, Benommenheit

- Schweißausbruch, Hitzewallung, Frösteln
- Übelkeit, Magendruck, Durchfall
- Zittern
- Kribbeln oder Taubheitsgefühl in Armen und Beinen
- Schwäche, Unsicherheit, Kraftlosigkeit
- Muskelverspannung, Erstarrung
- Mundtrockenheit

Kognitive Symptome
- Furcht vor Machtlosigkeit und Hilflosigkeit
- Furcht vor körperlicher Verletzung oder Tod
- Furcht, „verrückt“ zu werden
- Furcht vor negativer Bewertung
- Furchterregende Gedanken, Vorstellungen oder Erinnerungen
- Gefühl der Irrealität oder Distanziertheit
- Konzentrationsstörungen, Verwirrung, Zerstreutheit
- Zunehmende Engstirnigkeit, extreme Wachsamkeit gegenüber möglichen Bedrohungen
- Gedächtnisprobleme
- Gestörtes Urteilsvermögen, Verlust der Objektivität

Verhaltenssymptome
- Vermeidung von Gefahrensignalen oder -situationen
- Flucht
- Sicherheitsbestreben, häufiges Sichvergewissern
- Unruhe, Erregung, schnelles Auf- und Abgehen
- Stumpfheit, Bewegungslosigkeit
- Schwierigkeiten beim Sprechen

Emotionale Symptome
- Nervosität, Abgespanntheit, Überdrehtheit
- Bangigkeit, Ängstlichkeit, Entsetzen
- Schreckhaftigkeit, Gereiztheit, Fahrigkeit
- Ungeduld, Frustration

Arbeitsblatt 2.1

Die Furcht im Inneren Ihrer Angst

Angstzustand	Hauptfurcht
Beschreiben Sie kurz, was Ihnen Angst macht. Welche Situationen lösen bei Ihnen Angst aus? Wann bekommen Sie am ehesten Angst? Was vermeiden Sie womöglich vor lauter Angst?	Versuchen Sie, die Furcht hinter Ihrer Angst herauszufinden. Was ist das Schlimmste, das in der Angstsituation passieren könnte? Fürchten Sie sich vor einer Katastrophe? Worin besteht die Bedrohung oder die Gefahr, in der Sie oder Ihnen nahestehende Menschen sich befinden?
1.	1.
2.	2.
3.	3.
4.	4.
5.	5.

Denken Sie an eine Angstepisode, die Sie kürzlich erlebt haben, und lesen Sie sich noch einmal die Stichworte oben durch. Können Sie die physischen, kognitiven, emotionalen und verhaltensmäßigen Symptome benennen, die während Ihrer Angstzustände auftreten? Rebecca zum Beispiel hat Angst, einen Angestellten zur Rede zu stellen, der ständig zu spät zur Arbeit kommt. Vor allem fürchtet sie sich davor, dass er wütend werden und es zu einem Konflikt kommen könnte. Rebeccas Angst hat also viel mit ihrer Furcht vor Konflikten zu tun, die sie verspürt, wenn sie gegenüber Angestellten selbstsicher auftreten muss. Die Angst setzt schon beim Aufwachen ein, sobald ihr einfällt, dass sie heute ihren Mitarbeiter Dave wegen seiner Unpünktlichkeit ansprechen muss. Die Angst spürt Rebecca sofort körperlich und gefühlsmäßig: Ihr Puls geht schneller, die Nackenmuskeln sind angespannt, sie fühlt sich allgemein zittrig und überdreht. Die kognitiven Symptome machen sich darin bemerkbar, dass sie an all die Dinge denkt, die während des Gesprächs schiefgehen könnten: „Was ist, wenn ich mich vor Dave blamiere, weil ich zittere und er meine Angst merkt und denkt, dass er mit mir machen kann, was er will?" „Was ist, wenn ich am Ende einknicke und ihn bloß bitte, sich in Zukunft zu bessern? Damit er dann einfach so weitermachen kann wie bisher?" „Was ist, wenn er defensiv reagiert, wütend wird und mich anschreit?" „Was ist, wenn er in der ganzen Abteilung über mich herzieht?" Auf der Fahrt zur Arbeit ist sie dann so gereizt, dass sie jeden anhupt, der ihr in die Quere kommt. Sie ist nicht bei der Sache und verpasst beinahe ihre Abfahrt, weil sie in Gedanken immer wieder durchspielt, was sie sagen wird, wenn sie Dave tatsächlich vor sich hat. Kaum im Büro angekommen, macht sich in ihrem Verhalten das Symptom der Vermeidung bemerkbar: Sie denkt über andere Dinge nach, die mehr Priorität zu haben scheinen als das Gespräch mit Dave. Am späten Vormittag bekommt sie von ihm ein E-Mail, übersieht es aber (wieder die Vermeidung), obwohl darauf zu antworten eine ausgezeichnete Gelegenheit wäre, ihn in ihr Büro zu bitten. Gegen Feierabend bekommt sie weitere emotionale Symptome zu spüren. Sie ist frustriert und wütend auf sich selbst, auf Dave, und als sie nach Hause kommt, auch auf ihren Mann und ihre Kinder, weil sie es wieder einmal aufgeschoben hat, sich um ein wichtiges Personalproblem auf der Arbeit zu kümmern.

> Es ist ganz natürlich, sich von der Angst überwältigt zu fühlen. Zergliedert man die Angst jedoch in ihre Einzelteile und bearbeitet man diese eins nach dem anderen, lässt man sich davon nicht mehr so schnell einschüchtern. Erst wenn Sie die Komponenten Ihrer Angst verstanden haben, können Sie die jeweiligen kognitiven Therapiestrategien anwenden.

Tragen Sie in Arbeitsblatt 2.2 die Symptome Ihrer eigenen Ängste ein. Lesen Sie sich das Beispiel für Rebeccas Arbeitsblatt durch. Denken Sie an zwei oder drei typische Angstepisoden, die Sie selbst kürzlich erlebt haben – eine Phase intensiver Sorge, eine Panikattacke oder ein starker Angstzustand –, und tragen Sie diese in die linke Spalte der Tabelle ein. Beschreiben Sie die einzelnen physischen, kognitiven, verhaltensmäßigen und emotionalen Symptome. Um auf Ideen zu kommen, können Sie auf die Aufzählungen von Symptomen auf Seite 27 und 28 zurückgreifen. Sollte Ihnen kein Erlebnis einfallen, an das Sie sich detailliert erinnern können, versuchen Sie das Blatt beim nächsten Mal auszufüllen, wenn Sie wieder einmal Angst haben. Falls Sie sich parallel in Therapie befinden, wird Ihnen die Bewusstwerdung der verschiedenen Komponenten Ihrer Angstzustände helfen, gemeinsam mit Ihrer Therapeutin einen Behandlungsplan aufzustellen.

2.3 „Sollte ich an meiner Angst arbeiten?"

Aus eigener Erfahrung werden Sie vielleicht wissen, dass Angst nicht nur von Mensch zu Mensch unterschiedlich stark ist, sondern auch von Mal zu Mal. Der Gedanke „Es ist nicht immer so schlimm" kann in der Tat der Grund dafür sein, dass Sie sich bis jetzt noch nicht mit Ihrer Angst auseinandergesetzt haben. Und vielleicht überlegen Sie ja immer noch, ob Sie sich eigentlich die Mühe machen sollten, besonders dann, wenn Sie nicht sowieso schon eine Therapie machen. Im ersten Kapitel baten wir Sie aufzuschreiben, warum Sie etwas an Ihrer Angst ändern wollen und was Ihre Ziele sind. Dies zu wissen kann sehr motivierend sein, wie auch die Erkenntnis, wo auf dem Kontinuum zwischen leicht und schwer sich Ihre Angst befindet. Schauen Sie genau hin und finden Sie heraus, wie problematisch die Angst in Ihrem Leben geworden ist – und Sie bekommen den nötigen Impuls für die Arbeit mit diesem Buch, egal, ob mit oder ohne professionelle Hilfe.

Manchmal lässt sich sehr schwer einschätzen, bis wann Angst noch „normal" ist und ab wann nicht mehr. Hier kann Ihnen eine qualifizierte Therapeutin Klarheit verschaffen. Bei jedem neuen Angstpatienten, der in eine psychotherapeutische Praxis kommt, muss entschieden werden, ob eine Angststörung vorliegt, wie schwer diese ist und wie sehr der Alltag davon beeinträchtigt wird. Ist die Angst stark genug, um als Angststörung diagnostiziert zu werden, ist es besonders wichtig, eine richtige Therapie bei einer qualifizierten Fachkraft zu machen. Die Strategien dieses Arbeitsbuches können Sie aber trotzdem verwenden, indem Sie sie in die Therapiesitzungen mit einbauen.

Ob jemand die diagnostischen Kriterien für eine Angststörung erfüllt, erfährt man mithilfe des *Diagnostischen und Statistischen Manuals Psychischer Störungen* (vierte, überarbeitete Auflage, DSM-IV-TR)[15], in dem viele Arten von Angststörungen und etliche weitere psychische Erkrankungen genau definiert sind. Trotzdem kann es immer noch schwierig sein zu entscheiden, ob jemand eine Angststörung hat, weil es dafür keinen konkreten Test gibt. Daher muss man sich bei der Diagnose auf den

Arbeitsblatt 2.2

Ihre Angstsymptome

Angst (Wovor haben Sie Angst? Was befürchten Sie?)	**Körperliche Symptome** (Was geht in Ihrem Körper vor, wenn Sie Angst haben?)	**Kognitive Symptome** (Was geht Ihnen durch den Kopf, wenn Sie Angst haben? Worüber denken Sie nach?)	**Verhaltenssymptome** (Wie verhalten Sie sich, wenn Sie Angst haben? Was tun Sie dann?)	**Emotionale Symptome** (Wie fühlen Sie sich, wenn Sie Angst haben?)
1.				
2.				
3.				

Arbeitsblatt 2.2

Rebeccas Angstsymptome

Angst (Wobei haben Sie Angst? Was befürchten Sie?)	**Körperliche Symptome** (Was geht in Ihrem Körper vor, wenn Sie Angst haben?)	**Kognitive Symptome** (Was geht Ihnen durch den Kopf, wenn Sie Angst haben? Worüber denken Sie nach?)	**Verhaltenssymptome** (Wie verhalten Sie sich, wenn Sie Angst haben? Was tun Sie dann?)	**Emotionale Symptome** (Wie fühlen Sie sich, wenn Sie Angst haben?)
1. Beim Gedanken, einen unpünktlichen Mitarbeiter zur Rede stellen zu müssen.	Druck auf der Brust, Schwäche, Benommenheit, Herzklopfen, Verspannung	Was ist, wenn der Mitarbeiter wütend wird und es zum Streit kommt? Was ist, wenn er meine Angst bemerkt und mich für schwach hält? Was ist, wenn ich nicht selbstsicher genug bin? Was ist, wenn er hinter meinem Rücken redet und die anderen Angestellten mich nicht mehr respektieren?	Ich spiele das Gespräch immer wieder durch; schiebe es vor mir her, meide den Mitarbeiter.	Nervös, angespannt, ungeduldig, frustriert
2. Beim Gedanken, dass meine Eltern enttäuscht sind, dass ich sie in letzter Zeit nicht besucht habe.	Angespannte Muskeln	Ich sollte mir die Zeit nehmen, sie öfter zu besuchen. Ich bin eine so schlechte Tochter. Was ist, wenn einer von ihnen stirbt? Dann wird es mir leidtun, dass ich sie nicht öfter besucht habe. Wie kann ich mehr Zeit finden, wenn ich zu Hause und im Beruf so viel zu tun habe?	Ich vermeide es, mit meinen Eltern zu reden; verspreche, sie in der folgenden Woche zu besuchen.	Frustriert, deprimiert, leicht reizbar, angespannt
3. Bei der monatlichen Durchsicht der Rechnungen	Engegefühl in der Brust, Benommenheit, Schwäche, angespannte Muskeln, leichtes Zittern	Wie sollen wir all diese Rechnungen bezahlen? Wir geben viel zu viel aus. Wir werden noch pleitegehen. (Ich kann mich nicht konzentrieren, bin durcheinander, mir fällt keine Lösung ein.)	Ich vermeide es, die Umschläge mit den Rechnungen zu öffnen, schiebe die Zahlung auf, gebe einfach immer weiter Geld aus.	Frustriert, reizbar, mutlos, nervös

Selbstbericht der Betroffenen bezüglich der Symptome verlassen, die sich jedoch mit der Zeit und situationsabhängig verändern können. Außerdem unterscheiden sich Menschen in Bezug darauf, wie gut sie die Angst aushalten können. So haben manche unserer Patienten jahrelang tagtäglich mit hochgradigen Ängsten gelebt und erst nach einigem Zögern eine Therapie begonnen.

Bei allen Unsicherheiten gibt es jedoch bestimmte Merkmale, die bei der Diagnose von Angst abgefragt werden können. Wie viele man davon hat und in welchem Ausmaß, bestimmt, ob man mit einer Angststörung diagnostiziert wird. Falls nicht, kann eine Therapie trotzdem guttun. Falls ja, sollte man ernsthaft darüber nachdenken, sich einer fachgerechten psychotherapeutischen Behandlung zu unterziehen. Zur Feststellung, ob es sich bei der Angst um eine klinische Störung handelt, wird nach folgenden Symptomen gefragt:

1. Übertriebene Intensität: Krankhafte Angst ist in der Regel viel stärker, als man in der jeweiligen Situation erwarten würde. Angst, ans Telefon zu gehen, über eine Brücke zu fahren, eine Verkäuferin um etwas zu bitten oder eine Türklinke anzufassen, also vor Dingen, die meist keine oder nur wenig Angst auslösen, bedeutet, dass die Angst einen pathologischen Grad erreicht hat.
2. Dauer: Krankhafte Angstzustände dauern in der Regel länger als im Normalfall. Jeder Mensch macht sich hin und wieder Sorgen; ist eine Angst jedoch pathologisch, quälen sich die Betroffenen stundenlang, tagein, tagaus.
3. Beeinträchtigung: Krankhafte Angst beeinträchtigt in der Regel die Leistung in Beruf oder Studium, das Sozialleben, die Freizeit, enge Beziehungen und andere Dinge, die man für gewöhnlich tut. Die negativen Folgen der Angst können sich auf einige wenige Lebensbereiche beschränken, sind jedoch definitiv bemerkbar. So gehen Menschen mit Agoraphobie zum Beispiel nicht mehr einkaufen, um nicht mit anderen Menschen zusammenzutreffen. Andere fahren einen Riesenumweg, um eine bestimmte Brücke zu meiden. Und Menschen mit einer generalisierten Angststörung können nachts vor lauter Sorgen nicht schlafen.
4. Anfallartige Angst oder Panik: Gelegentliche Anfälle plötzlicher Angst oder sogar Panikattacken sind gar nicht so ungewöhnlich; passieren sie jedoch häufig, kann eine Angststörung vorliegen. Besonders auffällig ist die spontane Panik „aus dem Nichts". Auch die Angst vor weiteren Panikattacken ist ein wichtiges Krankheitssymptom. (Weitere Informationen zum Thema Panikattacken finden Sie in Kapitel 9.)
5. Verallgemeinerung: Bei Angststörungen weitet sich die Angst vor bestimmten Objekten oder Situationen oft aus, bis ein breites Spektrum von Situationen, Aufgaben, Objekten oder Menschen davon betroffen ist. So hatte Mary zum Beispiel ihre erste Panikattacke in einem überfüllten Restaurant. Weil dies so beängstigend für sie war, vergewisserte sie sich von da an jedes Mal, bevor sie ein Restaurant betrat,

dass es dort nicht zu voll war. Und es wurde noch schlimmer: Sie besuchte nur noch weniger frequentierte Restaurants oder zu ungewöhnlichen Zeiten. Letztlich ging sie gar nicht mehr auswärts essen und vermied auch alle öffentlichen Orte, weil sie befürchtete, sich wieder dermaßen „in die Enge getrieben" zu fühlen und Angst zu bekommen. Diese Befürchtung weitete sich auch auf andere Bereiche aus, grenzte Mary zunehmend ein und beeinträchtigte ihr Leben immer stärker.

6. Katastrophendenken: Menschen mit pathologischer Angst denken meist an Horrorszenarien. Da Angst immer auch ein Vorgefühl ist („Was ist, wenn …"), tendiert der Denkstil bei Angststörungen zur Annahme, eine ernsthafte Bedrohung sei viel wahrscheinlicher, als tatsächlich der Fall ist. So mag jemand mit einer Panikstörung zum Beispiel automatisch denken: „Ich habe Atembeschwerden. Was ist, wenn ich ersticke?" Jemand mit einer Sozialphobie denkt: „Was ist, wenn die anderen merken, dass ich nervös bin, und sich fragen, ob ich psychisch krank bin?" Jemand mit einer generalisierten Angststörung könnte denken: „Wenn ich nicht aufhöre, mir Sorgen zu machen, werde ich noch verrückt!" All diese Gedanken drehen sich um das mögliche Eintreten („Was ist, wenn") einer Katastrophe, was eine Übertreibung der eigentlichen Gefahr darstellt. Kapitel 3 handelt ausschließlich davon, wie die Angst die Art zu denken verändert.
7. Vermeidung: Die meisten Menschen mit Angststörungen versuchen ihre Angst zu unterbinden oder wenigstens zu drosseln, indem sie alle Auslöser vermeiden. Dabei handelt es sich um Situationen (z.B. überfüllte Läden, Autobahnfahrten, öffentliche Einrichtungen, Versammlungen, Kinos oder Kirchen), Menschen (z.B. Unbekannte, „zwielichtige Gestalten", Autoritätspersonen, Kranke) oder Objekte (z.B. Brücken, Tunnel, Krankenhäuser, bestimmte Tiere). Übermäßige Vermeidung mag die Angst zwar kurzfristig reduzieren, doch zahlt man dafür einen sehr hohen Preis, weil die Angst dadurch zum Dauerzustand wird und die Bewältigung des Alltags beeinträchtigt. Das Problem der Vermeidung wird ausgiebig in Kapitel 7 behandelt.
8. Verlust des Gefühls von Sicherheit oder Ruhe: Menschen mit einer Angststörung fühlen sich oft weniger sicher als andere. Obwohl sie dafür alles Mögliche tun, ist jedes Gefühl der Sicherheit nur kurzlebig, denn die bösen Ahnungen und Befürchtungen kehren bald zurück. Die Betroffenen können sich nur schwer entspannen oder gelassen bleiben, sondern sind die meiste Zeit gereizt, angespannt und aufgeregt. Oft haben sie auch Schlafprobleme.

Falls Sie zurzeit keine Therapie machen oder sich noch in der Anfangsphase einer Therapie befinden, füllen Sie bitte Arbeitsblatt Nr. 2.3 aus. Mit dieser Checkliste wollen wir Ihnen helfen herauszufinden, ob Ihre Angst behandlungsbedürftig ist. Eine genaue Diagnose kann nur eine qualifizierte Fachkraft stellen. Wenn Sie den meisten Aussagen der Checkliste zustimmen, sollten Sie sich professionelle Hilfe holen. Doch

Arbeitsblatt 2.3

Checkliste für Angststörungen

Anleitung: Kreuzen Sie bei jeder Aussage entweder „Ja“ oder „Nein“ an, je nachdem, ob sie auf Sie und Ihre Angst zutrifft oder nicht. Wenn die meisten Aussagen tatsächlich zutreffen, könnte es sein, dass Sie unter krankhafter Angst leiden. Falls Sie sich noch keiner Therapie unterziehen, sollten Sie das jetzt tun.

	Thema	Ja	Nein
1.	Ich leide teilweise bis stark unter Angstzuständen.		
2.	Gewöhnliche Alltagssituationen oder Aufgaben, die die meisten anderen Menschen problemlos angehen, machen mir Angst.		
3.	Ich habe täglich oder mindestens mehrmals wöchentlich Angst.		
4.	Ich leide schon seit einigen Monaten oder sogar Jahren unter Angst.		
5.	Meine Angstzustände dauern länger an, als in der jeweiligen Situation zu erwarten wäre.		
6.	Wegen der Angst vermeide ich bestimmte Orte, Situationen, Menschen oder Aktivitäten.		
7.	Angst behindert meine Arbeit (mein Studium), meine Beziehungen zu anderen Menschen, mein Familienleben.		
8.	Ich tendiere bei Angst zu Katastrophendenken (stelle mir vor, dass das Schlimmste passiert).		
9.	Ich bekomme plötzlich Angst oder Panik.		
10.	Meine Angst weitet sich aus, erfasst immer mehr Situationen, Objekte, Menschen, Aufgaben und so weiter.		
11.	Ohne Medikamente schaffe ich es nicht, meine Angst unter Kontrolle zu halten.		
12.	Ich fürchte mich vor Angstzuständen.		
13.	Es finde es immer schwieriger, ruhig zu bleiben und mich sicher zu fühlen.		
14.	Enge Freunde oder Angehörige denken, dass ich eine Angststörung habe.		
15.	Ich war schon immer ein eher ängstlicher oder nervöser Mensch.		

egal, ob Sie eine Therapie machen und Ihre Angst als Störung oder nur geringfügig pathologisch diagnostiziert wurde – unser Übungsbuch richtet sich an Menschen mit Angststörungen und sollte Ihnen in jedem Fall helfen. Falls Sie sich gegenwärtig in einer Therapie befinden, besprechen Sie bitte Ihre Antworten auf die Fragen der Checkliste mit Ihrer Therapeutin. Eventuell möchte sie, dass Sie sich mit Ihren Antworten etwas näher beschäftigen, besonders, wenn die Therapie sich noch in der Diagnosephase befindet.

2.4 Die vielen Gesichter der Angst

Nicht alle Angststörungen sind gleich. Im DSM-IV-TR[15] sind 13 verschiedene Arten der Angststörungen aufgeführt (und in dem Ratgeber *The Anti-Anxiety Workbook* von Martin Antony und Peter Norton prägnant und eindrucksvoll beschrieben[16]). Wir konzentrieren uns hier nur auf drei Angststörungen, die zu den häufigsten psychischen Erkrankungen gehören: Panikstörung mit oder ohne Agoraphobie, Sozialphobie und generalisierte Angststörung (GAS). Da diese komplexen emotionalen Zustände auch gleichzeitig auftreten können, beispielsweise Menschen mit Panikstörung oft auch in sozialen Kontexten ängstlich sind, lohnt es sich, auch Kapitel 9 bis 11 mit den störungsspezifischen Therapieprogrammen durchzuarbeiten. Obwohl wir in unserem Therapiemanual[5] auch die Zwangsstörung und die Posttraumatische Belastungsstörung (PTBS) behandeln, tun wir dies hier nicht, weil sie auf eine andere zentrale Furcht zurückgehen und andere Symptome vorweisen als die drei hier vorgestellten Angststörungen. Im Anhang finden Sie jedoch Literatur zu allen fünf Angststörungen.

Tabelle 2.1 gibt einen Überblick über die Hauptsymptome der drei Erkrankungen, d.h. die Angst auslösenden Situationen, Befürchtungen und typischen Denkprozesse. Genauere Symptombeschreibungen folgen in Kapitel 9 bis 11.

Ob Sie nun eine Angststörung haben oder nicht – Sie sollten an der Veränderung der Symptome arbeiten. Daher geht es in diesem Übungsbuch um die Symptome und Probleme, die im Zusammenhang mit Angst auftreten können (siehe Tabelle 2.1). Unsere kognitiven Verhaltensstrategien sollen Ihnen helfen, die Symptome weitgehend zu reduzieren. Unabhängig von Ihrer Diagnose können die störungsspezifischen Kapitel für Sie relevant sein, weil die Angstsymptome der Panikattacken (Kapitel 9), sozialen Ängste (Kapitel 10) und der chronischen Sorge (Kapitel 11) ganz wesentlich sind. Die Anwendung der kognitiven Strategien wird Ihnen allen Grund zur Annahme geben, dass die Angst in Zukunft weniger Schaden in Ihrem Leben anrichten wird. Mit anderen Worten: Eine Besserung ist in Sicht!

Angststörung	Angstauslöser	Befürchtung (Katastrophendenken)
Panikstörung (mit oder ohne Agoraphobie)	Körperliche Anzeichen und Empfindungen (z. B. Herzrasen, Atembeschwerden, Benommenheit)	Angst zu sterben („Herzinfarkt"), außer Kontrolle zu geraten („verrückt zu werden") oder das Bewusstsein zu verlieren (Ohnmacht), Angst vor weiteren Panikattacken
Generalisierte Angststörung (GAS)	Belastende Lebensereignisse oder andere persönliche Sorgen	Furcht vor möglichen zukünftigen Schicksalsschlägen oder Gefahren
Sozialphobie	Zwischenmenschliche, öffentliche Situationen, im Mittelpunkt der Aufmerksamkeit zu stehen	Furcht vor negativer Bewertung anderer Menschen (z. B. Beschämung, Demütigung)

Tabelle 2.1 Zusammenfassende Beschreibung drei verbreiteter Angststörungen (Abdruck mit freundlicher Genehmigung aus *Cognitive Therapy of Anxiety Disorders* von David A. Clark und Aaron T. Beck, The Guilford Press 2010, S. 9).

Zusammenfassung

- Furcht ist die Wahrnehmung (d. h. der Gedanke) einer unmittelbar bevorstehenden Bedrohung oder Gefahr für die persönliche Sicherheit.
- Furcht ist die Wurzel der Angst, daher ist es in der kognitiven Therapie wichtig, die ursprüngliche, Angst schürende Furcht zu erkennen.
- Angst ist ein emotionaler Zustand, der länger andauert und auftritt, wenn die Betroffenen von einer persönlich schädigenden, unberechenbaren und unkontrollierbaren zukünftigen Situation ausgehen, die als lebensbedrohlich wahrgenommen wird.
- Um die Angst zu verstehen, ist es wichtig, ihre Symptome zu kennen bzw. zu wissen, wie sich diese Symptome in Körper, Geist, Verhalten und Emotion bemerkbar machen.
- Es gibt keine klare Grenze zwischen normalen und unnormalen Angstzuständen. Trotzdem sind krankhafte Angstzustände (d. h. Störungen) im Vergleich zu nicht krankhafter Angst eher übertrieben, unrealistisch, intensiv, anhaltend und global und sie beeinträchtigen den Alltag.
- Es gibt viele verschiedene Angststörungen. Wir konzentrieren uns hier auf drei der häufigsten: Panikstörung (inklusive Agoraphobie), Sozialphobie und generalisierte Angststörung (inklusive chronische Sorge).

Allen Angstzuständen liegt eine zentrale Furcht vor einer unmittelbaren Bedrohung oder Gefahr zugrunde, die vor allem in Gedanken besteht, weshalb gerade die kognitive Therapie bei Angst so effektiv ist. Es ist aber wichtig, die Mentalität der Angst genau zu verstehen – und diese ist das Thema des nächsten Kapitels.

3. Die Mentalität der Angst

Vor ein paar Jahren wurde meine (D. A. C.) jüngste Tochter Christina 16 und wollte, wie fast alle kanadischen und US-amerikanischen Jugendlichen, unbedingt Autofahren lernen. Wir meldeten sie in einer Fahrschule an, und sie machte Fortschritte. Kaum hatte sie die theoretische Prüfung bestanden und den Lernführerschein in der Tasche, sollte ich ihr Fahrstunden geben. Ich willigte ein, und so fuhren wir zu einer wenig befahrenen Landstraße. Dort angekommen, hielt ich am Straßenrand und sagte zu ihr: „So, jetzt übernimmst du das Steuer." Schon während der Hinfahrt hatte sie offensichtlich Angst bekommen. Wir tauschten die Plätze (jetzt bekam ich Angst!), sie packte das Lenkrad, alle Muskeln ihres Körpers waren angespannt. Beim Fahren starrte sie unentwegt auf die Straße und schrie auf, als ihr zum ersten Mal ein anderes Fahrzeug auf der Gegenfahrbahn entgegenkam (es war eine zweispurige Landstraße). Bis das andere Auto vorbei war, bewegte sich unseres im Schneckentempo.

Während der nächsten 15 Minuten zeigten wir beide alle klassischen Symptome starker Angst. Aber gegen Ende unseres Ausflugs (der 30 Minuten dauerte) hatte die Angst merklich nachgelassen. Diese Übung wiederholten wir in den folgenden Tagen oft. Mit jeder Tour wurde die Angst ein klein wenig schwächer und legte sich schneller. Nachdem Christina zwei Wochen lang auf dem Land herumgefahren war, hatte sie schließlich keine Angst mehr. Doch als wir dazu übergingen, in der Stadt zu fahren, fing das Ganze wieder von vorne an: am Anfang eine starke Angst, die nach wiederholter Übung an Intensität allmählich nachließ.

Diese Geschichte aus dem kurzen Leben eines Angstmoments lehrt uns zweierlei:

1. Angst lässt von selbst nach, wenn man sie gar nicht beachtet.
2. Angst kann je nach Situation und Mensch stark variieren.

Vielleicht protestieren Sie sofort, weil Sie denken: „Das trifft auf mich nicht zu. Ich habe beinahe jeden Tag Angst, und das stundenlang." Oder: „An meiner Stelle hätte jeder Angst!" Wir sagen ja nicht, dass alle Angstphasen kurz sind oder dass es Situationen gibt, in denen die meisten Menschen keine Angst hätten. Stattdessen stellen wir folgende Frage:

Wenn Angst eigentlich von selbst nachlässt, woran liegt es, dass wir sie in einen Dauerzustand verwandeln?"

Schauen wir uns zur Veranschaulichung noch einmal das Fahrstundenbeispiel an. Christinas Angst vor dem Autofahren ließ mit zunehmender Fahrpraxis recht schnell nach. Was hätte passieren müssen, damit der Zustand der erhöhten Angst andauert? Die Beschäftigung mit Gedanken wie diesen:

- Autofahren ist gefährlich („Wie leicht könnte ich einen Unfall bauen", „Ich könnte ernsthaft verletzt werden oder sogar umkommen", „Viele junge Leute ohne Fahrübung haben Unfälle", „Vielleicht achten die anderen Autofahrer nicht auf die Straße").
- Ich bin eine miese Autofahrerin und werde das nie lernen („Ich weiß überhaupt nicht, was ich hier mache", „Ich kann mir die vielen Regeln nicht merken", „Was ist, wenn ich statt auf die Bremse aufs Gaspedal trete?", „Vor lauter Angst fahre ich sicher ganz schlecht", „Ich bin so ungeschickt, ich kann mir nicht vorstellen, wie aus mir ein selbstbewusster Autofahrer wird").
- Besser in Sicherheit bleiben und das Autofahren meiden („Wenn ich nicht Autofahren lerne und das vermeide, habe ich nicht so furchtbar Angst", „Es ist sicherer, wenn ich nur mitfahre und das Steuer denjenigen überlasse, die mehr Erfahrung haben", „Autofahren ist fürs Überleben nicht notwendig").
- Solch eine Angst zu haben bedeutet, dass Autofahren gefährlich sein muss („Was ist, wenn ich einen Unfall habe und das Auto zu Schrott fahre?", „Was ist, wenn ich jedes Mal, sobald ich mich ans Steuer setze, total nervös werde?", „Wenn ich nicht lerne, mich beim Fahren zu entspannen, ist die Wahrscheinlichkeit größer, dass ich einen Unfall baue").

Und was dachte Christina, als ihre Angst mit zunehmender Fahrpraxis tatsächlich nachließ?

- Autofahren ist ein akzeptables Risiko („Gemessen an der Anzahl von Autos auf der Straße sind Unfälle gar nicht so häufig", „Ich befinde mich auf einer einsamen Landstraße, die ist ziemlich ungefährlich", „Ich fahre so langsam, ich kann mir beim besten Willen nicht vorstellen, wie mir etwas passieren sollte, selbst wenn ich einen Fehler mache", „Wenn ich etwas falsch mache, kann mein Vater ins Lenkrad greifen").
- Ich kann Autofahren lernen („Jeder hat mal angefangen und musste es erst lernen; wenn andere das können, kann ich das auch", „Meine Koordinationsfähigkeit ist ziemlich gut", „Ich achte ganz genau auf die Straße", „Ich fahre so vorsichtig wie möglich").
- Ich überwinde meine Ängste lieber jetzt gleich („Ich bin mir sicher, dass meine Angst nachlässt, je mehr ich übe", „Wenn ich meine Angst vor dem Autofahren nicht jetzt in Angriff nehme, wird sie später nur noch schlimmer werden", „Wenn ich nicht Autofahren lerne, werde ich für immer von anderen abhängig bleiben").
- Ich muss problemfokussiert bleiben („Das ist nicht das erste Mal, dass ich beim Lernen von etwas Neuem Angst habe, ich habe es zuvor auch schon geschafft, meinen Widerwillen zu überwinden", „Ich muss mich auf das konzentrieren, was

ich in den Fahrstunden gelernt habe", „Ich habe alle notwendigen Informationen, um richtig Autofahren zu können").

Worauf es hier ankommt, ist, dass *die Art zu denken bestimmt, ob die Angst bestehen bleibt oder nachlässt.* Das Nachdenken über Gefahren und Risiken („Autofahren tötet") sowie Schwachpunkte oder Unbeholfenheit („Ich kann das nicht") wird dazu führen, dass die Angst andauert. Dagegen führt das Nachdenken über akzeptable Risiken („Autofahren ist ein akzeptables Risiko, das Millionen von Menschen in unserer Gesellschaft tagtäglich eingehen") und die eigene Kompetenz („Ich komme mit dieser Situation zurecht") zu einem Nachlassen der Angst.

Dieses Kapitel bildet die Grundlage für das ganze Übungsbuch. Es erklärt, wie die Art zu denken die Angst zum Dauerzustand werden lässt und unfähig macht, sie abzuschalten. Die kognitive Basis (das Denken) Ihrer Angst zu verstehen ist ein ausschlaggebender erster Schritt in der kognitiven Therapie der Angst. Beim Weiterlesen werden Sie dieses Kapitel sicher oft wiederaufschlagen wollen. Versuchen Sie, die hier aufgeführten Gedanken und Erklärungen umzusetzen.

3.1 Gefährliches Denken

Stellen Sie sich vor, Sie sollten über ein Brett gehen, das 15 Zentimeter breit, zweieinhalb Meter lang und einen halben Meter vom Boden entfernt ist. Könnten Sie das? Hätten Sie Angst? Vermutlich nicht. Wahrscheinlich wäre das kein Problem, vorausgesetzt, Ihr Gleichgewichtssinn ist in Ordnung. Doch wie sähe es aus, wenn sich das Brett in 15 Metern Höhe befände? Würden Sie dann immer noch darübergehen? „Nein danke", würden die meisten wohl sagen. Hätten Sie Angst, wären Sie nervös? Na klar!

Warum also die unterschiedlichen Gefühle und Reaktionen auf dieselbe Aufgabe, über ein 15 Zentimeter schmales Brett zu gehen? Die Antwort liegt in der Art, wie man über Gefahr denkt. Die meisten Menschen würden es für zu gefährlich halten, über ein Brett zu gehen, das sich in 15 Metern Höhe befindet: „Wenn ich das Gleichgewicht verliere, falle ich runter und breche mir den Hals", „Wahrscheinlich würde ich das Gleichgewicht verlieren, weil mir schwindelig wird", „Das ist doch doof – einfach nicht das Risiko wert!" Eine Akrobatin wäre vielleicht nicht so ängstlich, weil sie denken würde: „Das ist nicht gefährlich; das habe ich schon hundertmal gemacht." Auf der anderen Seite würden die meisten Menschen es nicht für so gefährlich erachten, über ein Brett zu gehen, das nur einen halben Meter hoch liegt.

Experimentelle Studien der letzten 20 Jahre haben ergeben, dass sich Menschen mit einer Angststörung übermäßig stark auf das Gefährliche und Bedrohliche konzentrieren.[5,17,18] Umgekehrt rufen Vorstellungen von bzw. Gedanken oder Erinnerungen an Bedrohungen und Gefahren Angst und Furcht hervor.

Das Problem bei Angststörungen ist, dass sowohl die Wahrscheinlichkeit als auch die Intensität von Bedrohungen und Gefahren häufig überschätzt werden.

- Denken Sie oft, dass Sie oder Ihnen Nahestehende in Gefahr sind oder etwas Schlimmes passiert (z. B. dass Sie *wahrscheinlich* beim Vorstellungsgespräch versagen, sich *wahrscheinlich* blamieren, *wahrscheinlich* eine Macke haben)?
- Denken Sie oft, dass das *Schlimmste passieren wird* (dass Sie *nie* befördert werden, dass *alle* Sie für einen Idioten halten, dass Sie keine Luft mehr kriegen und *ersticken*, dass Sie sich mit einer *tödlichen* Krankheit anstecken)?

Dieses Gefahrendenken nennen wir auch *Katastrophisieren oder Schwarzmalerei.*[19] Bei Angst tendiert man dazu, ganz gewöhnliche, alltägliche Dinge in Katastrophen zu verwandeln. Man geht davon aus, dass der schlimmste Fall eintritt. Die Wahrscheinlichkeit und Stärke einer Bedrohung zu überschätzen ist ein Hauptmerkmal der zentralen Furcht, die, wie Sie im zweiten Kapitel gelesen haben, der Angst zugrunde liegt. Daher ist die Korrektur des Katastrophendenkens eine wichtige Strategie der kognitiven Therapie zur Reduzierung von Furcht und Angst. Tabelle 3.1 veranschaulicht einige verbreitete Erfahrungen, aus denen Menschen, die unter Angst leiden, leicht Katastrophen machen.

Die meisten in dieser Tabelle aufgeführten Beispiele sind ganz gewöhnliche Dinge, die bei Angst und entsprechendem Gefahrendenken jedoch als gefährlich interpretiert werden (Katastrophisieren): die Wahrscheinlichkeit des schlimmsten Szenarios (die Katastrophe) wird überschätzt oder übertrieben.

Angst bzw. Befürchtung (Auslöser)	Überschätzung der Wahrscheinlichkeit	Überschätzung der Ernsthaftigkeit der Lage (schlimmster Fall)
1. Angst, mit einer Freundin ins Kino zu gehen	„Es wird überfüllt sein, wir werden in der Mitte der Reihe sitzen, und ich werde Angst bekommen."	„Ich werde mitten im Film eine Panikattacke bekommen; ich werde nicht hinauskommen und ausrasten; es wird die schlimmste Panikattacke seit Langem sein."
2. Angst vor einem unerwarteten Gespräch mit dem Chef	„Ich werde mir anhören müssen, dass meine Arbeit nicht zufriedenstellend ist; wahrscheinlich werde ich sehr nervös sein, mir wird heiß werden, ich werde mich unwohl fühlen."	„Ich werde meine Arbeit verlieren; geringstenfalls werde ich so verängstigt und panisch sein, dass mein Chef sich fragen wird, was denn mit mir los ist."
3. Angst, die Steuererklärung abzuschicken	„Bestimmt wird das nachgeprüft, und dann muss ich ganz viel Einkommenssteuer nachzahlen."	„Nach der Steuerprüfung kommt ein Steuerbescheid mit einer Riesenforderung; ich lebe ja schon am Dispolimit und werde das nicht zahlen können. Ich werde Konkurs anmelden müssen."
4. Angst bei dem Gedanken, dass ich früh sterben könnte	„Womöglich sind meine Gedanken an einen frühen Tod ein Zeichen, dass ich früh sterben werde."	„Was für eine Tragödie, dass ich jetzt schon sterben muss, obwohl ich noch nicht einmal 30 bin und das ganze Leben noch vor mir habe. Was mir alles entgehen wird!"
5. Angst, weil ich vor lauter Sorgen nicht schlafen kann	„Ich werde nie schlafen können. Ich werde nie aufhören, mir Sorgen zu machen, und nie wieder normal schlafen können."	„Mein Leben ist total ruiniert, weil ich nicht schlafen kann. Ich kann mich bei der Arbeit so schlecht konzentrieren, dass man mich sicher rausschmeißen wird."
6. Angst wegen Schmerzen in der Brust	„Ich kann mir diese Schmerzen in der Brust nicht erklären. Bestimmt ist mein Herz nicht in Ordnung."	„Womöglich bekomme ich einen Herzinfarkt. Das Krankenhaus ist zu weit weg. Der Arzt wird zu spät kommen, und dann sterbe ich an diesem Herzinfarkt."

Tabelle 3.1 Häufige Beispiele für Katastrophendenken bei Angststörungen

Füllen Sie Arbeitsblatt 3.1 aus, um herauszufinden und zu verstehen, wie Sie die Gefahr in einer Angstepisode vielleicht übertreiben oder schwarzsehen. Da man im Zustand der Angst schnell und automatisch an Katastrophen denkt, fällt Ihnen womöglich nicht sofort auf, was Sie gedacht haben. Falls Sie das Übungsbuch allein durcharbeiten, versuchen Sie die Auslöser zu erkennen und Ihre Gedanken mitten in einer solchen Situation zu fassen zu kriegen. Sollten die Schwierigkeiten bestehen bleiben, können Sie es später noch einmal versuchen, wenn Sie mit dem Kapitel fertig sind.

Tipp

Die meisten Menschen kriegen ihre Angstgedanken nur schwer zu fassen, weil sie sich zu sehr darauf konzentrieren, wie schlecht es ihnen geht. Falls Sie eine Therapie machen, werden Sie dort an der Fähigkeit arbeiten, Angstgedanken zu erkennen. Falls Sie allein mit dem Buch arbeiten, sollten Sie warten, bis Ihre Angst sich gelegt hat, bevor Sie das Arbeitsblatt ausfüllen. Fragen Sie sich dann: „Was habe ich während der Angstphase für das Schlimmste gehalten?" Oder: „Was war in dieser Situation für mich so beängstigend?" Oder: „Was hat mich in dieser Situation erschreckt?" Falls Ihnen immer noch nicht einfällt, was Sie dachten, als Sie Angst hatten, können Sie andere Leute, von denen Sie wissen, dass sie in einer ähnlichen Situation ebenfalls Angst hätten, fragen, was sie denken würden.

Arbeitsblatt 3.1

Das Profil Ihres „Gefahrendenkens“

Angst	Überschätzung der Wahrscheinlichkeit	Überschätzung der Ernsthaftigkeit der Lage
Beschreiben Sie kurz die Angst auslösende Situation. Was hat Ihnen Angst gemacht?	Auf welches negative Ergebnis läuft die Angstsituation hinaus? Wie hoch ist Ihrer Meinung nach dessen Wahrscheinlichkeit?	Was ist das Schlimmste, das in dieser Situation passieren könnte? Welche Katastrophe ging Ihnen durch den Kopf? Wie schlimm könnte es werden?
1.		
2.		
3.		
4.		
5.		

3.2 Warum ist Katastrophendenken so einfach?

Bei der Furcht, die der Angst zugrunde liegt, besteht die Tendenz, automatisch an eine Gefahr zu denken – Katastrophendenken. Dies führt dazu, dass selbst in gewöhnlichen Alltagssituationen die Wahrscheinlichkeit und die Ernsthaftigkeit negativer Folgen überschätzt werden.

Vielleicht ist Ihnen ja bewusst, dass Sie bei Angst vom Schlimmsten ausgehen, dies aber nicht abstellen können. Oder die Angst überfällt Sie so plötzlich, dass Sie das, was Ihnen durch den Kopf geht, nicht wahrnehmen. Sie sind nicht allein! In den vergangenen 20 Jahren haben Psychologen viel Neues über Angstdenken erfahren. Wie wir nun wissen, setzt es sehr schnell ein (innerhalb kaum einer halben Sekunde!), und zwar automatisch, sodass man noch nicht einmal mitbekommt, dass das Gehirn gerade dabei ist, die Information einer Gefahr oder Bedrohung zu verarbeiten. Wenn Menschen mit Angststörungen erwarten, dass etwas passiert, das ihnen normalerweise Angst macht, dann sucht ihr Gehirn automatisch die Umgebung nach Zeichen für eine Bedrohung ab, den sogenannten *Gefahrensignalen*. Auch Gedächtnis und Vernunft funktionieren bei Angst nicht mehr objektiv, sodass vergangene Angsterlebnisse wieder hochkommen und beunruhigende Erklärungen und Erwartungen erzeugen. Mit anderen Worten, der ganze Denkapparat rastet im Status der ängstlichen Mentalität ein. All dies geschieht automatisch, rasch und unfreiwillig. Sie brauchen gar nicht erst zu denken: „Ach, mal sehen, ich glaube, es ist wieder mal an der Zeit, ängstlich zu denken." Bevor Sie sich versehen, tun Sie es schon.

Mithilfe der kognitiven Strategien können Sie lernen, automatische Gedanken an überschätzte Gefahren und Bedrohungen zu erkennen und zu überschreiben.

Diese Angstmentalität gilt es zu überschreiben bzw. herunterzufahren. Um beim Computervergleich zu bleiben: Das Gefahrendenken der Angststörungen ist wie ein Softwarevirus, der in Ihr Betriebssystem eindringt. In der kognitiven Therapie erfahren und lernen Sie, wie Sie den Katastrophenvirus erkennen und überschreiben können, damit er keine Kontrolle mehr über Ihr Denken hat. *Denken Sie anders, dann fühlen Sie sich auch anders.* Sobald das „Gefahrendenken" heruntergefahren wurde, wird die Angst weniger.

3.3 „Aber ich fühle mich doch so hilflos!"

Wenn man Angst hat, fällt es schwer, an sich zu glauben – dass man der Situation gewachsen ist: Man fühlt sich schwach, verletzbar und unfähig. Gedanken, die mit solchen Ohnmachtsgefühlen einhergehen, kosten mehr Zeit und Kraft, sind daher auch bewusster als die automatischen Katastrophengedanken.

Vielleicht fühlen Sie sich deswegen so hilflos, weil Sie glauben, nicht über die Fähigkeiten zu verfügen, die für den Umgang mit der beängstigenden Situation notwendig sind. Selbstzweifel und eine tief sitzende Unsicherheit werden das Gefühl der Verletzbarkeit jedoch noch weiter verstärken. Das Problem mit den Angstgedanken an die eigene Verletzbarkeit ist, dass hierbei die Realität verzerrt wird: Sie sind nicht so schwach und unfähig, wie Sie meinen. Das Verhältnis zwischen dem Denken an eine Gefahr (Angst) und dem an die eigene Verletzbarkeit (Hilflosigkeit) lässt sich mit folgender Formel ausdrücken:

Überschätzung der Gefahr + Unterschätzung der eigenen Kompetenz = starke Angst

Alle Personen, die wir Ihnen im ersten Kapitel vorstellten, dachten automatisch an eine Bedrohung und die eigene Verwundbarkeit. Als Rebecca sich Sorgen wegen ihrer Arbeit machte, dachte sie, ihre Angestellten würden den Respekt vor ihr verlieren (Gefahrendenken) und sie sei nicht fähig, sie effektiv zur Rede zu stellen (Hilflosigkeitsdenken). Todd bekam unerwartetes Herzrasen und hatte dann Angst, es könnte sich um einen Herzinfarkt handeln (Gefahrendenken) und er würde es nicht rechtzeitig ins Krankenhaus schaffen (Hilflosigkeitsdenken). Elizabeth befürchtete, sich vor anderen Leuten zu blamieren (Gefahrendanken) und kein zusammenhängendes Gespräch führen zu können (Hilflosigkeitsdenken).

Welche Hilflosigkeitsgedanken gehen Ihnen durch den Kopf, wenn Sie Angst haben? Schauen Sie mal, ob Sie diese Gedanken mithilfe von Arbeitsblatt 3.2 besser festhalten können. Tragen Sie die Angsterfahrung in die erste Spalte ein und in die zweite eine Beschreibung, wie es ist, wenn Sie sich in dieser Situation schwach und verletzbar vorkommen. Welche Reaktion auf diese Situation könnte langfristig gesehen uneffektiv sein? Wie könnten Sie sich verhalten oder was könnten Sie versuchen zu tun, damit die wahrgenommene Bedrohung sich verstärkt und die Angst sich verschlimmert? Beschreiben Sie in der letzten Spalte, was Sie für die ideale Art der Bewältigung einer beängstigenden Situation halten. Was wäre eine starke, selbstbewusste Umgangsweise, und wie müssten Sie dafür reagieren?

In der kognitiven Therapie arbeitet man nicht nur an der Veränderung automatischer Gedanken an Gefahren und Bedrohungen, sondern auch an der des Selbstbildes in beängstigenden Situationen. So helfen wir Angstpatienten, den Gedanken

Arbeitsblatt 3.2

Das Profil Ihres „Hilflosigkeitsdenkens“

Befürchtung	Hilflosigkeitsdenken	Erhoffte Bewältigungsreaktion
Beschreiben Sie kurz die Angst auslösende Situation. Was hat dazu geführt, dass Sie Angst haben?	Was tun Sie, wenn Sie sich in dieser Situation schwach oder hilflos fühlen? Wie ist das, wenn Sie sich von ihr überfordert fühlen? Wie reagieren Sie schließlich darauf, wie kommen Sie damit zurecht? Was erwarten Sie von sich selbst in dieser Situation?	Wie würden Sie gerne auf diese Situation reagieren? Wie könnten Sie auf eine starke und selbstbewusste Art damit umgehen? Wie könnten Sie mit Ihrer Befürchtung am effektivsten zurechtkommen? Fällt Ihnen jemand ein, der oder die mit solchen Situationen sehr gut zurechtkommt?
1.		
2.		
3.		
4.		
5.		

bzw. den Glauben an die eigene Verwundbarkeit zu revidieren und sich neu einzuschätzen, damit sie selbstbewusster mit der Angst umgehen können. Daher sind Ihre Eintragungen in Arbeitsblatt 3.2 wichtig für die Angstreduktion. Sie werden bei der Erstellung Ihres persönlichen Angstprofils in Kapitel 5 darauf zurückgreifen.

Tipp

Falls Sie Schwierigkeiten damit haben, Ihre ängstlichen Hilflosigkeitsgedanken zu erkennen, sollten Sie herausfinden, wie Sie in einer Angstphase über den Verlust Ihrer Kontrolle denken. Fragen Sie sich Folgendes: „Habe ich bei Angst das Gefühl, die Kontrolle verloren zu haben? Falls ja, wie habe ich die Kontrolle über meinen Körper, meine Emotionen, meine Gedanken und mein Verhalten verloren?" Falls Sie eine Therapie machen, können Sie Arbeitsblatt 3.2 mit Ihrer Therapeutin besprechen, um sich darüber klarzuwerden, wie Sie Ihre Fähigkeit, mit beängstigenden Situationen zurechtzukommen, unterschätzen.

3.4 Gefährliche Fehler

Kognitive Therapie konzentriert sich darauf, Ihr Selbstvertrauen und Ihre Bewältigungsfähigkeit in Angstsituationen zu stärken.

Denken Sie an das letzte Mal, als Sie Angst hatten. War die Situation unangenehm, befanden Sie sich etwa unter fremden Menschen oder an einem fremden Ort, in einem heißen und überfüllten Raum oder Ähnlichem? Hatten Sie nur noch einen Gedanken, nämlich wie schlecht es Ihnen ging und wie sehr Sie aus der Situation herauswollten? Fiel Ihnen auf, dass Sie so auf Ihre Angst konzentriert waren, dass Sie nichts anderes mehr wahrnehmen konnten, was um Sie herum geschah? Genau so ist Angst: Sie verzerrt das Denken, sodass es sich auf das Bedrohliche, Gefährliche und die eigene Hilflosigkeit fixiert.

Diese gedankliche Fixierung ist bei echter Gefahr extrem wichtig für das Überleben. Wenn sich Ihnen jemand auf der Straße nähert, der bedrohlich auf Sie wirkt, richtet sich Ihre volle Aufmerksamkeit darauf, herauszufinden, ob diese Person Sie gleich überfallen und ausrauben wird oder harmlos ist. Keine Zeit, sich Schaufenster anzusehen, SMS-Nachrichten zu lesen oder über das Abendessen nachzudenken. Sie müssen sehr schnell entscheiden und einen Fluchtweg finden.

Doch was passiert, wenn keine äußere Gefahr besteht? Wenn die Gefahr nur erwartet und gedacht wird, aber nichts passiert? Angstdenken ist wählerisch: „Was ist, wenn ich krank werde?" Oder: „Was ist, wenn ich eine Panikattacke bekomme?" Oder: „Was ist, wenn ich einen Fehler mache?" Bei Angst wird Ihnen wahrscheinlich nicht bewusst, dass Ihr Denken sich verengt. In Wahrheit sehen Sie die Realität verzerrt. Tabelle 3.2 enthält eine Anzahl von „Denkfehlern“, die Resultat dieser angstbedingten Verzerrung sind. Lesen Sie sich alle Definitionen und Beispiele durch und kreuzen Sie diejenigen an, die am meisten auf Sie zutreffen. Mit diesen Informationen werden Sie später weiterarbeiten.

Diese Denkfehler, die die Aufmerksamkeit ausschließlich auf eine Bedrohung oder Gefahr richten, machen es *unmöglich, die Situation als weniger bedrohlich oder gar gutartig zu interpretieren, was die Angst andauern lässt.*

Lesen Sie sich die folgenden Denkfehler durch und kreuzen Sie diejenigen an, die auf Sie zutreffen. Wahrscheinlich werden Sie nicht alle wiedererkennen, sondern nur einige. Da alle mit dem Überschätzen der Gefahren und dem Unterschätzen der Bewältigungsfähigkeit und Sicherheit zu tun haben, gibt es Überschneidungen.

Denkfehler	**Definition**	**Beispiel**
Katastrophisieren (Überschätzen von Bedrohungen und Gefahren)	Fokus auf das Schlimmste, worauf eine beängstigende Situation hinauslaufen kann	▪ Der Gedanke, dass das Engegefühl in Ihrer Brust auf einen Herzinfarkt hinweist ▪ Die Annahme, dass Freunde Ihre Bemerkung dumm finden ▪ Der Gedanke, wegen eines Fehlers, den Sie in einem Bericht gemacht haben, entlassen zu werden
Voreilige Schlussfolgerungen	Die Erwartung, dass eine Befürchtung sich bewahrheitet	▪ Die Erwartung, bei einer schwierigen Frage durch die Prüfung zu fallen ▪ Die Prognose, bei einer Rede den Faden zu verlieren ▪ Die Prognose, bei einer Reise viel zu viel Angst zu haben
Tunnelblick	Ausschließlicher Fokus auf eine Information, die mit einer möglichen Bedrohung zusammenhängt, während Hinweise auf Sicherheit ignoriert werden	▪ Die Wahrnehmung, dass jemand anderes gelangweilt schaut, während Sie in einer Sitzung sprechen ▪ Der ausschließliche Fokus auf Angstsymptome beim Einkaufen im Supermarkt ▪ Die Sorge wegen einer Krebsvorsorgeuntersuchung und einziger Gedanke an einen positiven Befund

Denkfehler	Definition	Beispiel
Kurzsichtigkeit	Tendenz zur Annahme einer unmittelbar bevorstehenden Bedrohung	▪ Bei sozialphobischen Menschen der allmorgendliche Gedanke, man könne auf der Arbeit etwas Peinliches sagen ▪ Die sorgenvolle Überzeugung, jederzeit entlassen zu werden ▪ Die Angst eines Emetophobikers, dass ihm bei einem „Gefühl der Unsicherheit" übel wird und er sich erbrechen muss
Emotionales Argumentieren	Die Annahme: Je stärker die Angst, desto größer auch die eigentliche Bedrohung	▪ „Mit dem Flugzeug zu fliegen muss gefährlich sein, weil ich eine solche Angst dabei habe." ▪ Die Annahme von jemandem mit einer Panikstörung, dass die Wahrscheinlichkeit des „Kontrollverlusts" bei intensiver Angst größer ist ▪ Die Überzeugung eines chronisch besorgten Menschen, dass etwas Schlimmes passiert, weil er Angst hat
Alles-oder-nichts-Denken	Die absolute und rigide Ansicht, dass Dinge entweder nur bedrohlich oder nur sicher sind	▪ Bei einer Panikstörung der ständige Gedanke, mit jedem Anflug von Angst einen ausgereiften Panikanfall zu bekommen ▪ Bei einer Sozialphobie die Überzeugung, dass die Arbeitskollegen einen für inkompetent halten, wenn man das Wort ergreift ▪ Ständig in Sorge zu sein, nie mehr Arbeit zu finden

Tabelle 3.2 Häufige Denkfehler bei Angst

(Abdruck mit freundlicher Genehmigung aus *Cognitive Therapy of Anxiety Disorders* von David A. Clark und Aaron T. Beck, The Guilford Press 2010, S. 169)

Ist Ihnen schon einmal aufgefallen, wie schwer es ist, sich auf einen Aspekt zu konzentrieren, der die Situation sicherer und weniger bedrohlich macht, als Sie glauben? Inmitten eines Angstzustands fällt rationales oder konstruktives Denken schwer. Jedes Mal, wenn Janet sich wegen ihrer Arbeitsleistung Sorgen machte oder sich den Kopf darüber zerbrach, ob ihr Vorgesetzter sie für kompetent hielt, konnte sie sich weder bewusst frühere Erfolge vor Augen führen noch sich ins Gedächtnis rufen, dass sie kein Zeichen der Missbilligung wahrgenommen hatte. Vorschnelle Schlussfolgerungen, Tunnelblick, Katastrophisieren und andere kognitive Verzerrungen ließen Janets Denkprozesse auf Gefahrendenken einrasten („Mein Vorgesetzter hält mich sicher für inkompetent"). Dasselbe passierte auch Pierre, als er unerwartet Schmerzen in der Brust hatte und dachte: „Habe ich jetzt einen Herzinfarkt?" Aufgrund einer Reihe von Denkfehlern fiel ihm als einziger Grund für seine Schmerzen ein Herzinfarkt ein, was aber nur eine Möglichkeit von vielen war. Genauso gut hätten es auch die Gymnastikübungen sein können, die er gerade gemacht hatte, oder vielleicht hatte er zu viel Kaffee getrunken. Auch die Gründe, die einen Herzinfarkt unwahrscheinlich machten, fielen ihm nicht ein, wie etwa, dass er jung war und keine Risikofaktoren für einen Infarkt vorlagen oder dass er gerade eine gründliche ärztliche Untersuchung hinter sich hatte und alles in Ordnung gewesen war.

Durch kognitive Therapie können Sie lernen, sich kognitive Fehler bewusst zu machen, die Ihr Angstdenken kennzeichnen, damit Sie diese Gedanken infrage stellen und eine konstruktivere Einstellung in Bezug auf Ihre Ängsten einnehmen können.

3.5 „Ich ertrage das nicht!"

Falls Sie viele Monate oder sogar jahrelang wiederholt unter intensiven Angstzuständen gelitten haben, ist es verständlich, dass Sie deswegen frustriert und beunruhigt sind. „Wie ich das hasse", stöhnen unsere Angstpatienten oft, „ich würde alles dafür tun, um dieses Gefühl loszuwerden. Wie gerne möchte ich wieder normal sein!" Mit der Zeit setzen sich im Denken der Betroffenen bestimmte Auffassungen in Bezug auf ihre Angst fest. Sie wird als katastrophal empfunden und *immer weniger toleriert,* sodass der Angstzustand selbst zu einer Bedrohung oder Gefahr wird, die um jeden Preis vermieden werden muss. Diese Angstintoleranz spiegelt sich in folgenden Glaubenssätzen wider.

- „Ich kann es einfach nicht ertragen, Angst zu haben."
- „Wenn ich die Angst nicht unter Kontrolle kriege, wird das noch viel schlimmere Konsequenzen haben (Herzinfarkt, Wahnsinn, totaler Kontrollverlust etc.)."
- „Ich muss diese Angst abstellen, sonst hört sie nie auf."
- „Angst ist schlimmer als körperlicher Schmerz, Enttäuschung oder Verlust."

- „Dauerangst kann die Gesundheit schädigen."
- „Angst ist ein Zeichen für zunehmenden Kontrollverlust."
- „Man darf nicht so verkrampft und angespannt sein, sondern muss Ruhe bewahren."

Zahlreichen Untersuchungen zufolge reagieren Menschen mit Angststörungen immer *sensibler* auf Angst. Besonders fürchten sie sich vor den damit verbundenen körperlichen Empfindungen: der Anspannung, dem Herzrasen und der Atemnot. Sie steigern sich in die Vorstellung hinein, dass diese Symptome ernsthafte negative Folgen haben werden.[20,21] Vielen graut es schließlich so vor dem körperlichen Erregungszustand der Angst, dass sie ihn um jeden Preis vermeiden wollen und sofort etwas dagegen unternehmen.

Auch gegen die *Unsicherheit* entwickelt das Angstdenken eine Intoleranz. Diese zeigt sich in der Tendenz, auf unberechenbare oder unkontrollierbare Situationen und Begebenheiten negativ zu reagieren.[22] Die meisten Menschen, die unter intensiven Angstzuständen leiden, ziehen das Vertraute und Gewohnheitsmäßige vor und mögen keine Überraschungen. Das Problem hierbei ist, dass die meisten Dinge, an denen sie sich stören, ungewiss sind, weil sie in der Zukunft liegen. Häufig dreht sich die Angst um die eigene Gesundheit. Man kann ja nie sicher sein, dass man nicht krank wird, doch bei Angststörungen kann diese Ungewissheit nicht mehr toleriert werden; man möchte wissen, sich vergewissern, dass man keinen Krebs oder Herzinfarkt bekommt. Ken zum Beispiel hatte ständig übermäßig Angst vor Krebs. Obwohl er sich schon zahlreichen Untersuchungen unterzogen und man ihm mitgeteilt hatte, dass sein Gesundheitszustand hervorragend war, suchte er weiterhin bei jedem unerklärlichen körperlichen Symptom, das er an sich bemerkte, medizinische Internetseiten auf und las alles, was er zum Thema Früherkennung von Krebs finden konnte. Ken quälte die Frage, ob er nicht doch etwa Krebs hatte. Seine Angst stieg, weil er diese Ungewissheit nicht tolerieren konnte und überzeugt war, sie auf ein Minimum reduzieren zu müssen.

Auch das *Unbehagen gegenüber dem Neuen und dem Unvertrauten* ist eine von Angst geprägte Annahme. Wer häufig Angst hat, hasst neue, unerwartete oder unbekannte Situationen. Neues wird als bedrohlich empfunden. Die Angst könnte sich in einer ungewohnten Situation ja womöglich noch verschlimmern, oder man kommt mit dem Neuen nicht zurecht. Die Betroffenen bleiben lieber bei dem, was sie kennen, weil sie glauben, dass es berechenbarer und kontrollierbarer ist. In unberechenbaren und unkontrollierbaren Situationen zu sein, ist für ängstliche Menschen besonders schwer. John hatte eine Sozialphobie. Anderen bei der Arbeit zu begegnen löste bei ihm oft intensive Angst aus. Doch in Gegenwart von Menschen, die er kannte, oder bei sehr vertrauten, routinemäßigen sozialen Situationen hatte er weniger Angst.

Besonders schwierig und angsterregend waren für ihn fremdartige Situationen mit Unbekannten. Als Folge versuchte John, den Vertrautheitsgrad einer jeweiligen Situation vorher einzuschätzen. So vermied er jegliche neuartige Situationen, wo er unerwartet im Mittelpunkt der Aufmerksamkeit stehen könnte. Dies verursachte jedoch viele Probleme in seinem Leben. Zwar reduzierte er damit seine Angst, aber um einen hohen Preis. Ständig sorgte er sich darum, ob er vielleicht unerwarteterweise mit einer neuen sozialen Situation konfrontiert würde. Auf der Arbeit ging er oft nicht zu Sitzungen, aus Angst, dass er um seine Meinung gefragt würde. Aufgrund seiner Unfähigkeit, mit den vielen unerwarteten sozialen Begegnungen an seinem Arbeitsplatz umzugehen, wurde er auch nicht befördert.

3.5.1 *Intoleranz hält die Angst lebendig*

Kognitive Therapie zielt auf die Reduzierung der „Angst vor der Angst“ ab, indem dazu aufgefordert wird, die Angst und ihre körperlichen Symptome, die Ungewissheit und das Fremde mehr zu tolerieren und zu akzeptieren.

Denken Sie nach: Wenn Sie die Angst selbst unerträglich finden, bestimmte körperliche Angstsymptome fürchten oder die Zukunft unbedingt so genau wie möglich kennen müssen, neue oder fremde Situationen jedoch meiden, dann tun Sie wahrscheinlich alles in Ihrer Macht Stehende, um sich nicht in eine Angst auslösende Situation begeben, um sie zu vermeiden oder ihr zu entkommen. Aber was ist, wenn diese Intoleranz gegenüber Angst Ihre Sensibilität dafür steigert und diese gesteigerte Sensibilität dazu beiträgt, dass die Angst zum Dauerzustand wird?

Arbeitsblatt 3.3 enthält eine Reihe von Aussagen in Bezug auf Ängste. Kreuzen Sie bei jeder Aussage an, wie sehr Sie davon überzeugt sind. Notieren Sie diejenigen Einstellungen, die ganz besonders auf Sie zutreffen. Falls Sie sich in Therapie befinden, sollten Sie sie dort ansprechen. In Kapitel 5 werden Sie das ausgefüllte Arbeitsblatt wieder brauchen.

3.6 Auf der Flucht

Der Drang, vor dem angenommenen Grund der Angst *zu flüchten*, und die folgende *Vermeidung* jeglichen Kontakts damit sind natürliche Reaktionen auf Angst. Flucht und Vermeidung, die häufigsten Strategien zur Angstkontrolle, geschehen automatisch und scheinen die Angst oberflächlich gesehen erstaunlich effektiv zum Stillstand zu bringen. Überlegen Sie, wie oft Sie schon Angst bekommen und sich augenblicklich entfernt haben: Sie befinden sich auf einer Party, in einem Supermarkt

Arbeitsblatt 3.3 **1/2**

Ansichten eines ängstlichen Menschen

Anweisung: Bewerten Sie den Grad Ihrer Übereinstimmung mit den folgenden Aussagen unter Verwendung der fünfstufigen Skala im Tabellenkopf. Versuchen Sie, dies auf der Grundlage dessen zu tun, wie Sie wirklich über Angst denken, und nicht wie Sie meinen, dass Sie denken sollten.

Meinungsäußerungen	Völlig unzutreffend	Unzutreffend	Zutreffend	Stark zutreffend	Völlig zutreffend
1. Ich kann das Gefühl der Angst kaum aushalten.					
2. Man muss die Angst so weit es geht unterdrücken.					
3. Ich versuche, meine Angstzustände so kurz wie möglich zu halten.					
4. Ich vermeide häufig Situationen, damit ich erst gar keine Angst bekomme.					
5. Ich mache mir Sorgen wegen der langfristigen gesundheitlichen Folgen anhaltender Angst.					
6. Meine Angstzustände belasten mich mehr als alles andere.					
7. Ich muss meine Angstgedanken und -gefühle besser unter Kontrolle bekommen.					
8. Ich darf mich anderen gegenüber auf keinen Fall ängstlich oder nervös zeigen.					
9. Die körperlichen Symptome der Angst machen mir Angst.					

Arbeitsblatt 3.3 **2/2**

Meinungsäußerungen	Völlig unzutreffend	Unzutreffend	Zutreffend	Stark zutreffend	Völlig zutreffend
10. Ich mache mir Sorgen, dass die körperlichen Symptome der Angst mit einer ernsten Krankheit verbunden sein könnten.					
11. Wenn ich meine Angst und meine Sorge nicht besser beherrschen kann, bekomme ich womöglich noch einen Nervenzusammenbruch.					
12. Ich bin verletzbarer, wenn ich mir über etwas nicht im Klaren bin.					
13. Ich komme nicht gut zurecht, wenn ich zweifle und unsicher bin.					
14. Zweifel und Ungewissheit regen mich auf und machen mir Angst.					
15. Ich versuche, mir so schnell wie möglich Gewissheit zu verschaffen.					
16. Ich muss Ungewohntes und Unerwartetes meiden, weil mich das noch stärker ängstigt.					
17. Man sollte die Zukunft so weit wie möglich vorhersehen und sich auf Unvorhergesehenes vorbereiten.					

voller Menschen, in einer Sitzung, im Auto auf einer ungewohnten Strecke, und Sie bekommen heftige Angst. Was geschieht, wenn Sie die Situation augenblicklich verlassen? Höchstwahrscheinlich klingt die Angst ziemlich schnell ab. Wegzurennen oder standzuhalten und zu kämpfen ist die natürliche „Fight-or-Flight-Reaktion" sich fürchtender Menschen und Tiere. Unsere Klientin Louise hatte Angst, Brücken zu überqueren, weil sie sich vor offenen Räumen fürchtete. Schon seit Jahren machte sie um die meisten Brücken ihrer Stadt einen großen Bogen, was ihren Bewegungsradius stark einschränkte. Wir trafen uns in der Nähe einer dieser Brücken, mit dem Ziel, sich dieser zu Fuß allmählich und systematisch zu nähern (es handelt sich um die Technik der Konfrontation, die in Kapitel 7 genau beschrieben wird). Als wir nur noch knapp zehn Meter von der Brücke entfernt waren, bemerkte ich, dass Louise Panik bekam. Sie war am ganzen Körper angespannt, atmete flacher und blieb schließlich stehen. Die Angst stand ihr förmlich ins Gesicht geschrieben. Ich bat sie, ihre Gefühle zu beschreiben. „Ich habe das Gefühl, keinen Atem zu bekommen. Meine Beine sind auf einmal so schwach, ich habe schreckliche Angst. Ich muss mich total zusammennehmen, um nicht wegzurennen!"

Wenn man so von Angst überwältigt ist, scheint wegzurennen (Flucht) das Sicherste zu sein. Schnell lernen wir zu erkennen, welche Dinge, Situationen oder Umstände Angst auslösen, und vermeiden dann tunlichst, mit diesen Auslösern in Kontakt zu kommen. Doch nur weil Flucht und Vermeidung natürliche Reaktionen sind, sind sie noch lange nicht die besten Angst reduzierenden Strategien. Tatsächlich ist es in Wissenschaft, Forschung und Therapie schon seit Langem bekannt, dass *Flucht und Vermeidung* wichtige Faktoren bei chronischer Angst sind und folgende Probleme verursachen:

1. Sie verhindern, dass die Angst von selbst nachlässt.
2. Sie verdecken die Erkenntnis, dass das Angst verursachende Gefahrendenken falsch ist.
3. Sie verursachen große persönliche Kosten, weil Sie die eigenen Möglichkeiten einschränken: was man tut, wohin man geht und mit wem man zusammen ist. Wer sich auf die Vermeidung verlässt, glaubt schließlich, schwach, abhängig oder inkompetent zu sein und „kein Leben mehr zu haben".

Viele Jahre lang lag das Augenmerk bei der Behandlung von Angststörungen auf der Vermeidung äußerer Objekte und Situationen. Erst kürzlich wurde entdeckt, dass auch Gedanken, Gefühle und Körperempfindungen als Angstauslöser interpretiert werden und deren Vermeidung zum Andauern der Angst beiträgt. Dabei handelt es sich meist um ganz bestimmte Gedanken und Vorstellungen, beispielsweise solche, die mit dem Tod zu tun haben oder mit der Situation, etwas Peinliches oder Unhöfliches zu sagen, die Vorstellung, dass ein nahestehender Mensch schwer verletzt werden könnte oder dass man beruflich versagt oder seine Arbeit verliert. Andere vermeiden eher stark emotionale Zustände wie Erregung, Wut oder Frustration, weil sie sie für Zeichen des Kontrollverlusts halten und einen darauffolgenden Angstanfall befürchten. Wiederum andere versuchen, alles zu vermeiden, das den Puls beschleunigt, benommen macht, zu Schwindelanfällen, Übelkeit, Atemnot oder Schweißausbrüchen führt, weil diese Körperempfindungen ebenfalls mit Angst verbunden sind. Schon oft haben wir Menschen mit Angststörungen sagen hören: „Ich trinke weder Kaffee noch Tee, weil es auf mich eine Wirkung hat, die ich nicht mag."

Lesen Sie die folgenden Beispiele für Situationen, Gedanken und Körperempfindungen, die Menschen mit Angststörungen oft zu vermeiden suchen. Kommen Ihnen einige davon bekannt vor? Versuchen Sie, diese Dinge zu vermeiden, um zu verhindern, dass Ihre Angst wiederaufflammt?

Situationen, Gegenstände und andere häufig vermiedene äußere Dinge

- In ungewohnter Umgebung fahren
- Allein zu Hause sein
- Geschlossene Orte (z. B. Aufzüge, Tunnel)
- Zahnarzttermine
- Menschenmengen
- Reden halten
- Fremde Leute ansprechen
- Ans Telefon gehen
- An Sitzungen teilnehmen
- Vor einer Gruppe von Menschen stehen

Häufig vermiedene Gedanken, Vorstellungen und Impulse

- Ekelerregende sexuelle Gedanken wie unangemessene Berührungen von Kindern
- Der Gedanke, Schaden anzurichten, andere zu verletzen oder gar zu töten
- Der Gedanke, dass Freunden oder Angehörigen etwas zustoßen könnte, etwa eine Katastrophe
- Abscheuliche Vorstellungen, etwa solche von verstümmelten Körpern
- Gedanken an oder Vorstellungen von einem erlebten Trauma
- Der Gedanke oder die Vorstellung, sich vor anderen zu blamieren
- Gedanken über Krankheit und Ansteckung
- Gedanken über göttliche Bestrafung oder an das Ende der Welt
- Zweifel an der eigenen sexuellen Orientierung
- Gedanken an den eigenen Tod

Häufig vermiedene Körperempfindungen

- Herzklopfen
- Kurzatmigkeit
- Benommenheit oder Schwindel
- Schwitzen
- Flaues Gefühl im Magen oder Übelkeit
- Verschwommene Sicht
- Erröten
- Brechreiz
- Erbrechen

Dies sind nur einige Beispiele von sehr vielen Dingen, die vermieden werden, um keine Angst zu haben. Alle Vermeidungsprofile sind individuell verschieden. So meiden manche Menschen hauptsächlich zwischenmenschliche Situationen, andere meiden alles, was bei ihnen eine Panikattacke auslösen könnte, und wiederum andere meiden spontan auftretende verstörende Gedanken oder Vorstellungen. Was immer es ist – wichtig ist, das eigene Vermeidungsprofil zu kennen, weil es eine bedeutende Rolle im Angstdenken spielt. Wiederholte Flucht und Vermeidung führt zur Fixierung der Überzeugung, dass Gefahrengedanken reale Bedrohungen darstellen und man zu schwach und zu verletzbar ist, sich den eigenen Ängsten zu stellen. Daher will die kognitive Therapie das Vertrauen in Flucht und Vermeidung schwächen.

Füllen Sie Arbeitsblatt 3.4 aus, um die mehr oder weniger subtilen Wege aufzudecken, auf denen Sie zur Vorbeugung von Angst bestimmte Situationen, Gedanken und Körperempfindungen meiden. Falls es Ihnen schwerfällt, Ihre Vermeidungsstrategien herauszufinden, können Sie zunächst Kapitel 5 und 6 lesen, die weitere Informationen zu Flucht und Vermeidung enthalten, und das Arbeitsblatt dann anschließend bearbeiten. (In Kapitel 5 werden Sie sowieso auf dieses Arbeitsblatt zurückgreifen.)

Tipp

Manchmal lässt sich Vermeidung leicht erkennen, etwa beim Agoraphobiker, der aus Angst vor einer Panikattacke den Gang zur Einkaufspassage meidet. Vermeidung kann aber auch subtil sein, wenn man beispielsweise sportliche Betätigung meidet, weil man es nicht mag, außer Atem zu sein. Um die subtilen Vermeidungsstrategien von Gedanken, Vorstellungen oder Körperempfindungen besser erkennen zu können, überlegen Sie sich alle Aktivitäten oder Erlebnisse, die Sie vermeiden möchten. Fragen Sie sich selbst: „Warum sträube ich mich so davor? Gibt es bestimmte Gedanken oder Körperempfindungen, die ich lieber nicht hätte und vermeiden möchte?“ Sie können die vorige Liste noch einmal durchgehen, um zu sehen, ob Sie vielleicht einige dieser Gedanken und Gefühle in der fraglichen Situation vermeiden. Falls Sie sich gegen die Angst behandeln lassen, sollte Ihnen Ihr Therapeut oder Ihre Therapeutin beim Erkennen der „subtilen Vermeidungsstrategien“ helfen.

Arbeitsblatt 3.4

Das Profil Ihrer Vermeidung

Äußere Situationen, Auslöser	Gedanken, Bilder und Impulse	Körperliche Empfindungen
Beschreiben Sie kurz alle Situationen, Objekte, Personen oder anderen Außenreize, die Sie wegen der Angst regelmäßig vermeiden. Notieren Sie die vermiedenen Situationen, die Ihren Alltag am stärksten beeinträchtigen.	Notieren Sie alle Gedanken, Bilder oder Impulse, gegen die Sie sich wehren, weil sie Ihnen Angst machen. Notieren Sie die ungewollten Gedanken, die Sie am meisten belasten oder die Sie am stärksten vermeiden wollen.	Notieren Sie alle Körperempfindungen oder Symptome, die Sie besonders beängstigend finden. Versuchen Sie, sich dagegen zu wappnen? Versuchen Sie, die Körperempfindung oder das Symptom schon im Anflug sofort zu beherrschen und zu unterdrücken?

3.7 Das Bedürfnis nach Sicherheit

Kognitive Therapie hilft, ungesunde Vermeidungsmuster zu reduzieren und schließlich zu beseitigen, damit die Angst allmählich von selbst nachlassen kann.

Wer Angst hat, sagt oft: „Wenn ich mich nur beruhigen oder entspannen könnte, wenn ich die Dinge einfach auf mich zukommen lassen könnte!" Mit anderen Worten – wenn wir eine Bedrohung oder Gefahr wahrnehmen und Angst bekommen, möchten wir uns „sicher fühlen". Dieser Wunsch nach Ruhe und Geborgenheit führt zu bestimmten Verhaltensweisen und Maßnahmen. *Sicherheitsmaßnahmen* sind:

Kognitive oder verhaltensmäßige Reaktionen zur Vermeidung oder Unterdrückung von Befürchtungen; Versuche, ein Gefühl der Ruhe, Geborgenheit und Sicherheit herzustellen.[23,24]

Flucht und Vermeidung sind die häufigsten Verhaltensweisen des Sicherheitsbedürfnisses mit dem Ziel, Angst zu vermeiden oder zu mindern, aber nicht die einzigen. Kreuzen Sie diejenigen Verhaltensweisen und Gedanken an, mit denen Sie Angst vermeiden, und besprechen Sie sie mit Ihrer Therapeutin.

Sicherheitsstreben im Verhalten

- Ich gehe (Flucht), sobald ich die ersten Angstsymptome wahrnehme.
- Ich habe Medikamente gegen Angst dabei.
- Ich habe mein Handy dabei, damit ich, wenn ich Angst habe, Hilfe holen kann.
- Ich lasse mich in Angstsituationen von Freunden oder Angehörigen begleiten.
- Ich habe für alle Fälle Wasser oder ein anderes Getränk dabei.
- Ich höre Musik, wenn ich Angst habe.
- Ich mache bei Angst eine Entspannungs- oder Atemübung.
- Ich lege mich hin und ruhe mich aus, wenn ich Angst habe.
- Ich pfeife oder singe.
- Ich spanne bei Angst die Muskeln an oder halte mich an etwas fest.
- Ich lenke mich ab, indem ich das, was mir Angst macht, nicht länger anschaue.
- Ich brauche die Bestärkung von anderen.

Sicherheitsstreben im Denken

- Ich denke an etwas Positives oder Beruhigendes.
- Ich versuche mir vorzustellen, dass ich mich in einer sicheren oder friedlichen Situation befinde.
- Ich versuche mich davon zu überzeugen, dass alles gut wird.
- Ich versuche mir einzureden, dass ich in Wirklichkeit gar keine Angst habe.
- Ich versuche mich auf das zu konzentrieren, was im Moment ansteht, beispielsweise meine Arbeit oder das Autofahren, um die Angst auszublenden.
- Ich bete um göttlichen Beistand.
- Ich kritisiere mich selbst für meine Angst.

3.7.1 *Was spricht gegen Sicherheitsstreben?*

Sich ruhig und sicher fühlen zu wollen scheint eine gute Idee zu sein, hat aber vier Nachteile.

1. Anzeichen für Sicherheit werden schwerer erkannt als solche für Gefahren oder Bedrohungen.
2. Die Betonung liegt auf sofortiger Angstminderung, was heißt, dass man sich auf unpassende Sicherheitsstrategien stützt.
3. Es hält von der Erkenntnis ab, dass die Wahrnehmung von Gefahren und Bedrohungen falsch ist.
4. Es verstärkt den unrealistischen Wunsch, alle Risiken zu beseitigen.

Zudem lässt sich die Sicherheit einer Situation schwieriger einschätzen als ihre potenzielle Gefährlichkeit.[24] Wenn Sie beispielsweise zu einer Gruppe von Menschen dazustoßen, sehen Sie womöglich eher die Anzeichen dafür, dass die anderen Sie nicht akzeptieren – ein Stirnrunzeln oder einen Blick, während das Gespräch ohne Sie weitergeht. Die Anzeichen dafür, dass Sie akzeptiert werden, sind viel schwieriger zu erkennen; vielleicht merken Sie das Lächeln nicht, mit dem Sie gemeint sind, oder dass der Blick Sie in das Gespräch miteinschließen soll. Da wohltuende und beruhigende Informationen jedoch langsamer ins Bewusstsein dringen, verlässt man sich eher auf schnell wirkende Angstminderungsstrategien. Auf diese Weise merkt man nicht, dass die Situation in Wirklichkeit nicht bedrohlich ist, und versucht weiterhin, das wahrgenommene Risiko möglichst rasch zu mindern. Diese Sicherheitsmaßnahmen tragen zur Dauerhaftigkeit einer Angststörung bei.

> Mithilfe von kognitiver Therapie können Sie echte Sicherheit und Geborgenheit fühlen, weil Sie nicht mehr zu unwirksamen Sicherheitsmaßnahmen greifen müssen. Sie werden Ihre Fähigkeit verbessern, die Sicherheitsmerkmale zu erkennen, die in angsterregenden Situationen tatsächlich vorhanden sind.

Als Louise versuchte, sich mit ihrer Therapeutin dem Fluss zu nähern, hatte sie eine Flasche Fruchtsaft dabei, angeblich gegen Mundtrockenheit. Doch als ihre Angst zunahm, trank sie die Flasche mit einem Zug aus. Der Saft diente also als Sicherheitsstrategie. Um auf den Fluss hinabzublicken, trat sie an den Wegrand und klammerte sich an das Geländer. Dies war eine weitere Sicherheitsstrategie. Interessanterweise fiel es ihr sehr schwer, das tatsächliche Sicherheitsmerkmal der Situation zu erkennen: dass sie auf einem 30 Meter vom Fluss entfernten Weg vor einem brusthohen Geländer stand.

3.8 Auf das Schlimmste gefasst

Wenn Sie sich vorstellen, dass Ihnen gleich etwas Schlimmes oder Schreckliches passiert, scheint es sinnvoll, sich innerlich auf das Schlimmste vorzubereiten. Es ist ganz natürlich, eine Lösung für das Problem einer Katastrophe zu finden wie etwa bei einer ausgewachsenen Panikattacke, dem leeren Hirn vor Publikum oder einem Cyberangriff. Der Versuch, sich bei Angst gegen schlechte oder bedrohliche Möglichkeiten zu wappnen, äußert sich als Sorge. Unter Sorge versteht man

eine Kette ständig wiederkehrender, unkontrollierbarer Gedanken, die sich auf ungewisse, negative Folgen in der Zukunft konzentrieren. Dazu gehört auch das wiederholte innere Durchspielen möglicher Lösungen, die gegen das Gefühl der Unsicherheit angesichts einer bevorstehenden Bedrohung jedoch nichts ausrichten.

Sich Sorgen zu machen ist ein sehr häufiges Merkmal der Angst. Man sorgt sich um eine weitere Panikattacke; ob die Gesundheit einen im Stich lässt und man eine schreckliche, bisher unerkannte Krankheit wie z. B. Krebs bekommt; dass den Kindern etwas zustößt oder sie verletzt werden; dass die anderen einen für inkompetent halten; dass man arbeitslos wird und finanziell ruiniert ist; und zig weitere Möglichkeiten. Die Liste potenzieller Sorgen ist wahrhaft endlos. Obwohl bestimmte Themen bei Angststörungen typisch sind, können die Dinge, um die man sich sorgt, individuell sehr verschieden sein. Bei Menschen mit Angststörungen treten Sorgen ganz automatisch, wie von selbst auf. Unter den Angstpatienten, die wir seit Jahrzehnten behandeln, ist uns noch nie jemand untergekommen, der oder die es nötig hatte, sich beim Sorgen anstrengen zu müssen, und sagte: „Wissen Sie, zuerst war ich richtig schlecht darin, mir immerzu Sorgen zu machen, aber mit jahrelanger Übung kann ich nun sagen, dass ich die Kunst übertriebener Sorge gemeistert habe!!" So etwas haben wir noch nie gehört.

Wenn für angstgestörte Menschen das besorgte Grübeln so natürlich ist wie das Atmen – warum ist es dann ein Problem? Unserer Erkenntnis nach liegt das daran, dass es:

- den Fokus auf Gedanken an Gefahren und Bedrohungen hält;
- aufgrund seiner Unkontrollierbarkeit das Gefühl der persönlichen Hilflosigkeit verstärkt;
- durch die Orientierung auf die stets ungewisse Zukunft das Gefühl der Unsicherheit nährt;
- eine Vermeidung der zugrunde liegenden Furcht darstellt.

Die schädliche Wirkung des besorgten Dauerzustands finden wir beispielsweise bei Ron, der sich um seine Gesundheit ängstigte. Rons Furcht, dass er Krebs haben oder einen Gehirntumor bekommen könnte, zwang ihn dazu, seinen Körper ständig auf

Schmerzen oder ungewöhnliche Körperempfindungen abzusuchen. Entdeckte er einen roten Fleck oder einen Hautausschlag, fürchtete er sofort Hautkrebs. Seine Sorge brachte ihm gar nichts, weil er sich in Gedanken wie diese verstrickte: „Was ist, wenn das Hautkrebs ist?“ „Wie kann ich sicher sein, dass es kein Hautkrebs ist?“ „Vielleicht ist das ein Präkarzinom, das zu Hautkrebs führt, aber womöglich kann man noch nicht wissen, ob das Krebs ist.“ Obwohl Ron medizinische Webseiten durchforstete, Freunde und Verwandte fragte, ob sie den Fleck für Krebs hielten, sogar wiederholt seinen Hausarzt aufsuchte, war er weiterhin sehr besorgt. Diese Sorge trug ganz wesentlich zu seiner Angst bei, weil sie seine Aufmerksamkeit auf die Bedrohung gefangen hielt („Dieser rote Fleck könnte Krebs sein“). Außerdem fühlte er sich angesichts seiner Unfähigkeit, die Sorge abzustellen, ohnmächtig, was ihn in den Ungwägbarkeiten der Zukunft gefangen hielt (niemand kann je wissen, was der morgige Tag bringt!). Interessanterweise bedeutete Rons Sorge wegen des roten Flecks und ob dieser karzinogen war, dass er die Auseinandersetzung mit seiner zentralen Furcht vor der Krebsdiagnose und seines eventuellen Todes vermied.

> Unser kognitives Therapieprogramm lehrt Sie, übertriebene Sorge in realistisches Problemlösen zu verwandeln, damit Sie nicht länger vor lauter Sorge auf die zukünftigen Gefahren oder Bedrohungen in Ihrer Vorstellung fixiert sind.

Falls auch Sie unter chronischer Sorge leiden, dann lesen Sie vor allem Kapitel 11, das sich ausschließlich mit diesem Thema beschäftigt. Nehmen Sie sich zuerst einmal Arbeitsblatt 3.5 vor und schreiben Sie auf, worüber Sie sich Sorgen machen, wenn Sie Angst haben: Sie werden diese Informationen später noch brauchen.

3.9 Rüsten Sie sich

Damit Ihnen die kognitive Therapie etwas nützt, müssen Sie verstehen, wie Ihr Gehirn bei Angst tickt, d. h. warum Ihre Angst aufgrund der Art, wie Ihr Gehirn Bedrohungen und sicherheitsrelevante Informationen verarbeitet, fortbesteht. In diesem Kapitel geht es um acht Aspekte der ängstlichen Mentalität, die zum Fortdauern der Angst beitragen:

- Automatisches Katastrophendenken
- Die Überzeugung von der eigenen Hilflosigkeit
- Wahrnehmungsfehler in Bezug auf Bedrohungen und Gefahren
- Übersensible Reaktionen auf das Gefühl der Angst
- Niedrige Toleranzschwelle gegenüber dem Unbekannten und Ungewissen
- Flucht- und Vermeidungsstrategien
- Bedürfnis nach Ruhe und Sicherheit
- Übertriebene Sorge

Arbeitsblatt 3.5

Liste Ihrer ängstlichen Sorgen

Anleitung: Erstellen Sie zunächst eine vorläufige Liste der Dinge, um die Sie sich Sorgen machen. Das können mehrere Themen sein oder auch ein oder zwei hauptsächliche.

1. ____________________

2. ____________________

3. ____________________

4. ____________________

5. ____________________

Nun verstehen Sie, wie diese verschiedenen Komponenten ineinandergreifen und die Angst aufrechterhalten – ein entscheidender Moment im Kampf gegen Furcht und Angst. Jetzt sind Sie fast bereit, den ersten Schritt Ihres kognitiven Therapieprogramms zu tun, was bedeutet, die verschiedenen Aspekte Ihres Angstdenkens und -verhaltens noch genauer zu analysieren. Diese Art „Landkarte Ihres persönlichen Angstdenkens" bildet die Grundlage für eine kognitive Intervention, die Sie später in Kapitel 8 lernen werden. Das ist wie beim Fitnesstraining: Sie müssen sich erst einmal gedanklich darauf einstellen. Schauen Sie sich Ihre Annahmen und Erwartungen an und finden Sie heraus, ob Sie bereit sind, ein solches Programm durchzuziehen.

Zusammenfassung

- Angst lässt normalerweise von allein nach, es sei denn, es wird eine ängstliche Denkart aktiviert, die dafür sorgt, dass die Angst sich wiederholt einstellt und dauerhaft bestehen bleibt.
- Automatische Gedanken und Bilder (bzw. Katastrophen- oder Gefahrendenken), die die Wahrscheinlichkeit und Schwere von Bedrohungen und Gefahren normaler Alltagssituationen erhöhen (bzw. überschätzen), bilden die hauptsächliche Furcht, die der andauernden Angst zugrunde liegt.
- Ängstliche Menschen sehen sich selbst eher als schwach, hilflos und verletzbar, sodass sie ihre Fähigkeit, mit ihren Sorgen und Ängsten zurechtzukommen, unterschätzen.
- Bei Angst kommt es häufig zu einer Reihe von Denkfehlern, sodass die Aufmerksamkeit der Betroffenen selektiv auf Bedrohungen und Gefahren liegt.
- Mit der Zeit entwickeln ängstliche Menschen eine Intoleranz gegenüber der Angst und deren körperlichen Symptomen sowie ein Gefühl der Unsicherheit, sodass sie „Angst vor der Angst" haben.
- Ängstliche Menschen können Ungewissheit oft nicht ertragen und finden Situationen, die für sie neu und fremdartig sind, höchst unangenehm, was zu einem Leben führt, bei dem man „an Langeweile stirbt".
- Flucht und Vermeidung sind bei Angst die häufigsten unwirksamen Bewältigungsmechanismen.
- Ängstliche Menschen stützen sich oft auf unangemessene Sicherheitsstrategien, um sich sofortige Erleichterung von der Angst zu verschaffen und ein Gefühl der Sicherheit und Geborgenheit wiederherzustellen.
- Besorgtes Grübeln ist ein häufiges Merkmal andauernder Angst, das dazu führt, dass man sich gedanklich übermäßig mit Gefahren und Bedrohungen beschäftigt.

4. Los geht's!

Wenn Sie hören, wie wichtig Fitness ist, denken Sie wahrscheinlich an körperliche Fitness, weil man beinahe täglich mit Slogans bombardiert wird, die die Wichtigkeit von körperlicherer Aktivität und Gesundheit hervorheben. Aber wie steht es um die mentale Fitness? Einem US-amerikanischen Militärarzt zufolge zeichnet sich mentale Fitness durch den „Besitz psychischer Stärke, Leistungsfähigkeit und Freiheit zur Bewältigung tagtäglicher Belastungen, Probleme, Hindernisse, Seelenschmerzen und Frustrationen" aus.[25] Das klingt doch genauso attraktiv wie körperliche Fitness, nicht wahr?

Wie kann man sich körperlich fit halten? Man braucht ein Programm für regelmäßiges Training, das den Körper kräftigt, ihn beweglich und robust macht. Und mental? Da hilft ein ähnliches tägliches Trainingsprogramm zur Stärkung von Geist und Psyche. So wie man etwas gegen den modernen, bewegungsarmen Lebensstil tun kann, kann man auch den schädlichen Einfluss der Angst reduzieren. Genau darum geht es in der kognitiven Therapie und in diesem Übungsbuch.

Meist beruht der Entschluss, Sport zu treiben, auf der Erkenntnis, dass regelmäßige Bewegung und eine ausgewogene Ernährung wichtig sind. So weit die Theorie. Doch die Praxis – wie könnte es anders sein – steht auf einem anderen Blatt. Der erste Enthusiasmus schwindet, Zeitpläne werden gekippt, Entschlossenheit bröckelt, Ausreden klingen immer plausibler. Selbst die unermüdlichsten Fitnessfans kostet das regelmäßige Training Kraft. Doch denen, die es schaffen dabeizubleiben, gehen die – lang- wie auch kurzfristigen – Vorteile so in Fleisch und Blut über, dass sie das Training, sollte es doch einmal ausfallen, vermissen. Sicher werden Sie bei der Arbeit mit diesem Buch, in die Sie ja Ihre Energie hineinstecken, die gleiche Erfahrung machen. Dieses Kapitel ist aus den folgenden Gründen wichtig: Sie werden sich mit den mentalen Werkzeugen bewaffnen, die Sie brauchen, um weiter an der Reduktion Ihrer Angst zu arbeiten. Nutzen Sie die Chance, die Vorteile des kognitiven Ansatzes zu erkennen und davon zu profitieren!

4.1 Unterschiedliche Ausgangspunkte

> Wie bei körperlicher Fitness erfordert auch die mentale Fitness ein gewisses Maß an Verbindlichkeit. Kognitive Therapie ist ein mentales Fitnesstraining, mit dem Sie mehr psychische Kraft gewinnen, um den Belastungen, Befürchtungen und Ängsten des Lebens stets gewachsen zu sein.

Auf dem Weg zu mentaler Fitness und Ganzheitlichkeit fängt jeder Mensch an einem anderen Punkt an. Aufgrund von früheren Schicksalsschlägen, Kindheitsproblemen, der Familiengeschichte, der biologischen Veranlagung und anderen Faktoren müssen manche härter an ihrer mentalen Fitness arbeiten als andere. Verbessern kann sich jedoch jeder. Haben Sie sich jemals selbst geschworen, etwas für Ihre psychische Gesundheit zu tun? Vielleicht haben Sie ja schon eine Art von Therapie versucht, ohne aber mit dem Ergebnis zufrieden zu sein oder eine nachhaltige Verbesserung zu registrieren. Seien Sie in diesem Fall versichert, dass nicht nur die kognitive Therapie der Angst bewiesenermaßen langfristige Veränderungen bewirken kann, sondern auch unser Übungsbuch. Sind Sie bereit, mental etwas zu verändern, damit Sie mit tagtäglichen Herausforderungen und Widrigkeiten besser zurechtkommen?

4.2 Was sind mentale Selbsthilfeübungen?

Forschungsergebnisse zeigen, dass Menschen, die zwischen ihren kognitiven Therapiesitzungen Hausaufgaben machen, hinsichtlich ihrer Angst oder Depression größere Fortschritte machen als diejenigen, die das nicht tun.[26,27] Umso entscheidender sind natürlich Hausaufgaben bei der Arbeit mit einem Selbsthilfebuch.

Die Hausaufgaben bzw. Selbsthilfeübungen dieses Buches werden folgendermaßen definiert:

alle spezifischen, klar umrissenen und strukturierten Aktivitäten, die zu Hause, am Arbeitsplatz oder im öffentlichen Raum ausgeführt werden, um die fehlerhaften Kognitionen und schädlichen Verhaltensweisen der Angst zu beobachten, zu analysieren und zu verändern.

Darrel zum Beispiel meidet öffentliche Orte, da er sie für die Ursache seiner Panikattacken hält. Seine mentalen Selbsthilfeübungen sollten ihm zeigen, dass nicht die Orte bei ihm Angst auslösen, sondern vielmehr seine irrtümliche Annahme, das schnelle Klopfen seines Herzens kündige einen Herzinfarkt an. Jessica machte sich ständig um alles Sorgen – die Gesundheit ihrer Tochter, den Zustand ihrer Ehe, die Zukunft ihrer alternden Mutter und so weiter. Durch die Übungen sollte ihre Überzeugung, dass ihre Sorge sie auf das Schlimmste vorbereitete, infrage gestellt werden.

Deborah bekommt in zwischenmenschlichen Situationen große Angst, weil sie davon überzeugt ist, dass es nur ihr allein so geht und ihre Blamage unausweichlich ist. Sie bekäme von uns Aufgaben, die ihr zeigen würden, dass die meisten Menschen ein gewisses Maß an sozialer Angst kennen und die Situation trotzdem meistern können.

„Klingt gut, aber: viel leichter gesagt als getan!", mögen Sie jetzt denken. Vielleicht haben Sie schon diverse vorgefasste Meinungen hinsichtlich der Effektivität von Selbsthilfeübungen und den Techniken der kognitiven Therapie, noch bevor Sie mit dem Buch oder der Therapie anfangen. Sie werden Ihre eigenen Erfahrungen machen, wenn Sie die sorgfältig gestalteten Übungen durchführen und die Werkzeuge der kognitiven Therapie gebrauchen, die Ihnen helfen sollen, Hindernisse zu erkennen und die negativen Wirkungen der Angst auf Ihr Leben nach und nach wegzumeißeln. Sollten Zweifel Sie davon abhalten loszulegen, ist es jetzt an der Zeit, etwaige Bedenken, die Sie noch haben, beiseitezuräumen. Unserer Erfahrung nach lassen Probleme mit Hausaufgaben, sowohl im Rahmen der Selbsthilfearbeit als auch in dem einer Therapie, sich auf vorgefasste Meinungen zurückführen. Manche Betroffene sind ganz erpicht darauf, etwas gegen die Angst zu tun, und meinen, für das Programm ganz offen zu sein, während in ihrem Hinterkopf jedoch Zweifel und Fragen lauern, die immer dann auftauchen, wenn sie es am wenigsten erwarten, und ihre Bemühungen sabotieren. Stellen Sie sich diesen Kobolden und setzen Sie sich mit ihnen auseinander, dann werden Sie am meisten von der Arbeit mit diesem Buch und / oder von Ihrer Therapie profitieren!

Sie werden mehr von Ihrer Behandlung oder dem Selbsthilfeprogramm haben, wenn Sie die Arbeitsblätter und Fragebögen wirklich ausfüllen. Tatsächlich liegt ein Mangel an Fortschritten meist am Weglassen der Hausaufgaben.

Wenn Sie eine Verbesserung wollen, dann machen Sie also Ihre Hausaufgaben!

4.3 Wie denken Sie über die kognitiven Therapieübungen?

Sind Sie sich Ihrer Ansichten in Bezug auf Selbsthilfeübungen oder Hausaufgaben aus der kognitiven Therapie vollkommen bewusst? Überlegen Sie ein paar Minuten lang und bewerten Sie die Richtigkeit der Aussagen in Arbeitsblatt 4.1.

Wie war das? Uns liegen keine Daten darüber vor, ab welchen Werten man für eine kognitive Therapie offen ist. Aber schauen Sie sich einmal die Aussagen an, bei denen Sie „zutreffend" oder „sehr zutreffend" markiert haben. In allen kommt eine Denkweise zum Ausdruck, die die Fähigkeit beeinträchtigen könnte, sich auf dieses

Programm einzulassen. Es folgen einige Vorschläge, wie Sie die Informationen aus dem Arbeitsblatt nutzen können, um den Widerwillen gegen die Selbstheilung von Angst zu überwinden.

- Schreiben Sie die Aussagen, bei denen Sie „zutreffend“ oder „sehr zutreffend“ markiert haben, auf ein Blatt Papier.
- Stellen Sie die Richtigkeit dieser Annahmen infrage. Welche Konsequenzen haben sie für Sie? Enthalten sie Irrtümer oder Verzerrungen (siehe Tabelle 3.2)?
- Ersetzen Sie den Begriff „Angst“ jeweils durch „körperliche Schlappheit“ (z. B.: „Ich kann meine *körperliche Schlappheit* auch ohne diese Übungen überwinden.“). Finden Sie die Aussage so glaubhafter? Nicht? Warum sollten dann Übungen zur Stärkung der mentalen Fitness überflüssig sein? Reden Sie mal mit Freunden darüber und fragen Sie sie, wie Sie es geschafft haben, von derlei Meinungen über Trainingsprogramme zur Verbesserung der körperlichen Fitness abzurücken.
- Werden Sie aktiv und tun Sie etwas Kleines, das die Annahme infrage stellt bzw. richtigstellt (falls Sie z. B. glauben, dass Ihnen die nötige Disziplin für Selbsthilfeübungen fehlt – Punkt 17 auf der Liste –, könnten Sie mit einer kurzen, auf wenige Minuten begrenzten Selbsthilfeübung anfangen, die Sie aber täglich machen).

Tipp

Falls Sie immer noch an Ihrer Bereitwilligkeit in Bezug auf die Übungen in diesem Arbeitsbuch zweifeln und sich in einer Therapie befinden, sollten Sie diese Zweifel, die Ihre therapeutischen Fortschritte behindern könnten, mit Ihrer Therapeutin besprechen. Falls Sie das Buch allein durcharbeiten, sprechen Sie mit Leuten, die ihre Angst durch Therapie überwinden konnten. Welche Rolle haben die Übungen dabei gespielt? Sie brauchen nicht ständig alle Übungen zu machen. Es reicht, wenn Sie sich *mehrmals die Woche 20 bis 30 Minuten lang jeweils immer nur auf eine Übung konzentrieren.* Erinnern Sie sich an diesen alten chinesischen Spruch: „Jede Reise beginnt mit dem ersten Schritt“? Das ist unsere Einstellung in der kognitiven Therapie. Da Sie in diesem Buch bis hierher gekommen sind, haben Sie den ersten Schritt bereits getan. Sind Sie bereit, die Reise in Richtung Besserung fortzusetzen?

Arbeitsblatt 4.1 **1/2**

Ihre Einstellung zu Selbsthilfeübungen

Anleitung: Bitte lesen Sie jede Aussage und markieren Sie die Zahl, die am besten mit dem Grad Ihrer Zustimmung übereinstimmt.

Aussage	Überhaupt nicht zutreffend	Nicht zutreffend	Zutreffend	Sehr zutreffend
1. Diese Übungen werden meine Angst noch verschlimmern.	1	2	3	4
2. Das zu versuchen ist zwecklos, nichts kann mir helfen.	1	2	3	4
3. Ich sollte es nicht nötig haben, meine Fähigkeit zur Überwindung der Angst zu trainieren.	1	2	3	4
4. Ich kann die Hausaufgaben derzeit vor lauter Angst nicht machen.	1	2	3	4
5. Meine Angst hält sich zurzeit in Grenzen; ich möchte nicht riskieren, dass es durch die Selbsthilfeübungen wieder schlimmer wird.	1	2	3	4
6. Ich glaube nicht, dass diese Übungen zur Reduzierung von Angst geeignet sind.	1	2	3	4
7. Ich schiebe Entscheidungen gerne hinaus; ich hatte noch nie die Motivation, mehr als nötig zu tun.	1	2	3	4
8. Es geht mir nicht besser, warum also die Mühe mit den Übungen?	1	2	3	4
9. Ich bin zu müde oder zu gestresst für Selbsthilfeübungen.	1	2	3	4
10. Diese Übungen sind trivial; ich verstehe nicht, wie sie mir helfen sollen, die Angst zu besiegen.	1	2	3	4
11. Ich bin zu beschäftigt und habe keine Zeit für tägliche Selbsthilfeübungen.	1	2	3	4
12. Angst ist eine Krankheit; ich sollte mich nicht so anstrengen müssen, um sie loszuwerden.	1	2	3	4

Arbeitsblatt 4.1 **2/2**

Aussage	Überhaupt nicht zutreffend	Nicht zutreffend	Zutreffend	Sehr zutreffend
13. Andere Leute überwinden ihre Angst, ohne so viel Mühe aufzuwenden.	1	2	3	4
14. Meine Angst hat tiefe Wurzeln, die entdeckt werden müssen; ich verstehe nicht, welchen Nutzen die Übungen haben sollen.	1	2	3	4
15. Was ist, wenn ich die Übungen nicht korrekt ausführe und sie die Angst verschlimmern?	1	2	3	4
16. Ich schreibe nicht gern; ich bin einfach nicht der Typ dafür.	1	2	3	4
17. Ich habe weder die Motivation noch die Disziplin für diese Art von Therapie.	1	2	3	4
18. Das ist mir zu schwer; es muss doch einen einfacheren Weg gegen die Angst geben.	1	2	3	4
19. Wenigstens ein bisschen zu üben ist besser, als gar nichts zu tun.	1	2	3	4
20. Auch wenn ich die Selbsthilfeübungen nicht mache – die Therapiesitzungen oder ein Buch über Angst werden schon irgendetwas bringen.	1	2	3	4
21. Schon als Kind habe ich Hausaufgaben verabscheut.	1	2	3	4
22. Ich gehe nicht gern nach einem starren Programm vor; ich mache Dinge lieber auf meine eigene Art.	1	2	3	4
23. Ich kann meine Angst auch ohne diese Übungen überwinden.	1	2	3	4
24. Ich habe meine Angst früher ohne Selbsthilfeübungen bewältigt; warum sollte ich das also jetzt nötig haben?	1	2	3	4
25. Diese Übungen überfordern mich; ich verstehe einfach nicht, wie sie mir gegen die Angst helfen sollen.	1	2	3	4

4.4 Was haben Sie schon über kognitive Therapie gehört?

Wahrscheinlich wären Sie in diesem Buch gar nicht erst so weit gekommen, wenn Sie ernsthaft am kognitiven Ansatz zur Behandlung von Angst gezweifelt hätten. Sollten Sie jedoch hinsichtlich der kognitiven Therapie schon einmal folgende Fehlinterpretationen gehört haben, könnten diese Ihr Vertrauen oder Ihre Motivation bei der Arbeit mit diesem Buch schwächen. Begraben wir sie ein für alle Mal!

MYTHOS: Kognitive Therapie ist zu intellektuell und lässt Gefühle unberücksichtigt.

FAKT: Es stimmt, dass kognitive Therapie sich sehr mit der Art des Denkens und Verhaltens befasst. Aber die in der kognitiven Therapie für wichtig erachteten Gedanken und Überzeugungen sind emotional – sie haben mit Emotionen zu tun und nicht mit dem Intellekt. So, wie es bei der kognitiven Therapie vor allem um das Verändern von Emotionen geht, so bitten wir unsere Leser und Leserinnen immer wieder, zu beobachten, zu notieren und zu verstehen, „wie sie sich fühlen".

MYTHOS: Kognitive Therapie ist nur etwas für gebildete und intelligente Menschen.

FAKT: Die Fähigkeit, die eigenen Gedanken zu beobachten, sie zu analysieren und sich Alternativen zu überlegen, ist für den Erfolg einer kognitiven Therapie wichtiger als Bildungsniveau oder Intelligenzquotient.

MYTHOS: Kognitive Therapie ist zu unflexibel, um auf die individuellen Bedürfnisse und Umstände jedes einzelnen Menschen einzugehen.

FAKT: Kognitive Therapie wird immer an die individuellen Angstsymptome angepasst, wie Sie im nächsten Kapitel sehen werden, in dem es um die Erstellung eines Angstprofils geht.

MYTHOS: Kognitive Therapie ist sehr oberflächlich, da man sich dort nur mit den Symptomen auseinandersetzt und nicht mit der eigentlichen Ursache der Angst.

FAKT: Wie in Kapitel 3 dargestellt wurde, betrachtet die kognitive Therapie automatische Gedanken und Überzeugungen hinsichtlich Gefahren und Bedrohungen als Grundelemente der Angst. Die Auseinandersetzung mit den kognitiven „Wurzeln" reduziert die Angst dauerhafter als Medikamente.

MYTHOS: Kognitive Therapie bringt nichts, wenn man gleichzeitig Medikamente gegen die Angst nimmt.

FAKT: Forschungsergebnisse und klinische Erfahrung zeigen, dass auch medikamentös behandelte Patienten von kognitiver Therapie profitieren.

MYTHOS: Für kognitive Therapie muss man diszipliniert und strukturiert sein.

FAKT: Es gibt keinen wissenschaftliche Nachweis, dass Menschen, die von ihrer Persönlichkeit her diszipliniert und strukturiert sind, mehr von kognitiver Therapie haben als andere.

MYTHOS: In der kognitiven Therapie wird die Vergangenheit vollkommen vernachlässigt.

FAKT: Tatsächlich konzentriert sich die kognitive Therapie auf die Gegenwart, doch es werden auch in der Vergangenheit liegende Probleme und Kindheitstraumen berücksichtigt, wenn sie das gegenwärtige psychische Befinden beeinträchtigen.

MYTHOS: Kognitive Therapie ist nur bei leichter oder mittelschwerer Angst wirksam.

FAKT: Wissenschaftliche Untersuchungen zur Wirksamkeit kognitiver Therapie zeigen, dass auch Menschen mit schweren Angststörungen und Symptomen signifikante Verbesserungen erzielen können.

MYTHOS: Kognitive Therapie ist bloß „Redetherapie", in der man „sich die Angst ausredet".

FAKT: In der kognitiven Therapie ist es unter anderem sehr wichtig, das Verhalten zu ändern. Das Ändern der Art, wie man über Angst denkt, ist zwar entscheidend, aber ebenso wichtig ist es, das Verhalten zu ändern und anders mit Angst umgehen zu lernen.

MYTHOS: Die von der kognitiven Therapie hervorgehobene „Macht des positiven Denkens" ist nur ein Trick.

FAKT: Kognitive Therapie legt die Betonung nicht auf „positives Denken", sondern auf „realistisches Denken". Die Angst wird reduziert, indem unrealistische, übertriebene Denkweisen durch angemessenere, realistische Einschätzungen von Gefahren in Alltagssituationen ersetzt werden.

MYTHOS: Kognitive Behandlungen wirken bei Angst zu langsam, echte Fortschritte zeigen sich erst viele Wochen später.

FAKT: Viele der signifikanten Wirkungen der kognitiven Therapie zeigen sich bereits in den ersten Sitzungen. Eine Verbesserung ist innerhalb der ersten vier bis sechs Wochen zu erwarten.

MYTHOS: Kognitive Therapie reduziert die Angst selten sofort.

FAKT: Kognitiven Therapiepatienten stellen manchmal von einer Woche zur nächsten eine plötzliche Besserung fest. Ob diese plötzlichen Veränderungen auch bei kognitiv ausgerichteten Selbsthilfemethoden eintreten, ist allerdings noch nicht bekannt.

Tipp

Falls Sie in diesem Arbeitsbuch an einen Punkt kommen, an dem Sie keinen Antrieb mehr spüren oder das Gefühl haben, ins Stocken geraten zu sein, können Sie diese Liste wieder aufschlagen und prüfen, ob Sie einigen dieser Mythen immer noch zustimmen. Vielleicht ist es ja der Glaube daran, der Sie davon abhält, sich auf dieses Übungsbuch einzulassen. Falls ja, führen Sie sich auch einmal die Fakten vor Augen und ziehen Sie in Erwägung, das Urteil über kognitive Therapie so lange auszusetzen, bis Sie es wirklich versucht haben. Sie könnten über einen Zeitraum von zwei bis drei Wochen einen Aspekt Ihrer Angst auswählen und dazu ein oder zwei Übungen aus Kapitel 6 oder 7 machen. Schauen Sie, was das für eine Wirkung auf Ihre Angst hat. Hat es sich gelohnt? Machen Sie das an Ihrer eigenen Erfahrung fest. Falls Sie mit einer kognitiven Verhaltenstherapeutin arbeiten, können Sie Ihre Vorbehalte mit ihr besprechen. Sobald Sie die Wirkung dieser Übungen spüren, werden Sie bereit sein, das volle kognitive Therapieprogramm anzuwenden, das Sie in Kapitel 8 kennenlernen werden.

4.5 Steigern Sie Ihren Erfolg

Nachdem Sie nun etwaige Mythen und andere unproduktive Vorbehalte gegen die Arbeit mit diesem Buch über Bord geworfen haben, können Sie noch weitere Dinge unternehmen, damit Ihre Mühen so fruchtbar wie möglich sind.

4.5.1 *Die Effektivität von Selbsthilfeübungen*

Schauen Sie sich bei jeder Selbsthilfeübung, die Sie machen wollen, zuerst an, wie sie aufgebaut ist, um sicherzugehen, dass sie auch zielführend ist. Nicht alle Selbsthilfeübungen sind gleich. Eine schlecht aufgebaute Übung kann bestenfalls unwirksam, im schlechtesten Fall sogar schädlich sein.

Earl, 44 Jahre, litt jahrelang unter intensiver Angst, die von den eindringlichen, irritierenden Gedanken verursacht wurde, seinen Angehörigen könnte etwas zustoßen. Er stellte sich dann vor, wie ein Freund einen Autounfall hatte, woraufhin er Angst bekam, dass dies tatsächlich eintreten könnte. Oder er führte sich vor Augen, wie jemand aus seiner Familie an einer ernsthaften Krankheit litt, und war dann besorgt, dass es wirklich passieren könnte. Oftmals verfolgten ihn diese schrecklichen Gedanken den ganzen Tag lang. Er versuchte, sich davon abzulenken oder sich selbst zuzureden, dass alles in Ordnung sei.

Zur Überwindung der von solchen Befürchtungen verursachten Ängste boten sich Übungen an, die Earl mit Situationen konfrontierten, welche die Auslöser für seine Sorge waren. Auf diese Weise arbeitete er täglich an der Korrektur seiner automatischen Gefahrengedanken (z. B.: „Vielleicht bedeutet meine Sorge, dass jemand verletzt werden könnte und ihnen tatsächlich etwas zustoßen wird") und daran, seine Sorge in den Griff zu bekommen. Richtig Lust hatte Earl allerdings nie auf die Hausaufgaben. Er fand es in Ordnung, an den Therapiesitzungen teilzunehmen und über seine Angst zu sprechen, hatte jedoch große Schwierigkeiten mit der praktischen Seite der Therapie. Zwar probierte er ein paar Dinge aus, die ihm sein kognitiver Verhaltenstherapeut aufgetragen hatte, doch das brachte nichts. Er befürchtete, dass er durch die Übungen noch mehr Angst bekommen würde, war ungeduldig mit dem Tempo der Therapie und fand die Übungen trivial und belanglos. Er weigerte sich, seine Gedanken bei den Übungen aufzuschreiben und diesen mehr als ein paar Minuten, ein- oder zweimal die Woche, zu widmen. Er sagte, er habe zu viel zu tun und nicht genug Zeit. Machte er doch einmal eine Übung, brach er sie beim geringsten Anflug von Angst sofort ab. Letzten Endes war das Ganze für Earl frustrierend und unproduktiv. Trotz seiner zuverlässigen Teilnahme an den Therapiesitzungen war er nicht in der Lage, von seinen ängstlichen, sorgenvollen Gedanken loszukommen.

Voraussetzungen für die Effektivität von Selbsthilfeübungen

Was ist schiefgelaufen? Earl hat nicht alle Voraussetzungen für effektive Selbsthilfeübungen erfüllt:

1. Klare Grundlage: Die Übung muss sich an einen wichtigen Aspekt der andauernden Angst richten und zu Ihrem Ziel der Angstminderung beitragen.
2. Kosten-Nutzen-Verhältnis: Bevor Sie mit einer Selbsthilfeübung beginnen, sollten Sie sich über die Kosten, die Sie in die Übung investieren, und den Nutzen, den Sie daraus ziehen, im Klaren sein.
3. Präzise Beschreibung: Die Übung sollte klar umrissen sein, damit Sie genau wissen, was, wann, wie lange zu tun ist. Formulieren Sie außerdem das Ziel oder Ergebnis, das Sie gerne mithilfe der Übung erreichen möchten.
4. Schrittweiser Aufbau: Jede Aufgabe sollte Bestandteil eines systematischen Übungsprogramms sein, bei dem Sie mit einer Situation anfangen, bei der Ihr Angstpegel niedriger ist, und sich dann allmählich steigern, bis Sie zu Situationen kommen, wo Ihre Angst sehr stark ist.
5. Dokumentation: Sie sollten bei jeder Übung, die Sie machen, kurz Ihr Verhalten und die Stärke Ihrer Angst notieren. Eine gute schriftliche Dokumentation ist wichtig für eine systematische, effektive mentale Selbsthilfeübung.

6. Üben, üben, üben!: Führen Sie jede Übung mehrmals aus. Machen Sie sie oft, am besten täglich, bevor Sie zur nächsten übergehen. Wenn Übungen gegen Angst nicht anschlagen, liegt das, wie bei körperlichen Übungen auch, meist daran, dass nicht genug Zeit darauf verwendet wurde.
7. Evaluation und Problemlösung: Jedes Mal, nachdem Sie sich mit einer Übung beschäftigt haben, sollten Sie die Wirkung der Übung auf Ihre Angst und Ihren Erfolg einstufen. Haben Sie Ihr Ziel erreicht? Wie können Sie die Übung beim nächsten Mal verbessern?

Earl wusste nicht genau, was ihm die Übungen, die ihm sein Therapeut genannt hatte, bringen sollten. Er hielt sich nicht an die Regel, sich allmählich nach oben vorzuarbeiten, er verweigerte die Notizen nach den Übungen, er übte nicht regelmäßig und versuchte auch nie herauszufinden, was falsch gelaufen war und wie er Probleme lösen könnte.

Belinda, 32 Jahre, wollte ihre Sozialphobie angehen und profitierte von allen Hilfsmitteln, die die kognitive Therapie zu bieten hat. Sie misstraute anderen und glaubte, dass diese ihre Angst erkennen konnten und daraus schlossen, dass sie psychische Probleme hatte. Durch die Selbsthilfeübungen wurde sie zunehmend mit immer stärker Angst auslösenden zwischenmenschlichen Situationen konfrontiert. Sie übte täglich und hielt ihre Fortschritte in einem strukturierten Tagebuch und Bewertungsbögen fest. Hatte sie mit einer bestimmten Übung Schwierigkeiten, schrieb sie dies in das entsprechende Formular und suchte dann nach einer Lösung für das Problem. Außerdem sah sie in den Übungen eine Gelegenheit, das Korrigieren ihrer übertriebenen ängstlichen und furchtsamen Gedanken zu üben und ihre Bewältigungsstrategien zu verbessern. Nach mehreren Wochen des täglichen, strukturierten Übens erkannte Belinda, dass sie in unterschiedlichen Zusammenkünften mit Menschen viel weniger ängstlich war und sich in ihrer Sozialkompetenz wesentlich sicherer fühlte.

Auch die Personen, denen Sie am Anfang dieses Kapitels begegnet sind – Darrell, Jessica und Deborah –, machten Übungen, die ihnen halfen.

Darrell übte, morgens in den Supermarkt zu gehen, also zu einer Uhrzeit, in der sich dort nur wenige Leute aufhielten. Dabei blieb er zunächst im Eingangsbereich, von wo aus er schnell wieder herauskommen könnte, beobachtete den Grad seiner Angst, schrieb alle körperlichen Symptome auf und benannte seine ängstlichen Gedanken bzw. Interpretationen dieser Symptome. Dann fand er alternative, weniger beängstigende Interpretationen. Den Supermarkt verließ er erst dann, wenn der Grad seiner Angst halb so hoch war wie die Höchststufe, die er immer beim Betreten des Supermarkts verspürte. Das Einkaufen übte er täglich, bis er mental fit war, sodass er den Supermarkt ohne starke Angst betreten konnte. Sobald er dieser Situation gewachsen war, ging er zu einer anderen über, wie etwa länger einzukaufen und dabei durch den ganzen Supermarkt zu gehen.

Jessica lernte in ihrer Therapie den Unterschied zwischen produktiver und unproduktiver Sorge kennen (mehr über dieses Thema in Kapitel 11). Man gab ihr eine Übersicht über die Merkmale beider Arten der Sorge. Dann bat ihr Therapeut sie, in der folgenden Woche jeden Tag mehrere Episoden aufzuschreiben, in denen sie sich Sorgen machte, und anzugeben, ob diese unter die produktiven oder unproduktiven fielen. Sie war erstaunt, dass ihre Sorgen zu zwei Dritteln unproduktiv waren und sie kaum auf zukünftige negative Ereignisse vorbereiteten. Anhand dieser Informationen konnte ihr Therapeut dann einige ihrer Fehlannahmen in Bezug auf die Sorge analysieren und verschiedene Strategien aufzeigen, die sie in Reaktion auf unproduktive Sorgen anwenden konnte. Für Jessica bestand die mentale Fitness darin, ihre Sorgen zu beobachten und zu lernen, sie aus dieser neuen Perspektive zu betrachten.

Wie erwähnt, glaubte Deborah unter anderem fest daran, dass sie die Einzige war, die Angst hatte, und dass Angst immer beschämend ist. Um diese Annahme zu überprüfen, bat ihre Therapeutin sie, bei der nächsten Sitzung den Grad der Angst der anderen Teilnehmer einzuschätzen, alle äußeren Anzeichen dafür zu notieren und deren Intensität auf einer Skala von 0 bis 100 zu bewerten. Außerdem sollte sie festhalten, wie gut die anderen, trotz ihrer Angst, bei der Sitzung abschnitten. Diese Selbsthilfeübung führte Deborah zu der Erkenntnis, dass Angst etwas Normales ist, dass sie nicht immer auf ein Desaster hinausläuft und Menschen bei aller Angst trotzdem ganz gut klarkommen können. Indem Deborah einige ihrer alten Einstellungen in Bezug auf Angst änderte, war sie schließlich in der Lage, trotz ihrer starken Angst ihre Meinung zu sagen.

Diesen drei Personen ging es durch die Selbsthilfeübungen besser, weil sie ihre Ängste *nacheinander* bearbeiteten, jede *schrittweise* angingen und die *Übungen trotz starker anfänglicher Angst durchzogen.* Das ist wie bei der körperlichen Fitness: Man beginnt auf einem Level, das nur mäßig anstrengend ist, baut allmählich Kraft auf und hält sich an das Motto: „Ohne Fleiß kein Preis“, wenn man wirklich etwas erreichen möchte. Und genau wie bei der körperlichen Fitness sollte man sich auch bei der mentalen einige „Regeln“ vor Augen halten, die die Chancen auf eine Verbesserung erhöhen.

Acht Erfolgsregeln

1. Nehmen Sie sich Zeit für sich selbst. Sollten Sie Zweifel bekommen, ob Sie für die kognitiven Therapieübungen überhaupt Zeit haben, halten Sie inne und überlegen Sie, wie viel Zeit Sie aufgrund von Angst verschwenden. Haben Sie sich je ausgerechnet, wie viel Zeit Sie täglich verlieren, weil Sie sich Sorgen machen, wegen Ihrer Schlafprobleme müde sind, weil Sie gestresst oder wegen Ihrer Vermeidung unproduktiv sind? Vergleichen Sie das Ergebnis mit der Zeit, die Sie für die Übungen brauchen. Wenn Sie jetzt in die Angstreduzierung investieren würden, würde Ihnen das später einen Verlust oder einen Gewinn an Zeit und Produktivität einbringen?
2. Beginnen Sie klein und arbeiten Sie sich nach oben. Sie kennen ja bestimmt den Spruch: „Rom wurde nicht an einem Tag erbaut." Sicher trifft er auf die kognitive Therapie bei Angst zu. Falls Sie auf Angst sehr sensibel reagieren oder sie gar unerträglich finden (siehe Kapitel 3), ist es wichtig, sich nicht zu überfordern, indem man versucht, zu viel auf einmal zu machen. Es ist sinnvoller, mit etwas zu beginnen, das nur leichte oder mittelschwere Angst auslöst, und sich dann allmählich an intensivere Angstsituationen heranzuwagen.
3. Teilen Sie sich Ihre Kräfte ein. Falls Sie schon einmal an einem Wettlauf teilgenommen haben, wissen Sie, dass nur ein stetiges Tempo ins Ziel führt. Dies trifft auch auf die kognitive Therapie zu. Tagtäglich ein bisschen zu tun ist besser, als einige Tage gar nicht und dann am Wochenende zwei Stunden lang zu üben. Lesen Sie jeden Tag ein wenig in diesem Buch und achten Sie darauf, dass Sie wenigstens ein bisschen üben.
4. Schreiben Sie. Es geht nichts über das schriftliche Festhalten Ihrer Erfahrungen. Solche Notizen sind wichtig, weil Sie die Reaktionsautomatismen stoppen, die zu Angst führen. Abkürzungen sind leider nicht drin; Sie müssen Ihre Hausaufgaben auch schriftlich machen.
5. Kriegen Sie Ihre Gedanken zu fassen. Konzentrieren Sie sich bei den Übungen auf das, was Sie denken. Wenn Sie Angst bekommen, schreiben Sie die Gedanken der übertriebenen Bedrohungen und Gefahren auf (z. B. an eine Katastrophe). Erkennen Sie Denkfehler oder Verzerrungen? Sind Sie davon überzeugt, dass Sie hilflos sind oder die Angst nicht aushalten können? Denken Sie an Flucht oder verlassen Sie sich auf ein falsches Gefühl der Sicherheit? Bewusstmachung und Korrektur von Angstgedanken (siehe Kapitel 4) sind wichtige Strategien zur Angstreduzierung.
6. Seien Sie geduldig und geben Sie nicht auf. Wenn die Angst zunimmt und die Angstmentalität das Steuer übernimmt, will man instinktiv losrennen! Dies ist völlig verständlich, und trotzdem ist es wichtig, weiter zu üben. Geben Sie nicht auf und rennen Sie nicht davon!! Teilen Sie sich die Zeit in kleine Abschnitte ein

und fokussieren Sie das nächste Ziel (z. B.: „Ich werde noch 10 Minuten lang bleiben, und wenn die vorbei sind, bleibe ich noch weitere 10 Minuten, und so weiter.“) Auf diese Weise schaffen es Läufer, ans Ziel zu kommen, obwohl sie vor Müdigkeit oder Schmerzen nahe daran sind aufzugeben.

7. Lösen Sie nicht nur Probleme, sondern feiern Sie auch Ihre Erfolge. Viele Menschen bemerken gleich zu Beginn ihres kognitiven Therapieprogramms eine Verbesserung in Bezug auf ihre Angst. Erkennen Sie Ihre Erfolge an und feiern Sie Ihre Fortschritte beim Überwinden von Ängsten. Schließlich haben Sie diese Veränderungen ja selbst zustande gebracht und sollten sich Mut zusprechen. Gleichzeitig müssen Sie mit Rückschlägen und Enttäuschungen rechnen. Geben Sie aber nicht auf, sondern schauen Sie sich einmal genau an, warum die Übung nicht so gut klappt. Fokussieren Sie Ihr Problem und überlegen Sie, was Sie verändern können, um den Fehlschlag zu überwinden.
8. Kämpfen Sie nicht gegen die Angst, sondern lassen Sie sie zu. Angst zu haben ist, wie in den Schlingen eines Netzes festzuhängen: Je mehr Sie dagegen ankämpfen, desto schlimmer verfangen Sie sich darin. Achten Sie darauf, ob Sie bei den Selbsthilfeübungen versuchen, sich zu beherrschen und die Angst zu unterdrücken. Tun Sie's nicht! Das macht das Ganze nur noch schlimmer. Konzentrieren Sie sich stattdessen darauf, die Angst zu akzeptieren und von selbst abklingen zu lassen (siehe Kapitel 2).

Wie bei jedem Fitnessprogramm entscheidet das tägliche Üben der kognitiven Verhaltensstrategien gegen die Angst über die Effektivität der Behandlung. Eine realistische und beständige Herangehensweise an die Übungen wird die Angst reduzierende Wirkung der kognitiven Therapie verstärken.

4.5.2 *Das Ausfüllen der Arbeitsblätter*

Wir können nicht genug betonen, wie wichtig es für eine Einstellungsänderung gegenüber der Angst ist, Erfahrungen aufzuschreiben. Dafür bieten wir zwei Arten von Arbeitsblättern: 1. Bewertungsskalen und Tagebücher zum Festhalten von Angstauslösern, der Reaktionen darauf und von verschiedenen Angstzuständen. 2. Formulare zur Planung, Ausführung und Aufzeichnung der Dinge, die Sie gegen bestimmte Angstprobleme unternehmen. Einige Arbeitsblätter der ersten Sorte haben Sie bereits ausgefüllt, weitere werden Sie in Kapitel 5 bearbeiten. Um Ihre Fortschritte nachzuverfolgen, Blockaden zu erkennen und Vorgehensweisen zu revidieren, sollten Sie den Grad Ihrer Angst einstufen, auch bei den kognitiven Therapiemethoden einzelner Angstauslöser (Kapitel 6 und 7). Es folgen einige Tipps, wie Sie von den Arbeitsblättern am besten profitieren können.

- Füllen Sie die Arbeitsblätter allein aus, damit sie wirklich Ihre eigene Einstellung zur Angst widerspiegeln.
- Befolgen Sie die Instruktionen und versuchen Sie, jede einzelne Frage zu beantworten.
- Verwenden Sie nicht viel Zeit mit Bemühungen um die Genauigkeit oder Sorgfältigkeit Ihrer Eintragungen. Je länger Sie solche Übungen machen, desto besser werden Sie darin.
- Vermeiden Sie jeglichen Perfektionismus. Ihre Arbeitsblätter müssen nicht perfekt sein, betrachten Sie sie als „laufende Projekte" – eine Chance zum Lernen.
- Vergewissern Sie sich, dass Sie die Arbeitsblätter bei sich tragen, damit Sie sie während oder direkt nach einer Angstepisode jeweils ausfüllen können.
- Versuchen Sie, die Arbeitsblätter so zeitnah wie möglich auszufüllen. Wenn Sie bis Stunden oder Tage nach dem Erlebnis warten, werden Sie viele wertvolle Informationen bereits vergessen haben.
- Widerstehen Sie der Versuchung, schon getätigte Eintragungen nachträglich zu ändern. Ihre erste, unmittelbare Reaktion ist wahrscheinlich die beste.

Tipp

Ist es Ihnen schwergefallen, die Arbeitsblätter des letzten Kapitels auszufüllen? Falls ja, gehen Sie im Anschluss an die Lektüre dieses Kapitels noch einmal über Ihre Eintragungen. Finden Sie heraus, wo Sie sich vielleicht geirrt haben, und korrigieren Sie Ihre Herangehensweise an die Selbsthilfeübungen. Wollten Sie etwa perfekt sein? Oder haben Sie nach dem Angsterlebnis zu lange mit dem Ausfüllen des Arbeitsblattes gewartet? Genau dies können Sie bei den Übungen der folgenden Kapitel ändern. Falls Sie eine Therapie machen, besprechen Sie die Hausaufgaben mit Ihrer Therapeutin.

Zusammenfassung

- Zur Bewältigung der Belastungen, Ängste und Befürchtungen des heutigen Lebens muss man mental, d. h. geistig und seelisch, fit sein.
- Trotz Unterschiede in Temperament und Lebenserfahrung passiert eine Verbesserung der psychischen Gesundheit nicht zufällig, sondern erfordert eine verbindliche Bereitschaft zur Veränderung und die Anwendung eines effektives Trainingsprogramms.
- Die kognitive Therapie, um die es in diesem Buch geht, ist ein mentales Fitnesstraining zur Reduzierung von Furcht und Angst.
- Die Durchführung der Selbsthilfeübungen ist eine wichtige Komponente der kognitiven Therapie gegen Angst. Für einen Behandlungserfolg müssen Sie die aus dem Arbeitsbuch erworbenen Kenntnisse und Kompetenzen in die Praxis umsetzen. Es ist eine einfache Gleichung: Ständiges Üben = stärkere Verbesserung von Angstzuständen.
- Eine effektive Selbsthilfeübung sollte fundiert, präzise beschrieben sowie systematisch und stufenweise aufgebaut sein. Sie sollte eine schriftliche Komponente sowie ein Rating enthalten und außerdem zu täglichem und wiederholtem Üben ermutigen.
- Entscheiden Sie, ob Sie negative Annahmen oder Erwartungen haben, die Ihre Motivation zur Ausführung von Selbsthilfeübungen untergraben (siehe Arbeitsblatt 4.1). Überlegen Sie, welche negativen Konsequenzen es hat, an diesen Annahmen festzuhalten, und nehmen Sie eine ausgewogenere und realistischere Perspektive ein, die Ihnen hilft, sich noch mehr auf die kognitiven Therapieübungen einzulassen.
- Räumen Sie der Arbeit an der Angst einen Platz in Ihrem Tag ein. Legen Sie für die Ausführung der Selbsthilfeübungen einen Ort und einen Zeitraum fest.
- Gehen Sie Ihr Trainingsprogramm zur Angstreduktion mit einem ausgewogenen Verständnis und realistischen Erwartungen an. Nehmen Sie alle Annahmen in Bezug auf die kognitive Therapie wahr, die Ihrer Akzeptanz dieses Arbeitsbuches im Wege stehen könnten, und modifizieren Sie sie.

Steigern Sie die Effektivität dieses Arbeitsbuches, indem Sie die Übungen darin in Ihren Alltag integrieren. Auf diese Weise verfeinern Sie Ihre Fähigkeit im Einfangen von Angstgedanken sowie Ihre Angstbewältigung. Vor allem sollten Sie die Angst von selbst abklingen lassen und die kognitiven und Verhaltensstrategien in den Angstsituationen Ihres wirklichen Lebens ÜBEN, ÜBEN, ÜBEN.

5. Ihr Angstprofil

Eine Frau, nennen wir sie Beth, betritt meine Praxis und setzt sich auf den Stuhl vor meinem Schreibtisch. Stumm und mit gesenktem Blick wartet sie darauf, dass ich etwas sage. Sie wirkt nervös: Offensichtlich ist sie zum ersten Mal in Therapie. Nach der üblichen Einleitung frage ich, warum sie den Termin gemacht habe. Sie beginnt zu erzählen, und ich merke ihre körperliche Anspannung; sie spricht mit gepresster Stimme und wechselt häufig ihre Sitzhaltung. Das Ganze hier löst bei ihr Angst aus, so viel ist klar.

Beth, 36 und Mutter, leidet unter Panikattacken. Ihre Angstzustände sind so stark, dass sie bei der Arbeit oft fehlt. Kürzlich hat sie eine Abmahnung für zu häufige Fehlzeiten bekommen und läuft Gefahr, ihren Job zu verlieren. Die Panikattacken, die alltägliche Angst und Sorge haben sie aber auch in vielerlei anderer Hinsicht beeinträchtigt. Beth bekam eine „Menschenphobie". Da ihre Angst sich in zwischenmenschlichen Situationen stark verschlimmerte, vermied sie zunächst Menschenmengen, dann Gruppen, als Nächstes kleinere Zusammenkünfte wie Einladungen zum Abendessen und Besuche neuer Freunde. Inzwischen hat sie noch nicht einmal mehr Kontakt zu ihren engsten Freunden oder Familienangehörigen. Sie ruft nicht zurück und beantwortet auch keine Mails oder SMS-Nachrichten. Abgesehen von ihrer Arbeit, ist sie so gut wie ans Haus gefesselt. Das ist der einzige „sichere Hafen", der ihr Schutz bietet vor der Angst. Ihr Mann ist schon ganz entnervt, weil sie nirgendwo mehr hingeht und zu niemandem mehr Kontakt hat. Die Angst zerstört ihr Leben immer weiter, womöglich sind gar Job und Ehe als Nächstes dran!

In unseren ersten Sitzungen enthüllt Beth eine Anzahl weiterer Fakten, die die Angstbewältigung erschweren. Vor zwei Jahren war sie mit ihrer Familie hierher gezogen, an einen Ort, mehrere Hundert Meilen von zu Hause entfernt, wo ihr Mann eine bessere Arbeitsstelle gefunden hatte. Beth mochte ihre neue Umgebung nicht und vermisste alte Freunde und Verwandte. Da ihre Angst das Reisen problematisch machte, sah sie sie nur noch selten. Sie arbeitete in einem Call Center, wofür sie definitiv überqualifiziert war, doch etwas anderes hatte sie nicht finden können. Zu allem Übel hatte ihr zehn Jahre alter Sohn Schwierigkeiten in seiner neuen Schule, und ihre acht Jahre alte Tochter vermisste ihre alten Freundinnen. Der ganzen Familie ging es schlecht, alle waren verunsichert – alle bis auf Beths Mann, der nun noch öfter auf Geschäftsreise war. Beth fühlt sich einsam, entmutigt und bangt um ihre eigene Zukunft und die ihrer Familie.

Angst ist immer eine komplexe Angelegenheit. Jeder Fall, jede Geschichte, jede Situation ist einzigartig. Falls Sie eine Therapie machen, muss Ihr Therapeut Fragen stellen, nachbohren, zusammenfassen und die Antworten interpretieren, um sich ein umfassendes Bild von der Komplexität der Angst zu machen. Kognitive Therapeuten analysieren die Angst mittels eines detaillierten klinischen Gesprächs, verschiedener Fragebögen, die von den Klienten zu Hause ausgefüllt werden, sowie anhand der Notizen und Bewertungen der Klienten über ihre Angstzustände. In der zweiten oder dritten Sitzung teilen die Therapeuten den Klienten ihre Beobachtungen mit und erklären ihnen, wie ihre Angst vom kognitiven Ansatz her zu verstehen ist.

Diese Einschätzung (die auch schon in Kapitel 1 vorgestellt wurde) ist Thema dieses Kapitels. Sie erhalten eine Übersicht über die Prinzipien der kognitiven Begutachtungsmethoden, und es wird gezeigt, wie Sie sich selbst einschätzen können, falls Sie allein mit diesem Buch arbeiten. Bedenken Sie jedoch, dass eine zuverlässige Diagnose von qualifizierten Fachleuten ausgeführt werden muss. Die Formulare dieses Kapitels können Sie aber in jedem Fall verwenden, um Informationen zu sammeln und Ihre Angst besser zu verstehen. Sie werden Ihnen außerdem beim Durcharbeiten des Buches und so beim Abbau der Angst helfen.

5.1 Lernen Sie Ihre Angst kennen

Im Laufe dieses Kapitels werden Sie Ihre Angststörung auf der Basis der kognitiven Verhaltenstherapie begutachten lernen und ein Angstprofil erstellen. Dieses enthält Informationen über Ihre aktuellen Probleme sowie die während Ihrer Angstzustände auftretenden Gedanken, Gefühle, Verhaltensweisen und körperlichen Symptome. Ihr persönliches Angstprofil wird zusammenfassen, was die Angst in Ihnen auslöst und wie Sie auf beängstigende Situationen reagieren. Fokussiert werden besonders Angstgedanken und die Art der Bewältigung in allen Einzelheiten. Dies sind die Hauptbereiche, die Sie mithilfe von Arbeitsblättern untersuchen werden.

> Die Diagnose – entweder durch eine Therapeutin oder mithilfe der Messinstrumente dieses Kapitels – ist entscheidend, um die „Reiseroute“ der Behandlung zu planen.

5.2 „Ich habe solche Angst“

Welche Form Ihre Angst auch annehmen mag, sie wird von Tag zu Tag unterschiedlich stark sein. Behalten Sie den täglichen Grad ihrer Intensität im Auge, damit Sie Ihre Fortschritte beim Überwinden der Angst feststellen können. Wenn die Übungen dieses Arbeitsbuches anschlagen, wird Ihr tägliches Angstniveau sinken. So war Beth überrascht, als die „Tagesbilanz ihrer Angst" mehr Tage mit niedriger Angst ergab, als sie gedacht hatte. Verfolgen Sie Ihren allgemeinen Angstpegel täglich mithilfe von Arbeitsblatt 5.1. Kopieren Sie die Vorlage. Fangen Sie noch heute damit an und machen Sie das während der ganzen Arbeit mit dem Buch.

Versuchen Sie, die Tagesbilanz Ihrer Angst jeden Tag um dieselbe Uhrzeit festzuhalten, vorzugsweise kurz vor dem Zubettgehen, da die Bewertung Ihrer Angst den Durchschnitt dessen umfasst, was Sie den ganzen Tag über gespürt haben. Nutzen Sie die volle Bandbreite der Skala von 0 bis 100 aus, um den vielen Schwankungen der allgemeinen Angst gerecht zu werden. Karen zum Beispiel tendierte dazu, ihre Angst immer extrem hoch einzustufen (90 bis 100). Aus ihren Aufzeichnungen wurde jedoch deutlich, dass ihre allgemeine Angst viel stärker variierte, als sie es selbst einschätzte. Daher arbeiteten wir an einer „Neueinstellung" ihrer Angstwerte, wobei wir die Werte von 90 und höher für ungewöhnliche und extrem beängstigende Tage reservierten. Dadurch fiel ihr Wert für normal starke Angst auf 40 bis 60, während leichte Angst Werte von 10 bis 30 erhielt.

Schreiben Sie in die rechte Spalte alles, was über den Tag passiert ist, das einen Anstieg Ihrer allgemeinen Angst bewirkt haben könnte. Erwähnen Sie jedoch nur Dinge, Situationen und andere Auslöser, die mit einem plötzlichen Anstieg Ihrer Angst *direkt* verbunden sind. Unterlassen Sie dabei jegliche Mutmaßungen über die Ursache der Auslöser. Schreiben Sie stattdessen nur auf, was in dem Moment passierte, als Ihre Angst am größten war. Falls Sie keine Auslöser beobachten konnten, lassen Sie diese Spalte ruhig leer.

Halten Sie Ihr tägliches Angstniveau im Laufe Ihres kognitiven Interventionsprogrammes fest.

Tipp

Oft hören Betroffene, sobald sie zu den spezifischen Übungen dieses Arbeitsbuches gelangen, mit dem Führen ihres Angsttagebuchs. Das ist schade, weil dann ein nützliches Mittel zur Messung der Fortschritte bei der Angstreduzierung fehlt. Denn sollten Sie einmal ein paar schlechte Tage haben und den Mut verlieren, können Sie Ihrer Angst-Tagesbilanz entnehmen, ob Sie vielleicht im Großen und Ganzen besser vorankommen, als Sie glauben. Machen Sie sich umgekehrt aus dem Rating keinen Stress. Denken Sie daran, dass diese Werte nicht unbedingt präzise sein müssen, sondern lediglich zeigen sollen, ob Ihr Tag mehr oder weniger von Angst beherrscht war.

Arbeitsblatt 5.1

Tagesbilanz Ihrer Angst

Datum: ____________________

Anleitung: Bewerten Sie auf der Skala von 0 bis 100 den Durchschnittswert der Angst, die Sie den Tag über verspürt haben. Tragen Sie in die rechte Spalte eine kurze Beschreibung von allen Dingen, Situationen, Erfahrungen oder Umständen ein, die im Moment Ihrer Angst zugegen waren und diese ausgelöst haben könnten.

0	50	100
Völlig angstfrei und entspannt	Mittelschwere bzw. normal starke Angst in einem Zustand ängstlicher Unruhe	Extremer, panikartiger Zustand, der unerträglich ist und lebensbedrohlich erscheint

Wochentag / Datum	**Durchschnittswert der Angst** (0–100)	**Angstauslöser** Situationen, die am Tag Ihre Angst erhöht haben
1. Sonntag		
2. Montag		
3. Dienstag		
4. Mittwoch		
5. Donnerstag		
6. Freitag		
7. Samstag		

5.3 „Was löst bei mir Angst aus?"

Angst ist stark situationsabhängig. In bestimmten Situationen hat man Angst, in anderen nicht. Es ist daher für die Auseinandersetzung mit speziellen Problemen von entscheidender Bedeutung, die äußeren und inneren Auslöser der Angst gründlich zu betrachten. Arbeitsblatt 5.2 soll Ihnen helfen, die Auslöser für Ihre Ängste zu erkennen. Vielleicht sind Sie ja schon so vertraut mit Ihren Angstauslösern, dass Sie sich einfach hinsetzen und das Formular aus dem Gedächtnis ausfüllen. Es wäre aber trotzdem besser, wenn Sie das Formular über mehrere Tage hinweg bearbeiten und jedes Mal, wenn Sie Angst haben, deren Auslöser notieren. Kopieren Sie sich das Formular mehrmals, weil Ihnen wahrscheinlich, wie den meisten, viel mehr als nur vier Angst auslösende Situationen einfallen.

Fassen Sie sich bei der Beschreibung der Auslöser kurz. In der Regel reichen ein einfacher Satz oder drei bis vier Wörter. Beths Auslöser waren zum Beispiel „zum Supermarkt gehen müssen, weil mein Mann auf Reisen ist", „Elternabend", „das Gefühl der Hitze, die in mir aufsteigt aus Sorge, dass die anderen meine Nervosität merken". Versuchen Sie außerdem, Ihre Auslöser weiter zu fassen. Häufig sind es äußere Dinge oder Situationen, doch lösen bestimmte körperliche Empfindungen, Gedanken, Bilder oder Erinnerungen die Angst manchmal noch direkter aus. Tragen Sie außerdem Datum und Uhrzeit der Angstepisode in die linke Spalte ein.

Bewerten Sie als Nächstes die Intensität der Angst mittels der Skala von 0 bis 100 wie bei Arbeitsblatt 5.1. Halten Sie außerdem fest, wie lange Ihre Angst moderat bis stark war. So dauerte Beths Angstzustand im Ganzen oft stundenlang, die Höchstphase jedoch nur 30 Minuten.

Um die äußeren und inneren Auslöser Ihrer Angst zu analysieren, müssen Sie diese zuerst einmal kennen.

Schreiben Sie in die letzte Spalte, wie Sie auf die Angst reagiert haben, um sie zu bewältigen. Das umfasst meistens eine Form von Flucht oder Vermeidung. Vielleicht tun Sie es auch, indem Sie Medikamente nehmen, die Bestätigung anderer suchen, sich entspannen und so weiter. Ein besseres Verständnis Ihrer natürlichen bzw. automatischen Reaktion auf Angst ist eine wichtige Information für Ihren Behandlungsplan. Beth reagierte normalerweise auf ihre Angst, indem sie andere Menschen mied oder sich so schnell wie möglich aus Situationen, in denen sie mit anderen Menschen zusammenkam, entfernte.

Arbeitsblatt 5.2

Angstauslöser

Anleitung: Tragen Sie kurze Beschreibungen aller Situationen, Ereignisse, Umstände, Gedanken oder körperlichen Empfindungen, die bei Ihnen vielleicht Angst ausgelöst haben, in die zweite Spalte ein. Geben Sie jedem Angstzustand einen Wert für die Intensität (0–100) und die Dauer (Anzahl der Minuten). Schreiben Sie in die letzte Spalte Ihre unmittelbare Bewältigungsreaktion, d. h. wie Sie versucht haben, die Angst zu bewältigen oder zu mindern.

Datum / Uhrzeit	Angstauslöser	Intensität und Dauer der Angst	Bewältigungsreaktion
1.			
2.			
3.			
4.			

Tipp

Sollten Sie nach einigen Tagen noch immer Schwierigkeiten haben, Ihre Angstauslöser genau zu benennen, können Sie sich die bereits ausgefüllten Arbeitsblätter 2.1 und 2.2 noch einmal vornehmen und sich vor Augen führen, welche Situationen, Gedanken und körperliche Empfindungen Angst auslösen. Falls Sie eine Therapie machen, könnte Ihre Therapeutin zum Ausfüllen des Formulars eine Situationsanalyse vorschlagen.[5]

5.4 Völlig überdreht

Oft sind es die körperlichen Symptome, die bei Angst am markantesten sind und auch am meisten beunruhigen. Es gibt aber gravierende Unterschiede in Bezug darauf, wie die Betroffenen sich körperlich fühlen und unter welchen Symptomen sie am meisten leiden. Daher ist es wichtig, sich ein Bild dieser körperlichen Angstsymptome zu machen.

Verwenden Sie dafür das Arbeitsblatt 5.3 „Körperempfindungen". Da Ihre Körpersymptome von Situation zu Situation variieren, sollten Sie das Blatt am besten jeweils kurz nach drei separaten Angstepisoden ausfüllen. Beschreiben Sie die jeweilige Situation in wenigen Worten und bewerten Sie die Intensität der Angst auf einer Skala von 0 bis 100 (siehe die Anleitung zum Rating am Ende des Formulars). Überlegen Sie außerdem, wie stark Sie jedes körperliche Symptom empfunden haben. In die nächste Spalte tragen Sie eine kurze Zusammenfassung der negativen Gedanken oder Interpretationen ein, die Ihnen durch den Kopf gingen. Beschreiben Sie, was genau Sie an jedem Symptom unangenehm oder beängstigend finden. Markieren Sie das Symptom, das sich als Erstes bemerkbar macht, mit einem Sternchen.

Das Profil Ihrer Körpersymptome enthält wichtige Informationen für Ihr Angstprofil, das Sie später erstellen werden, sowie für die Auswahl von Selbsthilfeübungen.

Nehmen wir zur Veranschaulichung Beths Angst vor dem Gang zur Apotheke, wo sie ihre Medikamente abholen wollte. Die Angst provozierende Situation war: „die Apotheke zu betreten und auf die Verkäuferin hinter dem Tresen zuzugehen". Die Intensität ihrer Angst schätzte sie auf 75 / 100 ein. Körperlich fühlte sie Schweißausbruch, Hitzewallung, Muskelverspannung, Engegefühl im Brustbereich, Mundtrockenheit, Atemnot und Benommenheit. Am stärksten waren der Schweißausbruch (70 / 100), das Engegefühl im Brustbereich (65 / 100) und die Hitzewallung (80 / 100), wohingegen die Muskelanspannung (40 / 100) und die Benommenheit (25 / 100) schwächer waren. Das Gefühl von Enge interpretierte sie in ihrer

Angst als: „Ich muss ganz schön Angst haben"; am bedrohlichsten empfand sie jedoch den Gedanken, der ihren Schweißausbruch begleitete: „Ich bin ja total verschwitzt. Was ist, wenn das so schlimm wird, dass die Apothekerin es merkt und sich fragt, ob mit mir etwas nicht in Ordnung ist?" Und bei der Hitzewallung dachte sie: „Was ist, wenn ich ausgerechnet hier eine Panikattacke bekomme?" Ihre Muskelanspannung interpretierte sie als ein Zeichen von Stress; der trockene Mund versetzte sie in Sorge, dass sie kein Wort herausbringen würde. Mithilfe des Arbeitsblatts erkannte sie, dass ihr die Körpersymptome „Schweißausbruch" und „Hitzewallung" am unangenehmsten waren und die größte Bedrohung darstellten.

Tipp

Manchmal fallen einem nur zwei körperliche Symptome ein, weil man zu lange mit dem Ausfüllen des Formulars wartet. Dies ist schade, weil man dadurch kein genaues Bild von der Angst bekommt. Daher ist es ratsam, das Arbeitsblatt samt der letzten Spalte so zeitnah wie möglich auszufüllen. Selbst wenn Sie nicht alle Körpersymptome mit Angst in Verbindung bringen, werden Sie sicher mindestens zwei davon als bedrohlich oder unangenehm empfinden. Fragen Sie sich bei jedem Symptom: „Was finde ich so furchtbar daran?" Oder: „Was ist das Schlimmste, das mir wegen dieses Symptoms passieren könnte?" Oder: „Vor welchem Aspekt dieses Körpersymptoms fürchte ich mich am meisten, wenn ich Angst habe?" Schreiben Sie Ihre negativen Gedanken über die körperliche Empfindung unbedingt direkt nach dem Ereignis auf, statt zu warten, bis Sie sich wieder beruhigt haben.

Arbeitsblatt 5.3 **1/3**

Körperempfindungen

Datum: ____________________

Anleitung: Notieren Sie alle Situationen oder Erfahrungen, die Ihre Angst verstärken. Achten Sie besonders darauf, ob Sie währenddessen an Ihrem Körper irgendwelche Symptome aus der folgenden Liste verspürt haben. Bewerten Sie die Intensität der Körperempfindung auf der unten erläuterten Skala von 0 bis 100. Tragen Sie in die letzte Spalte eine kurze Beschreibung dessen ein, was Ihnen bei jedem Symptom unangenehm war, Sie verstört hat oder Ihnen sogar bedrohlich erschien. Was war so schlimm für Sie an diesem Symptom?

1. *Beschreiben Sie kurz die Situation, in der Sie Angst hatten:* ______________________________

____

Intensität der Angst (0–100): ____________________

Checkliste der Körperempfindungen während einer Angstphase

Körperempfindung	Intensität der Körperempfindung	Negative Interpretation der Körperempfindung
Engegefühl im Brustbereich, Schmerzen etc.		
Erhöhter Puls		
Zittern		
Atembeschwerden		
Muskelanspannung		
Übelkeit, Brechreiz		
Benommenheit, Schwindelgefühl		
Schwäche, Schwanken		
Wärmegefühl, Schweißausbruch		
Frösteln, Hitzewallung		
Schluckbeschwerden, Gefühl des Erstickens		
Mundtrockenheit		
Andere Körperempfindungen:		

Skala der Intensität der Körperempfindungen: 0 = kaum spürbar; 50 = stark spürbar; 100 = dominant, überwältigend

Arbeitsblatt 5.3 **2/3**

2. *Beschreiben Sie kurz die Situation, in der Sie Angst hatten:* ______________________________

____

Intensität der Angst (0–100): ____________________

Checkliste der Körperempfindungen während einer Angstphase

Körperempfindung	Intensität der Körperempfindung	Negative Interpretation der Körperempfindung
Engegefühl im Brustbereich, Schmerzen etc.		
Erhöhter Puls		
Zittern		
Atembeschwerden		
Muskelanspannung		
Übelkeit, Brechreiz		
Benommenheit, Schwindelgefühl		
Schwäche, Schwanken		
Wärmegefühl, Schweißausbruch		
Frösteln, Hitzewallung		
Schluckbeschwerden, Gefühl des Erstickens		
Mundtrockenheit		
Andere Körperempfindungen:		

Skala der Intensität der Körperempfindungen: 0 = kaum spürbar; 50 = stark spürbar; 100 = dominant, überwältigend

Arbeitsblatt 5.3 **3/3**

3. *Beschreiben Sie kurz die Situation, in der Sie Angst hatten:* ____________________

____

Intensität der Angst (0–100): ____________________

Checkliste der Körperempfindungen während einer Angstphase

Körperempfindung	Intensität der Körperempfindung	Negative Interpretation der Körperempfindung
Engegefühl im Brustbereich, Schmerzen etc.		
Erhöhter Puls		
Zittern		
Atembeschwerden		
Muskelanspannung		
Übelkeit, Brechreiz		
Benommenheit, Schwindelgefühl		
Schwäche, Schwanken		
Wärmegefühl, Schweißausbruch		
Frösteln, Hitzewallung		
Schluckbeschwerden, Gefühl des Erstickens		
Mundtrockenheit		
Andere Körperempfindungen:		

Skala der Intensität der Körperempfindungen: 0 = kaum spürbar; 50 = stark spürbar; 100 = dominant, überwältigend

5.5 Die Furcht zu fassen kriegen

Wie Sie bereits erfahren haben, ist die treibende Kraft hinter der Angst eine zentrale Furcht, die Angstgedanken über die Wahrscheinlichkeit und Ernsthaftigkeit zukünftiger Bedrohungen gegen Sie und Ihre Lieben hervorruft. Daher müssen Sie unter allen Umständen herausfinden, wie Ihre Angstmentalität beschaffen ist: Denn nur wenn Sie Ihre Angstgedanken kennen, werden Sie von den anderen kognitiven und Verhaltensstrategien zur Angstminderung profitieren.

Aus diesem Grunde ist es gut, sich etwas intensiver auf Arbeitsblatt 5.4 „Angstgedanken" vorzubereiten. Über welche Bedrohung oder Gefahr denken Sie nach, wenn Sie Angst haben? Zweifellos ist die Tendenz zu Übertreibung und Überbewertung von Gefahren („Katastrophisieren") im Angstzustand noch stärker. Sich dessen bewusst zu werden, ist in der kognitiven Therapie ganz wichtig: Fassen Sie Ihre übertriebenen Gedanken, halten Sie sie fest und be-greifen Sie, dass Sie die Wahrscheinlichkeit und Ernsthaftigkeit zukünftiger Bedrohungen falsch einschätzen!

Kopieren Sie das Formular „Angstgedanken" mehrmals, damit Sie das Erkennen Ihrer Art, bei Angst hauptsächlich an Bedrohung und Gefahr zu denken, wiederholt üben können. Ihr Ziel besteht darin, für Befürchtungen des Allerschlimmsten sensibler zu werden und diesen Gedanken immer besser zu widersprechen. Auf dieser Fähigkeit, automatische Gedanken im Zusammenhang mit Angst oder Gefahr zu erkennen, bauen weitere kognitive Strategien auf, die Sie später noch kennenlernen werden. Es folgen nun einige Fragen, die Sie sich selbst stellen können, wenn Sie Angst haben und dabei gleich an eine Katastrophe denken:

- „Was ist wohl das Schlimmste, das in dieser Situation passieren könnte?"
- „Welchen ‚Was-ist-wenn'-Gedanken habe ich in dieser Angstsituation?" (z. B.: Was ist, wenn ich vergesse, was ich sagen wollte? Was ist, wenn ich einen Herzinfarkt habe? Was ist, wenn ich eine Panikattacke bekomme?)
- „Was sind in meiner Vorstellung die negativen Folgen dieser Situation?"
- „Wie denke ich in dieser Situation über die Wahrscheinlichkeit und Ernsthaftigkeit einer Bedrohung für mich selbst oder andere?

Unterscheiden sollte man zwischen dem ersten automatischen Gedanken an eine Gefahr oder Bedrohung, der einem kommt, wenn die Angst am stärksten ist, und der viel langsameren, rationalen Neubetrachtung. Wichtig ist, dass Sie erst einmal lernen, Ihren spontanen Gedanken an eine Bedrohung, der Ihnen bei Angst kommt, zu erkennen. Das folgende Beispiel soll den Unterschied veranschaulichen.

Arbeitsblatt 5.4

Angstgedanken

Datum: ____________

Anleitung: Bitte tragen Sie in die erste Spalte die Situationen ein, in denen Sie Angst hatten, und bewerten Sie deren Intensität jeweils auf der Skala von 0 bis 100. Schreiben Sie dann die negativen oder bedrohlichen Gedanken auf, die Ihnen währenddessen durch den Kopf gingen. Tragen Sie in die letzte Spalte eine kurze Beschreibung ein, was für Sie die schlimmste Folge oder Konsequenz in Verbindung mit dieser Angstsituation sein könnte. Halten Sie diese „Katastrophenphantasie" auch dann fest, wenn sie Ihnen eigentlich recht unwahrscheinlich erscheint. Versuchen Sie, dieses Formular immer dann auszufüllen, wenn Sie Angst haben oder so bald wie möglich im Anschluss daran. Markieren Sie die Angstsituationen mit einem Sternchen, die in eine ausgewachsene Panikattacke ausgeartet sind.

(Abdruck mit freundlicher Genehmigung aus *Cognitive Therapy of Anxiety Disorders* von David A. Clark und Aaron T. Beck, The Guilford Press 2010, S. 166)

Angstsituation (Beschreiben Sie kurz die Erfahrung, die Symptome, die Situation und die Folge.)	**Intensität der Angst** (0–100)	**Bedrohliche Gedanken** (An welche negativen persönlichen Konsequenzen, Bedrohungen oder Gefahren dachten Sie, während Sie Angst hatten?)	**Katastrophenphantasie** (Was ist das Schlimmste, auf das dieses Erlebnis in Ihrer Vorstellung hinauslaufen könnte?)
1.			
2.			
3.			

> „Stellen Sie sich einmal vor, dass Sie allein eine menschenleere Straße oder abgelegene Landstraße entlanggehen und es langsam dunkel wird. Plötzlich hören Sie hinter sich ein Geräusch. Sie erstarren, Ihr Herz klopft schneller, und Sie beschleunigen Ihre Schritte. Warum dieser plötzliche Adrenalinstoß? Zweifellos haben Sie das Geräusch sofort als mögliche Gefahr interpretiert: ‚Könnte sich jemand von hinten nähern und mir etwas antun?' Sie drehen sich um, doch da ist niemand! Sofort geht Ihnen durch den Kopf: ‚Keiner da, war bestimmt nur der Wind, ein Eichhörnchen oder meine Phantasie.' Dieser zweite Gedanke – die Neubewertung der Situation – ist es, der in Ihrem Gedächtnis haften bleibt. Würde ich mich später nach Ihrem Erlebnis erkundigen, würden Sie kurz einen Anflug von Furcht verspüren und sich dann an die Feststellung erinnern, dass ‚da nichts war'. Dieser erste besorgte Gedanke: ‚Ist da jemand hinter mir, der mich angreifen will?' geht der Erinnerung verloren und wird von der vernunftgeleiteten Reaktion ersetzt."[5]

Nun haben Sie bereits eine Anzahl von Situationen beschrieben, die Sie ziemlich beängstigend finden (Arbeitsblatt 5.2). In diesen Momenten kamen Ihnen vermutlich spontan einige furchtsame Gedanken an eine Gefahr, die Ihre Angst antrieben. Mag sein, dass Sie sich nun nicht mehr daran erinnern können, weil Sie sich in diesem Moment nicht bedroht fühlen und sich nicht in einer Angst provozierenden Situation befinden. In der kognitiven Therapie ist es jedoch wichtig, diese ersten Gedanken im Zusammenhang mit einer Bedrohung zu entdecken, d. h. zu lernen, „die Furcht einzufangen". Wir wollen wissen, was der Angst den Anstoß gab. Falls Sie in Behandlung sind, wird Ihre Therapeutin wahrscheinlich ziemlich viel Zeit darauf verwenden, sich Ihre Eintragungen in Arbeitsblatt 5.4 genau anzuschauen, um Ihnen zu helfen, Ihre ersten Gedanken oder Vorstellungen im Zusammenhang mit einer Bedrohung oder Gefahr zu fassen zu kriegen. Versuchen Sie herauszufinden, ob Ihnen im Zustand der Angst Gedanken oder Bilder extremer oder katastrophaler Folgen in den Sinn kommen. Können Sie beispielsweise Ihr spontanes Angstdenken auf ein Schlimmstfallszenario zurückführen, etwa eine tödliche Krankheit, in der Gegenwart anderer erniedrigt und gedemütigt oder im Stich gelassen zu werden und Not zu leiden zu müssen?

Tabelle 5.1 enthält Beispiele von Gedanken im Zusammenhang mit einer Gefahr. Diese spiegeln die der Angst zugrunde liegenden zentralen Befürchtungen wider. Nutzen Sie diese Tabelle , um Ihren eigenen automatischen Angstgedanken an drohende Gefahren auf die Spur zu kommen.

Angst provozierende Situation	Automatische Angstgedanken oder Vorstellungen (d. h. die Konzentration auf Gefahren oder Bedrohungen)
Die gedankliche Vorwegnahme der Besprechung mit der Vorgesetzten	„Was ist, wenn sie wütend auf mich ist und mich anschreit? Ich werde mich aufregen und die Kontrolle verlieren. Sie wird keinen Respekt mehr vor mir haben, und ich werde ihr nicht mehr unter die Augen treten können."
Es ist Freitag, mein Sohn hat sich das Auto ausgeliehen und ist noch nicht wieder zurück.	„Was ist, wenn er Alkohol getrunken und einen Unfall gehabt hat?"
Einkaufen im überfüllten Supermarkt	„Was ist, wenn ich Angst bekomme und wieder dieses Gefühl habe, nicht mehr rauszukommen? Das könnte in eine schlimme Panikattacke ausarten."
Kann nachts nicht einschlafen	„Was ist, wenn ich heute wieder nicht einschlafen kann? Ich werde morgen unausgeschlafen sein und nicht arbeiten können. Falls das so weitergeht, verliere ich womöglich noch meinen Job. Es werden zurzeit ja sowieso Leute entlassen."
Unerklärliche Schmerzen in der Brust	„Was ist, wenn ich einen Herzinfarkt habe und nicht rechtzeitig ins Krankenhaus komme?"
Mit einem Fremden ins Gespräch kommen	„Was ist, wenn ich richtig nervös werde und meine Stimme zittert? Er wird denken, dass etwas mit mir nicht stimmt, dass ich sicher eine Angststörung habe."
Meinen monatlichen Kontoauszug anschauen	„Wir kommen gerade so über die Runden, aber mehr ist nicht drin. Es gelingt mir einfach nicht, Geld zu sparen. Was ist, wenn nichts für meine Rente bleibt? Dann werde ich im Alter arm sein und Not leiden."

Tabelle 5.1 Beispiele von Angstsituationen und den damit verbundenen automatischen Angstgedanken

Die eigenen spontanen und automatischen Gedanken an eine Bedrohung erkennen zu lernen (d. h. die Tendenz zur Schwarzmalerei) ist der erste Schritt, wieder mehr Kontrolle über die Angst zu gewinnen.

Nachdem Beth zwei Wochen lang ihre Gedanken an mögliche Gefahren in Angstsituationen beobachtet hatte, entdeckte sie ihre Hauptfurcht. Es war die Vorstellung, andere Leute zu treffen, die ihr große Angst bereitete. Sie beobachtete, dass ihr währenddessen Gedanken kamen wie diese: „Was ist, wenn mir vor lauter Stress und Angst heiß wird und ich in Schweiß ausbreche? Die anderen könnten merken, dass ich schwitze, und glauben, dass mit mir etwas nicht stimmt.“ Dann bekam sie einen noch extremeren Katastrophengedanken zu fassen: „Mein Schweißausbruch könnte so schlimm werden, dass ich stinke und die Leute, die in meiner Nähe stehen, sich vor mir ekeln. Ich würde mich so schämen, dass ich es nicht aushalten könnte.“

Tipp

Viele Menschen haben bei Angst große Schwierigkeiten, ihre extremen, automatischen Gedanken an eine Bedrohung zu erkennen. Falls Ihnen das auch so geht, konzentrieren Sie sich wahrscheinlich mehr auf die körperlichen Symptome der Angst oder darauf, wie schlecht es Ihnen geht. Üben Sie, sich über den Tag häufig zu fragen: „Was denke ich gerade?“ Automatische Gedanken an Bedrohungen lassen sich manchmal leichter greifen, wenn man gerade weniger Angst hat. Beginnen Sie also, sich bei weniger starker Angst zu fragen: „Welche unangenehmen Gedanken habe ich gerade?“, und arbeiten Sie sich dann nach und nach zu den Situationen vor, in denen die Angst stärker ist. Denken Sie daran, dass es wichtig ist, die automatischen Gedanken an eine Bedrohung so schnell wie möglich zu fassen zu kriegen, weil Sie sie sonst vergessen. Sie können außerdem noch einmal zu Kapitel 2 zurückblättern und sich durchlesen, was Sie in Arbeitsblatt 2.1 als Ihre zentrale Furcht genannt haben. Schauen Sie sich dann auch die Arbeitsblätter 3.1 und 3.2 an, um sich noch einmal vor Augen zu führen, zu welcher Denkweise Sie während Ihrer Angstzustände tendieren.

5.6 Denkfehler

Wie Sie in Kapitel 3 erfahren haben, führen die logischen Fehler, die uns oft unterlaufen, wenn wir uns voll und ganz auf die Gedanken an Bedrohungen und Gefahren konzentrieren, zu unrealistischen oder gar irrationalen Rückschlüssen. Diese kognitiven Fehler tragen zur falschen Annahme bei, dass höchstwahrscheinlich etwas Schlimmes passieren wird. Unserer Erfahrung nach ist es hilfreich, zu lernen, sich bei Angst der eigenen Denkfehler bewusst zu werden, damit man diese dann besser korrigieren kann. Verwenden Sie dafür Arbeitsblatt 5.5 „Denkfehler“ und tragen Sie dort ein paar Beispiele ein für die Denkfehler, die Ihnen bei Angst unterlaufen. Denken Sie auch an Ihre automatischen Gedanken an Bedrohungen und schauen Sie sich noch einmal Arbeitsblatt 5.4 an. Fragen Sie sich selbst, wie sich die verschiedenen Denkfehler links auf dem Arbeitsblatt in Ihren eigenen Angstgedanken bemerkbar machen, und tragen Sie dies in die dafür vorgesehenen Zeilen ein. Machen Sie sich vorher mehrere Kopien von dem Formular, damit Sie es, wäh-

Sich der eigenen Denkfehler bewusst zu werden ist ein wichtiger Schritt, um angsterfüllte Gedanken und Überzeugungen zu korrigieren.

Arbeitsblatt 5.5

Denkfehler

Datum: ____________________

Anleitung: Verwenden Sie dieses Formular, um Beispiele für Ihre Denkfehler aufzuschreiben, die Ihnen bei Angst unterlaufen. Konzentrieren Sie sich sowohl auf die Art, wie Sie in Angstsituationen oder bei der Befürchtung einer solchen denken, als auch auf den Gedanken, der Ihnen unmittelbar bei einer Bedrohung kommt. Es geht also nicht um die spätere Neubetrachtung der Situation.

Denkfehler	Beispiele für fehlerhaftes Angstdenken
Kastastrophisieren	
Voreilige Schlüsse	
Tunnelblick	
Kurzsichtigkeit	
Emotionale Argumentation	
Alles-oder-nichts-Denken	

rend Sie das Buch weiter durcharbeiten, regelmäßig ausfüllen können. So können Sie sich darin üben, die das Angstdenken dominierenden Vorurteile und Fehler einzufangen und zu korrigieren.

Tatsächlich ist es gut, wenn Sie Arbeitsblatt 5.5 für die Korrektur Ihres Angstdenkens jedes Mal neu bearbeiten, damit Sie in der Lage sind, Ihre gegenwärtig präsenten kognitiven Fehler und Vorurteile herauszufinden. Beth zum Beispiel erkannte, dass in ihrem Angstdenken Tunnelblick und emotionale Argumentation dominierten. Wenn Sie unter Menschen war und Angst hatte, blickte sie ausschließlich auf Gefahrensignale (Tunnelblick: „Die anderen starren mich an") und ihr Unwohlsein (emotionale Argumentation: „Die anderen merken sicher, dass ich Angst habe, weil ich mich so unwohl fühle"). Die Feststellung solcher Fehler half ihr, die übertriebenen Gedanken an die negativen Urteile anderer Menschen zu korrigieren.

Tipp

Falls es Ihnen schwerfällt, die kognitiven Fehler in Ihrem angsterfüllten Denken zu erkennen, ist es vielleicht ganz hilfreich, sich noch einmal Tabelle 3.2 mit den verschiedenen Arten von Denkfehlern anzuschauen. Außerdem lassen sich kognitive Fehler manchmal leichter in der Art erkennen, wie andere Leute über Dinge reden. So können Sie zunächst auf die kognitiven Fehler achten und dann nach und nach darauf, wie Sie selbst über Dinge denken, die Ihnen keine Angst machen. Wenn Sie gut darin sind, kognitive Fehler und Vorurteile in angstfreiem Denken zu erkennen, versuchen Sie, das auf Ihr Angstdenken zu übertragen. Wenn Sie dies so üben, sollte Ihnen das Erkennen von kognitiven Fehlern viel leichter fallen.

5.7 Die Angst zurückdrängen

Angst zu haben ist schrecklich! In all den Jahren unserer Behandlung von Angstpatienten ist uns noch kein Mensch begegnet, der gesagt hat, dass er Angst mag. Man ist gern in Hochstimmung, sucht das Abenteuer und den „Adrenalinrausch", doch Angst begehrt niemand. Angst ist ein stark belastender Zustand, und es ist die Befreiung davon, die als positives Ziel angestrebt wird. Seit Jahren wissen Psychologen, dass die Minderung von großer Angst bzw. die Befreiung davon sehr bestärkt.[28] Daher überrascht es nicht, dass wir alles, was uns auch nur vorübergehend von der Angst befreit, wiederholen, selbst dann, wenn das langfristig dazu führt, dass die Angst bestehen bleibt. Dick zum Beispiel bekam immer bei unerklärlichen Schmerzen Angst. Ganz automatisch wähnte er seine Gesundheit ernsthaft in Gefahr, dachte gleich an eine Katastrophe und grübelte darüber nach, ob er vielleicht Krebs oder eine andere unheilbare Krankheit hatte. Dann suchte er sofort das Internet ab, um sich zu versichern, dass der Schmerz gutartig war, etwa nur Muskelkater. Kurzfristig spürte er beim Auffinden positiver Informationen Erleichterung, langfristig jedoch verschlimmerte sich die Angst, weil er glaubte, jeden Schmerz ernst nehmen zu müssen.

Bei Angst hat man das Gefühl, die Kontrolle zu verlieren, glaubt, dass das Schlimmste passieren wird und man so gut wie nichts dagegen tun kann. Eine natürliche Reaktion auf diesen wahrgenommenen Kontrollverlust besteht darin, sich noch stärker um Kontrolle zu bemühen. Laut Robert Leahy bildet dieser unermüdliche Versuch, die Kontrolle zu behalten, eine Grundlage von Furcht und Angst.[29] Denn gerade Menschen mit Angststörungen halten Kontrolle für die beste Verteidigung gegen das Allerschlimmste, das passieren könnte. Es ist der Glaube, dass „ich, wenn ich die Kontrolle habe, die Gefahr oder Bedrohung abwenden kann". Wer also Angst vor einer Panikattacke hat, versucht die Kontrolle zu behalten, indem er die Orte meidet, die bei ihm Panik auslösen könnten. Wer sich wegen seiner Gesundheit ängstigt, tut dies, indem er seinen Körper nach Zeichen absucht, dass „nicht alles in Ordnung ist", und dann zum Arzt geht. Sozialphobiker versuchen, die Angst, die sie in der Gegenwart anderer bekommen, zu verbergen. In all diesen Fällen dienen die Bemühungen der Einzelnen der Vermeidung einer Katastrophe, die sich in der Vorstellung abspielt, wie etwa in der Öffentlichkeit eine Panikattacke zu bekommen, sich mit einer tödlichen Krankheit anzustecken oder sich vor anderen zu blamieren.

Das bei Angst auftretende Bedürfnis nach Kontrolle führt zu drei gravierenden Problemen:

1. **Eine falsche Art der Kontrolle.** Die ersehnte Kontrolle ist unerreichbar, weil die Furcht aus dem Inneren kommt – Gedanken, Gefühle oder Empfindungen – und bei einem bleibt, wo auch immer man hingeht. Aus diesem Grund ist jedes Gefühl der Kontrolle bloß vorrübergehend und das daraus entstehende Gefühl der Sicherheit illusorisch. Wenn Sie beispielsweise Angst vor einem Herzinfarkt hätten, würden Sie sich nach Kräften bemühen, jedes Herzrasen zu vermeiden, obwohl gar nicht erwiesen ist, dass eine niedrige Herzfrequenz effektiv dazu beiträgt, das Risiko einer Herz-Kreislauf-Erkrankung zu reduzieren (tatsächlich wird in der Medizin das Gegenteil behauptet, nämlich dass Bewegung – in Maßen – gut für das Herz sei).
2. **Abhängigkeit von kontraproduktiven Kontrollreaktionen.** Aus dem Bedürfnis nach sofortiger Erleichterung von der Angst sucht man nach einer raschen Lösung und neigt zu Flucht, Vermeidung und einem Bedürfnis nach Rückbestätigung. Diese Strategien aber machen die Angst zum Dauerzustand, nach dem Motto: „Der Gewinn ist kurz, das Leid ist lang."

3. **Übertriebene Sorge.** Sehr schnell ergreift das Kontrollbedürfnis das Ruder und wird im Alltag zum wichtigsten Ziel. Entscheidungen zur Bewältigung grundlegender Anforderungen in Familie und Beruf werden danach ausgerichtet, die Angst zu mindern und ein Gefühl der Sicherheit und Geborgenheit herzustellen. Am Ende kann das Bedürfnis nach Kontrolle der Angst – zur Vermeidung des Allerschlimmsten – das ganze Leben bestimmen und es immer mehr eingrenzen. Wie Robert Leahy bemerkte, führt das dazu, dass man noch mehr das Gefühl hat, die Kontrolle verloren zu haben.[29]

Auf welche emotionalen, kognitiven und Verhaltensstrategien greifen Sie zurück, um die Angst zurückzudrängen, sie auf ein Minimum zu reduzieren und den eingebildeten schlimmsten Fall zu verhindern? Die Entdeckung Ihrer maladaptiven Strategien zur Bewältigung der Angst ist eine wichtige kognitive Intervention und die Veränderung Ihrer Angstreaktion ein entscheidendes Therapieziel. Die Arbeitsblätter 5.6 und 5.7 enthalten eine Liste der üblichen kognitiven Verhaltensstrategien zur Kontrolle der Angst. Lesen Sie sie sich durch und bewerten Sie, wie oft Sie jede Strategie bei Angst einsetzen und wie effektiv sie die Angst reduziert. Falls Sie Schwierigkeiten haben, sich an Ihre Kontrollmechanismen zu erinnern, versuchen Sie, diese Arbeitsblätter kurz nach einer Angstepisode auszufüllen, und achten Sie besonders auf Ihre automatische Reaktion in dieser Situation. Beth zum Beispiel pflegte bei Angst die Situation zu verlassen (Flucht), sich mit Beschäftigung abzulenken, eine Beruhigungstablette zu nehmen, ruhige Musik zu hören oder sich körperlich zu entspannen. Doch weder Flucht noch Medikamente schienen die Angst effektiv zu reduzieren. Auf der kognitiven Ebene versuchte Beth, die Angst vernünftig zu begründen, an etwas anderes zu denken oder sich selbst einzureden, nicht so dumm zu sein. Keine dieser Strategien half, die Angstgedanken und Gefühle zu reduzieren.

Da unangemessene Kontrollreaktionen wesentlich zum Andauern der Angststörungen beitragen, ist das Loslassen dieser nicht gerade hilfreichen Strategien ein wichtiges Ziel der in diesem Buch vorgestellten Übungen.

Tipp

Die meisten Menschen können ihre verhaltensmäßigen Kontrollstrategien leichter erkennen als die kognitiven. Falls Sie Schwierigkeiten haben, Ihre kognitiven Kontrollstrategien zu erkennen, können Sie darauf achten, welche Strategien Sie verwenden, um über belastende Dinge, die nichts mit Ihren Ängsten zu tun haben, „nicht nachzudenken". Mithilfe welcher Kontrollstrategien vermeiden Sie unerwünschte Gedanken? Tun Sie dann das Gleiche noch einmal mit Ihren Ängsten und schauen Sie, ob Sie zur Vermeidung Ihrer Angstgedanken die gleichen Kontrollstrategien verwenden. Falls Sie eine Therapie machen, könnten Sie dort Ihre Antworten auf die Arbeitsblätter 5.6 und 5.7 besprechen.

Arbeitsblatt 5.6 **1/2**

Verhaltensbezogene Bewältigungsstrategien

Datum: ____________________

Anleitung: Die folgende Checkliste enthält verschiedene Reaktionsmöglichkeiten bei Angst. Bitte schätzen Sie auf einer Skala von 0 bis 100 ein, wie oft Sie mithilfe dieser Strategien auf Angstsituationen reagieren (0 = nie, 50 = in der Hälfte aller Fälle, 100 = immer), und ebenfalls auf einer Skala von 0 bis 100, wie gut diese Strategien die Angst zu mindern oder zu beseitigen helfen (0 = gar nicht, 50 = mittelmäßig wirksam, 100 = beseitigt die Angst völlig).

Emotionale und verhaltensmäßige Reaktionen	Wie oft (0–100)	Wie wirksam (0–100)
1. Ich versuche, mich körperlich zu entspannen (Muskelentspannung, kontrolliertes Atmen etc.).		
2. Ich vermeide Situationen, die Angst auslösen.		
3. Ich verlasse die Situation, sobald ich Angst bekomme.		
4. Ich lasse mir Medikamente verschreiben und nehme sie.		
5. Ich suche Bestätigung und Unterstützung vonseiten meines Partners, meiner Familie oder Freunde.		
6. Ich neige zu zwanghaften Ritualen gegen die Angst (Kontrollieren, Waschen, Zählen).		
7. Ich lenke mich ab, indem ich mich beschäftige.		
8. Ich unterdrücke meine Gefühle (halte sie z. B. zurück).		
9. Ich greife zu Alkohol, Marihuana oder anderen Drogen.		
10. Ich werde sehr emotional und fange an zu weinen.		
11. Ich bekomme einen Wutanfall.		
12. Ich werde körperlich aggressiv.		
13. Ich gerate in Eile, spreche oder bewege mich schneller.		
14. Ich werde still und ziehe mich von anderen zurück.		
15. Ich suche ärztliche/qualifizierte Hilfe (rufe z. B. meine Therapeutin oder Hausärztin an, gehe zur Notaufnahme).		

Arbeitsblatt 5.6 **2/2**

Emotionale und verhaltensmäßige Reaktionen	Wie oft (0–100)	Wie wirksam (0–100)
16. Ich chatte im Internet mit Freunden oder suche dort nach Informationen.		
17. Ich bewege mich weniger.		
18. Ich ruhe mich aus und mache ein Nickerchen.		
19. Ich versuche, eine Lösung für das Problem zu finden, das die Angst verursacht hat.		
20. Ich bete oder meditiere.		
21. Ich rauche.		
22. Ich trinke eine Tasse Kaffee.		
23. Ich nehme an einem Glücksspiel teil.		
24. Ich mache etwas Schönes.		
25. Ich esse etwas, das mir Trost gibt (z. B. mein Lieblingsknabberzeug).		
26. Ich gehe an einen Ort, an dem ich mich sicher fühle.		
27. Ich höre entspannende Musik.		
28. Ich gucke fern oder schaue mir eine DVD an.		
29. Ich mache etwas Entspannendes (nehme z. B. ein heißes Bad oder eine heiße Dusche, lasse mich massieren).		
30. Ich gehe zu jemandem, bei dem oder der ich mich sicher fühle.		
31. Ich mache gar nichts, warte ab, bis die Angst „von selbst herunterbrennt".		
32. Ich treibe Sport (gehe z. B. ins Fitnesscenter oder joggen).		
33. Ich lese etwas Spirituelles, Religiöses oder Meditatives (z. B. die Bibel, Gedichte oder andere inspirierende Bücher).		
34. Ich gehe einkaufen.		

Arbeitsblatt 5.7

Kognitive Bewältigungsstrategien

Datum: ___________________

Anleitung: Die folgende Checkliste enthält verschiedene Möglichkeiten der Kontrolle ängstlicher oder besorgter Gedanken. Bitte schätzen Sie auf einer Skala von 0 bis 100 ein, wie oft Sie mithilfe dieser Strategien auf Angstsituationen reagieren (0 = nie, 50 = in der Hälfte aller Fälle, 100 = immer), und ebenfalls auf einer Skala von 0 bis 100, wie gut diese Strategien die Angst zu mindern oder zu beseitigen helfen (0 = gar nicht, 50 = mittelmäßig wirksam, 100 = beseitigt die Angst völlig).

Kognitive Reaktionen zur Kontrolle von Angstgedanken	Wie oft (0–100)	Wie wirksam (0–100)
1. Ich versuche absichtlich, nicht an das zu denken, was mir Angst macht bzw. worüber ich mir Sorgen mache.		
2. Ich rede mir ein, dass alles okay ist und alles gut wird.		
3. Ich versuche, die Angst vernünftig zu begründen bzw. nach Gründen zu suchen, weshalb meine ängstliche Sorge unrealistisch sein könnte.		
4. Ich versuche, mich abzulenken, indem ich an etwas anderes denke.		
5. Ich versuche, den ängstlichen Gedanken durch einen positiveren oder tröstlicheren Gedanken zu ersetzen.		
6. Ich kritisiere mich für meine Angst.		
7. Ich sage mir: „Hör auf, so zu denken!“		
8. Ich denke an etwas Tröstliches, etwa ein Gebet oder eine Redensart.		
9. Ich grüble über den ängstlichen Gedanken oder die Sorge nach; immer wieder kaue ich innerlich Dinge durch, die vergangen sind oder in Zukunft passieren könnten.		
10. Ich versuche, meine Gefühle zu unterdrücken, damit ich nicht nervös oder aufgebracht wirke.		

5.8 „Ich mache mir solche Sorgen“

Wie wir im dritten Kapitel dargestellt haben, ist das besorgte Grübeln eine ganz wesentliche Ursache dafür, dass die Angst bestehen bleibt (siehe „Auf das Schlimmste gefasst“, S. 65). Lesen Sie diesen Abschnitt sowie die Liste Ihrer ängstlichen Sorgen noch einmal. Unternehmen Sie dann den nächsten Schritt und beschäftigen Sie sich mit der Frage, wie diese Sorgen beschaffen sind. Arbeitsblatt 5.8 „Sorgen“ soll Ihnen zu der Erkenntnis verhelfen, wie das besorgte Grübeln mit Ihren Angstauslösern und den spontanen, automatischen Gedanken an Gefahren und Bedrohungen zusammenhängt. Nutzen Sie das Formular, um in verschiedenen Angstepisoden Informationen über Ihre Sorgen aufzuschreiben.

Beschreiben Sie zuerst die Angstsituation und bewerten Sie deren Intensität, wie Sie das bereits bei anderen Übungen in diesem Buch getan haben. Tragen Sie dann Ihre mit der Angst verbundenen Sorgen in die letzte Spalte ein. Vielleicht haben Sie sich wegen etwas, das mit der Angst auslösenden Situation zusammenhängt, Sorgen gemacht (z. B. die Angst vor dem Treffen mit Ihrer Vorgesetzten und die Sorge, dass sie Ihre Arbeitsleistung kritisieren könnte). Oder Sie haben sich um die Angst selbst gesorgt (z. B. dass Sie bei Angst Herzklopfen bekommen und das zu einem Herzinfarkt führen könnte).

Beths größte Sorge war unter anderem, dass ihre Angst negative Folgen für Ihre Ehe haben könnte. Auf Ihrem Arbeitsblatt trug sie eine kürzlich erlebte intensive Phase der Angst (80 / 100) ein, nachdem ihr Mann sich darüber beschwert hatte, dass sie nirgendwo mehr zusammen hingingen. Sie war angespannt, hatte Hitzewallungen und das Gefühl, nicht richtig atmen zu können. Eine Sorge betraf die Angstsituation selbst (ihre Ehe): „Was ist, wenn Jeff die Geduld verliert und eine Affäre hat?“ „Wie könnte ich ohne ihn weiterleben?“ „Ich würde es nicht schaffen, die Kinder allein zu erziehen, das wäre unmöglich.“ Die andere Sorge betraf die negativen Folgen ihrer Angst: „Was ist, wenn ich diese Ängste nie wieder loswerde?“ „Was ist, wenn ich überhaupt nicht mehr aus dem Haus komme und mir nicht mehr helfen kann?“ „Was ist, wenn die Angst mir alles raubt?“

> Die Sorge ist das Öl, das ins „Feuer der Angst“ gegossen wird, die Hitze verstärkt und die Flamme länger brennen lässt. Zu entdecken, wie Sie sich in einem Zustand der Angst Sorgen machen, ist für eine Veränderung in der kognitiven Therapie ausschlaggebend.

Arbeitsblatt 5.8

Sorgen

Datum: ____________________

Anleitung: Schreiben Sie auf, ob Sie sich im Zusammenhang mit Ihrer Angst Sorgen machen. Beschreiben Sie kurz eine Angstepisode und stufen Sie ihre Intensität auf einer Skala von 0 bis 100 ein. Tragen Sie in die dritte Spalte alles ein, was Ihnen in der Angst auslösenden Situation oder an der Angst selbst Sorgen bereitet hat. Geben Sie außerdem auch an, wie lange Sie sich gesorgt haben (Anzahl der Minuten oder Stunden).

Angstepisode Kurze Beschreibung Ihrer Erfahrung, der Symptome, der Situation und der Folgen	**Intensität der Angst** (0–100)	**Sorgeninhalt** Betrifft die Sorge die Situation oder die Symptome der Angst? Machen Sie sich Sorgen um etwaige negative Folgen? Wie lange haben Sie sich gesorgt?
1.		
2.		
3.		
4.		
5.		

Tipp

Falls Sie mal eine kleine Auffrischung zum Thema Sorge brauchen, lesen Sie noch einmal den Abschnitt „Auf das Schlimmste gefasst“ in Kapitel 3. Und falls Sie Hilfe beim Ausfüllen von Arbeitsblatt 5.8 brauchen, können Sie zu Arbeitsblatt 3.5 zurückblättern und nachlesen, was Sie während Ihrer Lektüre zum Thema Sorge dazu aufgeschrieben haben. Falls die Sorge ein schwieriges Problem Ihrer Angst ist, sollten Sie die ausführlicheren speziellen Übungen in Kapitel 11 machen, mit denen Sie Ihre Sorge noch genauer analysieren können.

5.9 Ihr Angstprofil

Da Sie nun schon einige detaillierte Informationen über die Angst in Ihrem Kopf zusammenhaben, ist es an der Zeit, Ihr persönliches Angstprofil anzufertigen, das Sie durch die nächsten Kapitel und Ihre kognitive Therapie geleiten wird. Füllen Sie dazu Arbeitsblatt 5.9 aus. Auf die Vorlage folgt ein ausgefülltes Beispielblatt für Beth, die 36-jährige Mutter, die wir Ihnen am Anfang des Kapitels vorstellten. Es folgt eine Anleitung für die Zusammenstellung Ihres Angstprofils unter Verwendung der in diesem Kapitel sowie in Kapitel 3 bereits ausgefüllten Arbeitsblätter.

5.9.1 *Die wichtigsten Angstauslöser (Teil I)*

Kehren Sie noch einmal zu Arbeitsblatt 5.2 zurück und kopieren Sie Ihre Eintragungen bezüglich der äußeren Situationen und Umstände wie auch der möglichen Gedanken oder körperlichen Empfindungen, die bei Ihnen Angst auslösen, in Ihr Angstprofil unter Punkt I.

5.9.2 *Einschätzung von Gefahren und Bedrohungen (Teil II)*

- Verwenden Sie das Arbeitsblatt 5.3 für die körperlichen Empfindungen, die Sie normalerweise feststellen, wenn Sie Angst haben, sowie Ihre negativen Interpretationen davon.
- Verwenden Sie Arbeitsblatt 5.4 für Ihre automatischen Angstgedanken, die die Wahrscheinlichkeit und Ernsthaftigkeit von Gefahren und Bedrohungen überschätzen (d. h. Ihre Schwarzmalereien bei Angst, wenn sich vorstellen, wie Ihnen oder Ihren Angehörigen etwas Schreckliches passiert).

- Verwenden Sie Arbeitsblatt 5.5 für die typischen kognitiven Irrtümer oder Fehler, die sich in Ihrem Denken bemerkbar machen.
- Gehen Sie noch einmal zurück zu Arbeitsblatt 3.3, um die Punkte zu finden, denen Sie völlig oder ziemlich zugestimmt haben, um Ihre grundlegenden Ansichten bezüglich Ihrer Intoleranz gegenüber der Angst und ihrer Folgen herauszufinden. Welche negativen Folgen oder Wirkungen, glauben Sie, hat die Angst für Sie? Warum ist es so wichtig, dass Sie Ihre Angst unter Kontrolle haben oder reduzieren? Was halten Sie von Ihrer Fähigkeit, Angst zu tolerieren?

5.9.3 Bewältigungsstrategien (Teil III)

Im dritten Abschnitt geht es um Ihre Bemühungen, die Angst unter Kontrolle zu bekommen, ihre Intensität zu reduzieren und ihre negativen Wirkungen auf Ihr Leben einzudämmen. Wie würden Sie die Strategien beschreiben, derer Sie sich zur Bewältigung der Angst bedienen?

- Gehen Sie noch einmal zurück zu Arbeitsblatt 3.2 und schreiben Sie Ihre im Zustand der Angst dominierenden Hilflosigkeitsgedanken auf. Wie sehen Sie sich selbst in Bezug auf Ihren Umgang mit Angst? Hatten Sie schon einmal den Eindruck, dass Sie mit Angst und Stress ganz gut zurechtkommen? Wie hat sich das, vielleicht in Folge Ihrer Erfahrungen, verändert? Welche selbstkritischen Gedanken kommen Ihnen, wenn Sie Angst haben?
- Gehen Sie nun noch einmal zurück zu Arbeitsblatt 3.4, um Ihre Vermeidungsmuster aufzuführen: Situationen, Gedanken, Gefühle oder Körperempfindungen, mit denen Sie die Möglichkeit einer Angstattacke zu reduzieren versuchen.
- Gehen Sie nun noch einmal die Liste Ihrer verhaltensmäßigen und kognitiven Sicherheitsmaßnahmen durch, die Sie in Kapitel 3 (S. 63) zusammengestellt haben, um Ihre vorherrschenden Sicherheitsstrategien herauszufinden, d.h. die Dinge, die Sie tun, um die Angst zu drosseln und wieder in einen Zustand der Ruhe, Sicherheit und Geborgenheit zurückzukehren.
- Den Arbeitsblättern 5.6 und 5.7 können Sie weitere Strategien zur Bewältigung der Angst entnehmen.
- Aus Arbeitsblatt 5.8 bekommen Sie Informationen über die Dinge, über die Sie sich sorgen, wenn Sie Angst haben.

Arbeitsblatt 5.9 **1/2**

Ihr Angstprofil

Anleitung: Füllen Sie auf der Grundlage Ihrer Antworten zu den Übungen aus Kapitel 3 und 5 alle Abschnitte der Tabelle aus. Daraus formulieren sich dann die Ziele – der rote Faden – Ihrer kognitiven Therapie.

I. Die wichtigsten Angstauslöser

(Situationen, Gedanken, Empfindungen, Erwartungen)

1. ______________________________

2. ______________________________

3. ______________________________

4. ______________________________

5. ______________________________

⇩

II. Einschätzung von Gefahren und Bedrohungen

Körperliche Empfindungen: ______________________________

____

Einschätzung der körperlichen Empfindungen: ______________________________

____

Automatische Gedanken an Gefahren, Bedrohungen und Katastrophen (zentrale Furcht):

____

____

Arbeitsblatt 5.9 **2/2**

Typische Denkfehler (Irrtümer): ______________________________

____

Ansichten über die Angst: ______________________________

____

III. Beabsichtigte Bewältigungsstrategien

Gedanken der Hilflosigkeit (Verletzbarkeit): ______________________________

____

____

Vermeidungsmuster: ______________________________

____

____

Sicherheitsmaßnahmen: ______________________________

____

____

Andere Bewältigungsstrategien: ______________________________

Besorgtes Grübeln: ______________________________

____

____

1/2

Beths Angstprofil

I. Die wichtigsten Angstauslöser

1. Öffentliche Plätze wie Supermärkte, große Restaurants, Einkaufszentren, Kinos etc.
2. Gedanken im Vorfeld eines Treffens, wie z.B. die Mitarbeitersitzung am Ende der Arbeitswoche
3. Mit einem Unbekannten zu sprechen
4. Unangenehme Hitzewallungen, besonders in Gegenwart anderer
5. Die Erinnerung an eine Begegnung mit jemandem auf der Arbeit letzte Woche

II. Einschätzung von Gefahren und Bedrohungen

Körperliche Empfindungen: Muskelverspannung, Hitzewallungen, Schweißausbrüche, Atemprobleme, Benommenheit, trockener Mund, Druck auf der Brust

Einschätzung der körperlichen Empfindungen: Der Druck auf der Brust war ein Zeichen für die wachsende Angst; Hitzewallungen und Schweißausbrüche störten, weil die anderen meine Angst mitbekamen und sich vielleicht vor meinem Körpergeruch ekelten; die Hitzewallungen wurden als Zeichen einer nahenden Panikattacke interpretiert.

Automatische Gedanken an Gefahren, Bedrohungen und Katastrophen (zentrale Furcht): Die anderen werden merken, dass ich Angst habe, und sich fragen, ob mit mir etwas nicht in Ordnung ist; sie werden sich vor mir ekeln, weil ich so stark schwitze; ich werde mich lächerlich machen mit diesem widerlichen Schweiß.

Typische Denkfehler (Irrtümer): das Schwitzen ist eine Katastrophe für mich; Tunnelblick [denkt unter Menschen nur noch an ihre Angst]; vorschnelle Rückschlüsse [geht sofort davon aus, dass sie sich lächerlich macht]; emotionale Argumentation [wenn sie ängstlich wird, könnte sie die Kontrolle verlieren und sich dann wirklich lächerlich machen]

2/2

Ansichten über die Angst: *Ich mag es absolut nicht, Angst zu haben; in Gegenwart anderer Angst zu haben erhöht die Wahrscheinlichkeit, dass ich mich lächerlich mache; ich kann kein vernünftiges Gespräch führen, wenn ich Angst habe; ich müsste doch fähig sein, unter Menschen ruhig und gelassen zu bleiben.*

III. Beabsichtigte Bewältigungsstrategien

Gedanken der Hilflosigkeit (Verletzbarkeit): *dass ich emotional schwach bin und schnell überfordert; dass es mir an Sozialkompetenz fehlt und ich mich deswegen eher lächerlich mache; dass die anderen merken, dass ich unter Menschen gehemmt und verlegen bin, und ich so die Aufmerksamkeit erst recht auf mich ziehe*

Vermeidungsmuster: *Ich vermeide die meisten öffentlichen Plätze; beschränke meine Kommunikation auf die Familie und ein paar alte Freunde; vermeide Situationen, in denen ich im Mittelpunkt der Aufmerksamkeit stehen könnte.*

Sicherheitsmaßnahmen: *Ich habe außer Haus immer Medikamente dabei; trage strapazierfähige Kleidung, um den Schweiß zu verbergen; versuche, einen angenehmen Eindruck zu machen, wenn ich Angst bekomme* („gehe an meinen sicheren Ort“).

Andere Bewältigungsstrategien: *Ich versuche, mich selbst davon zu überzeugen, dass ich mich nicht blamiert habe* [Rationalisierung]; *versuche, an etwas anderes als Angst zu denken [Ablenkung]; sage mir selbst, dass es dumm von mir ist, solche Angst zu haben* [Selbstkritik].

Besorgtes Grübeln: *Ich mache mir Sorgen, dass Jeff mich verlassen könnte; dass meine Angst schlimmer wird und ich meinen Job verlieren werde; dass meine sehr schüchterne achtjährige Tochter eine Angststörung bekommt wie ihre Mutter.*

Bevor Sie mit einem Interventionsprogramm beginnen, sollten Sie Ihr persönliches „Angstprofil" erstellen, um sicherzugehen, dass Sie die richtigen kognitiven Verhaltensstrategien für die spezifischen Komponenten Ihrer Angstzustände finden.

Falls Sie eine kognitive Therapie machen, sollten Sie die Antworten, die Sie in das Arbeitsblatt 5.9 geschrieben haben, mit Ihrer Therapeutin besprechen, damit sie Sie näher untersuchen und sich ein genaueres Bild von Ihnen machen kann.[5] Arbeiten Sie gemeinsam mit ihr an Ihrem kognitiven Profil und lokalisieren Sie die gedanklichen Prozesse, die entscheidend zur Fortdauer Ihrer Angststörung führen. Falls Sie allein mit dem Buch arbeiten, können Sie das Arbeitsblatt 5.9 während der Lektüre des restlichen Kapitels nach Wunsch jederzeit wieder aufschlagen. Ihr Angstprofil wird Ihnen ein wichtiger Leitfaden sein, anhand dessen Sie erkennen können, wo Sie etwas zur Lösung Ihrer angstbedingten Probleme verändern sollten.

Nun, da Sie sich die kognitive Sichtweise und Ihr eigenes persönliches Angstprofil erarbeitet haben, werden Sie aufbauend auf diesen Informationen in den nächsten drei Kapiteln einen kognitiven Therapieplan zusammenstellen. Mit anderen Worten: Ihr ganz persönliches mentales Fitnessprogramm, das Ihnen helfen wird, den Kampf gegen die Angst zu gewinnen!

Zusammenfassung

- In der kognitiven Therapie soll man sich ein Gesamtbild von der Angst machen. Das ist die „Landkarte", mit deren Hilfe Sie die in den folgenden beiden Kapiteln vorgestellten kognitiven Therapieinterventionen auf Ihre eigenen individuellen Angstmerkmale zuschneiden.
- Um die kognitive Grundlage der Angst gut zu verstehen ist es notwendig, ständig sich wiederholende Beispiele für die Auslöser, körperlichen Symptome, zentralen Angstgedanken und Denkfehler, die Ihre alltägliche Angst ausmachen, zu finden.
- Eine kritische Einschätzung Ihrer Versuche, die Angst zu tolerieren bzw. durch Flucht, Vermeidung und Sicherheitsmaßnahmen unter Kontrolle zu bekommen, ist notwendig, damit Sie Ihre Angst vollends begreifen können.
- Da die meisten Angstphasen von übertriebener Sorge gekennzeichnet sind, ist die Entdeckung der Beschaffenheit Ihrer Sorge ein weiterer Kernpunkt der Begutachtung.
- Ihr persönliches Angstprofil erstellen Sie mithilfe des Arbeitsblatts 5.9 sowie der Informationen aus den Formularen, der strukturierten Tagebücher und Arbeitsblätter aus Kapitel 3 und 5.

6. Die Wandlung der ängstlichen Mentalität

Mit 23 war Philip arbeitslos und lebte bei seinen Eltern. Seine Hoffnung, jemals auf eigenen Füßen zu stehen, schwand rapide, denn sein Leben war von Angst zerstört. Ein Jahr zuvor hatte er seinen Bachelor of Arts gemacht und wollte anschließend Jura studieren, war jedoch beim ersten Anlauf durch die Aufnahmeprüfung gefallen und hatte nun große Schwierigkeiten beim Lernen für die Wiederholung der Prüfung. Er fühlte sich massiv unter Druck – sein Vater war Rechtsanwalt, seine Geschwister studierten Jura beziehungsweise Medizin, und alle erwarteten von ihm, dass er es ihnen gleichtat.

Philip war fast den ganzen Tag über angespannt und nervös. Jeden Morgen wachte er mit einem Gefühl der Beunruhigung auf, als ob ihm etwas Schlimmes bevorstand. Gleichzeitig war er aber auch erschöpft, da sein Schlaf immer wieder von Angst unterbrochen wurde. Tagsüber konnte er sich kaum aufs Lernen konzentrieren, weil ihm war, als müsste er sich übergeben. Diese Angstzustände traten zunächst nur gelegentlich auf, hatten sich in den letzten Monaten jedoch so verschlimmert, dass er praktisch rund um die Uhr Angst hatte. Er ging nur noch selten aus dem Haus, surfte fast den ganzen Tag im Internet oder sah sich Filme an, statt zu lernen, weil er sich einfach nicht konzentrieren konnte.

Seine Angst war zu einer Behinderung geworden, die ihm bei seinem beruflichen Werdegang im Weg stand. Statt die Schritte zu fokussieren, die ihn an sein Ziel bringen würden, Jura zu studieren, spulte er im Geiste immer wieder Zukunftssorgen ab: „Ich verliere das Ziel aus den Augen, kann nichts im Kopf behalten." „Ich verstehe das Gelesene nicht." „Man wird mich nie zum Studium zulassen." „Ich werde bei der Prüfung vor Angst erstarren." „Meine Note wird so schlecht sein, dass ich es nicht auf die Uni schaffe." „Ich bin ja noch nicht mal in der Lage, diese Anmeldeformulare auszufüllen." „Ich weiß nicht, was ich über mich schreiben soll; was ist, wenn die von der Zulassungsstelle meine Bewerbung dumm finden?" „Ich werde irgendwann als Aushilfsarbeiter bei McDonald's landen und vereinsamen." „Meine Familie wird so von mir enttäuscht sein, alle werden sich meinetwegen schämen." „Ich werde nie glücklich sein, sondern wie einer dieser armen Loser enden, über die man in der Zeitung liest." Solche Gedanken trieben seine Angst noch stärker an. Langsam wurden daraus selbsterfüllende Prophezeiungen, da er sich schon so verhielt, wie er dachte und eines Tages tatsächlich das eintreten würde, wovor er sich am meisten fürchtete. Aus diesem Grund ging sein Therapeut direkt auf seine Befürchtungen ein. Er half

Philip, seine pessimistischen Gedanken an zukünftige Katastrophen zu verändern, woraufhin sich auch seine generalisierte Angststörung besserte und er sich wieder auf die Juraprüfung vorbereiten konnte.

Dieses Kapitel wird Ihnen helfen, das Gleiche zu tun: Ihr Angst nährendes Denken zu ändern, damit die Angst auf ein normales Level sinkt und weniger Schaden in Ihrem Leben anrichtet. Mithilfe von Kapitel 7 können Sie dann das mit der Angst zusammenhängende Verhalten verändern. In der kognitiven Therapie arbeiten wir oft zuerst an den angsterregenden Gedanken, weil dies eine gute Vorbereitung auf die Verhaltensübungen ist, die Menschen mit Angststörungen häufig problematisch und schwierig finden. Am besten lesen Sie sich Kapitel 6 und 7 erst einmal durch, ohne die Übungen zu machen. Lesen Sie weiter in Kapitel 8 und erstellen Sie dann Ihren Angsttrainingsplan. Wenden Sie sich anschließend den Übungen in Kapitel 6 und 7 zu und arbeiten Sie sie nacheinander passend zu Ihrem Plan durch. Lernen Sie jede Woche oder alle zehn Tage eine neue Übung und üben Sie gleichzeitig mit den kognitiven Techniken weiter, die Sie schon gelernt haben. Da Sie für diese Übungen alle Informationen brauchen, die Sie am Ende des vorigen Kapitels für Ihr Angstprofil zusammengesammelt haben, sollten Sie auf jeden Fall das ausgefüllte Arbeitsblatt 5.9 parat haben. Was Sie in Kapitel 3 über Ihre ängstliche Mentalität erfahren haben, wird ebenfalls Grundlage sein für die Strategien, die Sie hier lernen.

6.1 Die Normalisierung angsterfüllten Denkens

Falls Ihr Computer jemals einen Virus hatte, wissen Sie, wie schnell solch ein Virus, kaum dass er aktiviert ist, die Steuerung Ihres Computers übernehmen kann. Eine Angststörung ist einem Computervirus ziemlich ähnlich. Ist die Furcht einmal aktiviert, denken, fühlen und verhalten Sie sich so, dass die Angst immer weiter fortbesteht. Das Ziel der kognitiven Therapie besteht darin, dieses Furchtprogramm zu deaktivieren bzw. abzuschalten und Sie in den Normalzustand zurückzuversetzen. Erreicht wird das durch eine Veränderung der Angstgedanken und -vorstellungen.

> Ändern Sie Ihre Einstellung zur Angst, dann ändert sich auch Ihre Angst!

Dieser Wandel im Denken wird in Abbildung 6.1 veranschaulicht.

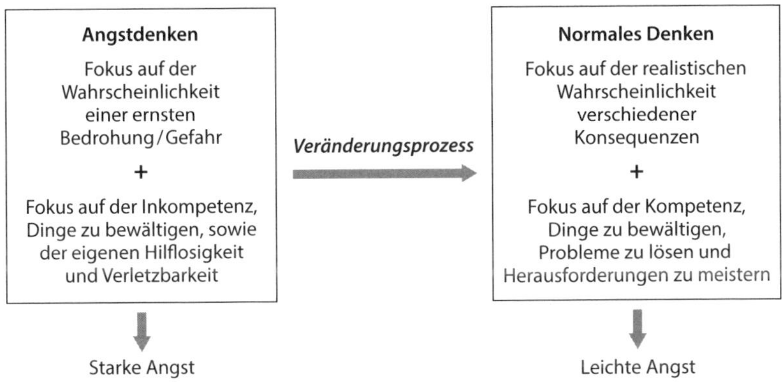

Abbildung 6.1 Die Normalisierung angsterfüllten Denkens

Mithilfe der Übungen, die ebenfalls auf dem kognitiven Ansatz basieren, den Sie nun schon kennengelernt haben, werden Sie Ihre Denkweise so weit normalisieren, dass sie Ihre Angst nicht mehr intensiviert, sondern im Gegenteil abflauen lässt. Die Merkmale angsterfüllten Denkens aus den vorangegangenen Kapiteln, Übungen und Beobachtungen sind in Abbildung 6.2 zusammengefasst.

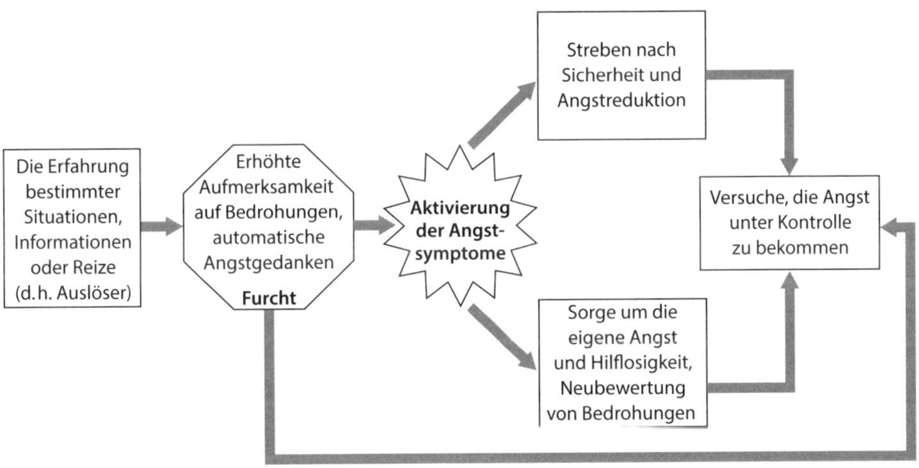

Abbildung 6.2 Die ängstliche Mentalität (Abdruck mit freundlicher Genehmigung aus *Cognitive Therapy of Anxiety Disorders* von David A. Clark und Aaron T. Beck, The Guilford Press 2010, S. 193).

Wie Sie in dem Diagramm sehen können, aktiviert der Auslöser als Erstes das Furchtprogramm. Die Angstsymptome werden erst im zweiten Schritt so richtig angekurbelt, wenn Ihre Aufmerksamkeit sich vor allem auf automatische Gedanken an Bedrohungen und Gefahren richtet. Dann nämlich überschätzen Sie die Wahrscheinlichkeit und Ernsthaftigkeit einer wahrgenommenen Bedrohung sowie Ihre eigene Hilflosigkeit, unterschätzen dafür aber Ihre Sicherheit. In dieser Kombination halten die automatischen Gedanken Ihre Angst in Betrieb. Jedes Mal, wenn Philip daran dachte, für seine Prüfung zu lernen, kam ihm der Gedanke: „Das ist doch aussichtslos; ich kann einfach nichts behalten" (Annahme von Hilflosigkeit), „So werde ich unmöglich eine gute Zensur bekommen" (überschätzte Wahrscheinlichkeit der Bedrohung), „Ich werde beim zweiten Mal noch schlechter abschneiden als beim ersten" (überschätzte Ernsthaftigkeit der Bedrohung) und: „Seit ich vor ein paar Wochen mit dem Lernen angefangen habe, mache ich überhaupt keine Fortschritte" (außer Acht gelassene Hinweise auf Sicherheit).

Das Ziel kognitiver Interventionen besteht darin, diese vier Aspekte angsterfüllten Denkens, die in Tabelle 6.1 zusammengefasst sind, zu korrigieren: die Tendenz zur Annahme, dass das Schlimmste passieren wird (1 und 2), dass man nicht damit zurechtkommt (3) und dass Bedrohungen und Gefahren wahrscheinlicher sind als Sicherheit (4).

Bezeichnung	Definition	Beispiel
1. Hohe Wahrscheinlichkeit einer Bedrohung	Zu denken, dass schlimme Folgen wahrscheinlicher sind, als wirklich realistisch ist	▪ „Wahrscheinlich werde ich eine Panikattacke haben." ▪ „Wahrscheinlich werde ich bei der Besprechung etwas Peinliches sagen." ▪ „Wahrscheinlich finden mich die anderen total daneben und haben lieber nichts mit mir zu tun." ▪ „Die Firma baut gerade Stellen ab; wahrscheinlich bekomme ich bald eine Kündigung."
2. Übertriebene Ernsthaftigkeit der Bedrohung	Zu denken, dass das Schlimmste passiert	▪ „Ich könnte solch eine schwere Panikattacke haben, dass ich ins Krankenhaus muss." ▪ „Das wird die größte Demütigung meines Lebens." ▪ „Ich werde nie Liebe erfahren und mein Leben in Einsamkeit fristen." ▪ „Ich verliere meinen Job und werde wegen der Rezession langzeitarbeitslos."

Bezeichnung	Definition	Beispiel
3. Annahmen der Hilflosigkeit	Zu denken, dass man mit einer zukünftigen Schwierigkeit nicht zurechtkommt	■ „Ich komme gegen diese starke Angst nicht an.“ ■ „Ich weiß nicht, was ich bei Sitzungen sagen soll.“ ■ „Ich habe kein Selbstvertrauen; ich bin nachlässig und mache oft Fehler.“ ■ „Ich bin extrem inkompetent bei der Jobsuche; ich hinterlasse bei Vorstellungsgesprächen einen schlechten Eindruck.“
4. Unterschätzen der Sicherheit	Mangelndes Erkennen der sicheren Aspekte einer Situation	■ Kann nicht erkennen, dass die Angst weniger stark ist als beim letzten Mal, als er an einem öffentlichen Ort war. ■ Kann nicht erkennen, dass Arbeitskollegen bei Sitzungen freundlich und entgegenkommend sind. ■ Kann sich nicht an die Male erinnern, als sie mit ins Gespräch einbezogen wurde. ■ Übersieht die Zeichen, die dafür sprechen, dass keine weiteren Mitarbeiter mehr entlassen werden.

Tabelle 6.1 Vier Aspekte des angsterfüllten Denkens im Visier der kognitiven Therapie

Philips Angstdenken wurde korrigiert, sodass er irgendwann dachte: „Ich behalte mehr von dem Stoff, als ich ursprünglich geglaubt habe“ (mehr Selbstvertrauen), „Wenn ich zusätzliche Zeit aufs Lernen verwende, erhöht das die Wahrscheinlichkeit, dass ich bei der nächsten Prüfung eine bessere Zensur bekomme“ (korrigierte Einschätzung der Wahrscheinlichkeit), „Beim zweiten Mal werde ich eher etwas besser abschneiden als schlechter“ (korrigierte Einschätzung der Ernsthaftigkeit) und: „Ich mag zwar durch das ständige Aufschieben viel Zeit verloren haben, doch kann ich schon viel besser lernen als vor ein paar Wochen“ (Wahrnehmung von Sicherheitssignalen). Philip verlagerte sein Denken immer mehr in eine normale Richtung, indem er acht kognitive Strategien anwendete, die in diesem Kapitel beschrieben werden. Diese „Schritte“, wie wir sie nennen, sollen Ihnen helfen, die Übungen der Reihe nach auszuführen, sind aber allesamt

> Kognitive Interventionen zielen darauf ab, die ängstliche Mentalität zu verändern, indem die automatischen Gedanken an Bedrohungen und Gefahren abgestellt werden. Wenn Sie realistischer denken, werden Sie Ihrer Fähigkeit zur Angstbewältigung stärker vertrauen und besser erkennen, was Ihnen in einer Angstsituation guttut und Sicherheit verleiht.

kombinierbare Bausteine des kognitiven Ansatzes, die zu einem individuellen „Trainingsplan gegen die Angst“ (siehe Kapitel 8) zusammengesetzt werden können.

1. *Schritt: Zurück auf Normal schalten*
2. *Schritt: Automatische Gedanken erfassen*
3. *Schritt: Indizien sammeln*
4. *Schritt: Kosten und Nutzen analysieren*
5. *Schritt: Furcht „entkatastrophisieren“*
6. *Schritt: Denkfehler korrigieren*
7. *Schritt: Alternative Perspektiven entwickeln*
8. *Schritt: Normalisieren trainieren*

Sie werden bemerken, dass die Übungen dieses Kapitels hauptsächlich die Einschätzung von Bedrohungen und Gefahren anvisieren, die Teil Ihres Angstprofils sind. Daher sollten Sie diese Übungen um die dort erkannten Angstgedanken, Meinungen und kognitiven Irrtümer herum strukturieren.

6.2 Schritt 1: Zurück auf Normal schalten

Um anders denken zu lernen, sollten Sie sich als Allererstes fragen: „Wenn meine Art zu denken im Zustand der Angst falsch oder übertrieben ist, was sollte ich in dieser Situation stattdessen denken?“

Wie gesagt: Jeder Mensch hat Angst. Das ist ganz normal und passiert immer wieder. Beseitigen können Sie die Angst nicht – Sie können sie aber reduzieren! Dieses Ziel werden Sie erreichen, indem Sie sich darauf besinnen, wie Sie im Zustand normaler Angst denken, und damit Ihr unangemessenes, fehlerhaftes Denken im Zustand intensiver Angst ändern. Sicher erinnern Sie sich an die Nervosität vor einer Rede, einer Prüfung, der Begegnung mit fremden Leuten, einem Vorstellungsgespräch, einem medizinischen Eingriff und so weiter. Es gibt unendlich viele Dinge, wegen derer man sich ängstigen könnte! Tragen Sie in die folgende Liste fünf davon ein, die in den letzten paar Monaten passiert sind und bei denen Sie kurz leichte Angst hatten oder besorgt waren.

1. ______________________________

2. ______________________________

3. ______________________________

4. ______________________________

5. ______________________________

Wählen Sie nun eines dieser Erlebnisse aus und füllen Sie die Normalisierungskarte in Arbeitsblatt 6.1 aus. Vergleichen Sie auf der Grundlage der Abbildung 6.2 „Die ängstliche Mentalität" und der Tabelle 6.1, wie Sie bei normaler Angst denken und wie bei starker oder gar krankhafter Angst. Sich immer wieder vor Augen zu führen, wie Sie bei normaler Angst denken, hilft, das mit intensiver Angst verbundene fehlerhafte Denken zu korrigieren. Fragen Sie sich selbst: „Wie könnte ich normaler über die Sache denken, die mir Angst macht?" Wenn Sie beispielsweise an plötzliches Herzklopfen denken oder an Atembeschwerden, vor einer Versammlung zu sprechen, die Sorge, dass Sie jemanden verletzt haben könnten, oder dass Ihr Partner oder Ihre Partnerin Sie nicht mehr liebt – wie sähe eine normalere Denkweise aus? Ihrem Normalisierungsdiagramm können Sie entnehmen, dass Sie bei niedriger Angst normal denken können, daher besteht die Herausforderung nun darin, die gleiche Denkweise bei intensiver Angst anzuwenden. Auf das leere Arbeitsblatt folgt das Beispiel für Philip.

> Sie können realistischer über Ihre Angstthemen denken, indem Sie Ihr „normales Angstdenken" beschreiben und immer dann auf diese Beschreibung zurückgreifen, wenn Ihre Angst durch irgendetwas ausgelöst wird. Üben Sie dies. Es wird Sie an Ihr Ziel bringen, auch bei intensiver Angst normal zu denken.

Tipp

Sollte Ihr Gedächtnis beim Ausfüllen von Arbeitsblatt 6.1 eine Auffrischung in Bezug auf Ihre Angst brauchen, schauen Sie sich noch einmal die Arbeitsblätter 2.2, 3.1 und 5.2 an.

Arbeitsblatt 6.1

Normalisierungskarte

Anleitung: Geben Sie ein Beispiel für normale Angst an und beschreiben Sie dann, wovor Sie am meisten Angst haben und wie Sie dabei denken. Beschreiben Sie dann Ihre Denkweise bei problematischer Angst. Wir haben das ängstliche Denken in die verschiedenen Bestandteile aufgeteilt, die in Tabelle 6.1 aufgeführt sind.

1. Beispiel für ein Erlebnis normaler Angst: ______________________________

____

____

2. Problematisch wird die Angst bei folgendem Thema: ______________________

____

____

Aspekte ängstlichen Denkens	Denken bei normaler Angst	Denken bei problematischer Angst
Wahrscheinlichkeit Wie wahrscheinlich sind negative Folgen?		
Ernsthaftigkeit Wie ernsthaft sind die negativen Folgen?		
Hilflosigkeit Wie hilflos oder unfähig fühlen Sie sich angesichts der Bewältigung der möglichen negativen Folgen?		
Unterschätzte Sicherheit Was könnte an dem, was Ihnen Angst macht, sicher oder gut sein, das Sie aber übersehen?		

Normalisierungskarte

1. Beispiel für ein Erlebnis normaler Angst: *Vergangenes Jahr musste ich ein Referat halten. Ich hatte Angst davor, bereitete mich aber darauf vor und kam trotz meiner Nervosität gut durch.*

2. Problematisch wird die Angst bei folgendem Thema: *die Vorbereitung auf meine Bewerbung und die Aufnahmeprüfung für das Jurastudium.*

Aspekte ängstlichen Denkens	Denken bei normaler Angst	Denken bei problematischer Angst
Wahrscheinlichkeit Wie wahrscheinlich sind negative Folgen?	*Ich bin bei Referaten immer nervös, und dann läuft es ganz gut. Viele Leute sind nervös, wenn sie vor anderen reden.*	*Ich weiß einfach, dass es bei der Juraprüfung nicht gut laufen wird. Ich kann mir einfach kein gutes Resultat vorstellen.*
Ernsthaftigkeit Wie ernsthaft sind die negativen Folgen?	*Ich schaffe es, ein ganz gutes Referat zu halten, auch wenn ich nervös bin. Ich bekomme zwar nicht die beste Note, bin aber zufrieden mit dem Ergebnis. Es ist mir nicht so wichtig und wirkt sich nicht so sehr auf die Gesamtzensur aus, auch wenn ich nicht so gut bin, wie ich gerne wäre.*	*Mein Leben ist ruiniert. Wenn ich bei der Aufnahmeprüfung nicht gut abschneide, kann ich nie Jura studieren. Ich bin echt ein Versager und schäme mich vor mir selbst und vor meiner Familie.*
Hilflosigkeit Wie hilflos oder unfähig fühlen Sie sich angesichts der Bewältigung der möglichen negativen Folgen?	*Ich habe schon früher Referate gehalten, wenn ich nervös war, und kann das wiederholen. Natürlich fühle ich mich dabei unwohl, schaffe es aber trotzdem, mich so auszudrücken, dass die anderen verstehen, was ich sagen will.*	*Ich verstehe nicht, was mit mir nicht stimmt. Ich kann überhaupt nichts behalten von dem, was ich lerne. Ich bin vollkommen unfähig, die Aufnahmeprüfung zu bestehen. Ich gebe auf.*
Unterschätzte Sicherheit Was könnte an dem, was Ihnen Angst macht, sicher oder gut sein, das Sie aber übersehen?	*Ich habe meine Powerpoint-Präsentation und meine Notizen, an die ich mich halten kann, auch wenn ich Angst habe. Sie helfen mir für den Fall, dass ich vor Angst einen Blackout habe.*	*Ich mache beim Lernen für diese Prüfung keine Fortschritte. Das ist eine totale Zeitverschwendung. Die einzige Lösung besteht darin, aufzugeben, damit diese Qual endlich ein Ende hat.*

SELBSTHILFEÜBUNG 6.1

Normalisieren Sie Ihr Denken

Nehmen Sie eine Karteikarte und notieren Sie Ihr „normales Angstdenken" bezüglich Ihres wichtigsten Angstthemas. Tragen Sie diese „Normalangstkarte" immer bei sich und greifen Sie im Fall, dass Sie Angst bekommen, sofort nach ihr. Falls Sie mehrere Ängste haben, machen Sie für jede eine Karte. Sie könnten dafür auch Ihr Smartphone oder eine andere digitale Form verwenden.

Philips Normalangstkarte bezüglich seiner Aufnahmeprüfung

Im Moment habe ich noch ein paar Monate Zeit, mich auf die Prüfung vorzubereiten. Ich könnte beim nächsten Mal noch schlechter abschneiden, aber auch besser. Die Zukunft ist ungewiss, doch werde ich das nächste Mal besser vorbereitet sein, weil ich mehr Zeit mit Lernen verbracht habe, als beim ersten Mal. Ich habe bisher alle Prüfungen bestanden und war immer überrascht, wie viel mir einfällt, wenn ich Angst habe. Nicht Jura zu studieren ist nicht das Ende der Welt. Rechtsanwälte sind nicht gerade die glücklichsten und zufriedensten Menschen. Ich kann mir vorstellen, ein erfülltes Leben zu führen, auch wenn ich etwas anderes tue. Außerdem habe ich gerade einen Probetest gemacht und war überrascht, wie gut das ging, obwohl ich im letzten Monat nicht viel gelernt habe. Ich werde es also noch ein letztes Mal versuchen und mich dann gegebenenfalls neu orientieren.

6.3 Schritt 2: Automatische Angstgedanken erfassen

Nur zu leicht verfängt man sich in den Schlingen des Katastrophendenkens. Unter anderem deswegen, weil es so automatisch einsetzt, dass man sich eine ängstliche Denkweise schon angeeignet hat, bevor man sich versieht. Wir lehren daher „automatische Angstgedanken zu packen und festzuhalten", damit diese langsam genug sind, um sie näher betrachten und korrigieren zu können. In diesem zweiten Schritt, in der Umwandlung der ängstlichen Mentalität, lernen Sie also eine neue kognitive Fähigkeit: übertriebene Gedanken an Gefahren und Bedrohungen immer schneller bewusst zu erkennen.

Verwenden Sie das Tagebuch zur Begutachtung von Bedrohungen, um Ihre Fähigkeit zu schulen, automatische Gedanken an Katastrophen während der Angst festzuhalten. Das wird Ihr automatisches Denken verlangsamen und das Gefühl der Unkontrollierbarkeit schwächen, das Ihre Angst begleitet.

Wie alle Techniken muss auch das Erfassen automatischer Angstgedanken gut geübt werden, was manchen leichter fallen wird als anderen. Doch unabhängig vom jeweiligen Ausgangspunkt kommt niemand, der unter Angst leidet, umhin, das Wahrnehmen der eigenen Denkprozesse zu üben. Notieren Sie Ihre automatischen Angstgedanken auf einer Kopie des Arbeitsblatts 5.4. Wählen Sie ein Ereignis aus Ihrem Alltag und gliedern Sie es in die vier Hauptbereiche der kognitiven Therapie: die übertriebene Wahrscheinlichkeit und die übertriebene Ernsthaftigkeit einer Bedrohung, die Annahme von Hilflosigkeit und die Unterschätzung von Sicherheit.

SELBSTHILFEÜBUNG 6.2

Achten Sie auf Ihre Gedanken

Wir schlagen vor, das Erfassen der zentralen Angstgedanken in zwei Schritten zu lernen:

1. Beginnen Sie mit Arbeitsblatt 5.4 „Angstgedanken“ und halten Sie eine Woche lang all Ihre automatischen Gedanken an eine Bedrohung fest. Stellen Sie sich dabei folgenden Fragen:
   - „Was ging mir als Erstes durch den Kopf, als ich Angst bekam?“
   - „Wovor hatte ich Angst? Worauf könnte es im schlimmsten Fall hinauslaufen, welche Katastrophe könnte in dieser Situation passieren?“
   - „Was an dieser Situation macht mir am meisten Sorge, wie geht es mir dabei?
2. Gliedern Sie mithilfe von Arbeitsblatt 6.2 „Tagebuch der Gefahrenanalyse“ die übertriebenen Gedanken an eine Bedrohung oder Gefahr in die vier erwähnten Bestandteile auf. Machen Sie sich mehrere Kopien von der Vorlage. Sie werden sich ein bis zwei Wochen lang ausschließlich darauf konzentrieren, mit diesem Formular das Festhalten Ihrer Angstgedanken zu lernen. Natürlich können Sie es auch später noch benutzen, so lange, wie Sie mit diesem Übungsbuch an der Verbesserung Ihrer Fähigkeiten arbeiten.

Tipp

Manchmal zögert man, auf die eigenen Angstgedanken zu achten, weil man befürchtet, dass sie dadurch noch schlimmer werden. Wenn Sie sie einfach nur (in Ihrem Tagebuch) aufschreiben, könnte diese Sorge auch legitim sein. Doch diese Phase der Selbstbeobachtung ist nur ein, wenngleich wichtiger, Zwischenschritt. Die fortgeschritteneren Strategien werden Ihnen erst etwas nutzen, wenn Sie fähig sind, Ihre automatischen Angstgedanken zu erfassen. Diese und ähnliche Vorstellungen zu erkennen, aufzuschreiben und nachzulesen wird das Katastrophendenken verlangsamen und das Verständnis Ihrer Ängste vertiefen.

Wenn Ihre Angst so stark ist, dass Sie dabei nicht schreiben können, versuchen Sie, das Formular so bald wie möglich auszufüllen. Sollte die Aufgabe in Arbeitsblatt 6.2, detaillierte Informationen zu geben, Sie überfordern, könnten Sie wieder zu Arbeitsblatt 5.4 zurückgehen und noch ein wenig länger damit arbeiten. Sie sollten jedoch Arbeitsblatt 6.2 anstreben, weil das Korrigieren des übertriebenen Denkens an die Wahrscheinlichkeit und Ernsthaftigkeit von Bedrohungen eine wichtige kognitive Intervention darstellt.

Arbeitsblatt 6.2

Tagebuch der Gefahrenanalyse

Ängstlicher Gedanke an eine Gefahr	**Einschätzung der Wahrscheinlichkeit** Wie wahrscheinlich sind negative Folgen?	**Einschätzung der Ernsthaftigkeit** Wie ernst zu nehmend sind die negativen, bedrohlichen Folgen?	**Hilflosigkeit** Wie stark ist Ihr Gefühl, hilflos zu sein und bedrohliche Folgen nicht bewältigen zu können?	**Unterschätzte Sicherheit** Was könnte es geben, das sicher oder positiv ist, das Sie aber übersehen?
1.				
2.				
3.				
4.				

6.4 Schritt 3: Indizien sammeln

Bestimmt haben Sie im Fernsehen schon einmal *Tatort* oder *CSI* gesehen und die Frage gehört: „Was haben wir?“ Oder: „Was liegt vor?“ Damit fragen die Kommissare danach, welche Indizien es gibt und worauf diese schließen lassen. Wie wäre es, wenn Sie in Bezug auf Ihre Angstgedanken an Bedrohungen und Gefahren ebenfalls nach Indizien suchen würden, die die Gefahr, die in Ihrer Vorstellung existiert, entweder bestätigen oder ausschließen? Falls Sie unter Panikattacken leiden – welche Indizien weisen darauf hin, dass Ihr Herzklopfen Zeichen eines Herzinfarkts ist? Falls Sie unter Sozialphobie leiden – welche Indizien weisen darauf hin, dass Sie sich vor anderen blamieren?

Eine detektivische Perspektive einzunehmen und die eigenen Angstgedanken und Annahmen infrage zu stellen ist extrem schwer. Vor lauter Emotionalität verlieren viele Betroffene ihre Fähigkeit zu logischem Denken. Diese ist in der kognitiven Therapie jedoch wichtig, weil sie hilft, die Angst im Denken und Urteilen zu mindern. Das Sammeln von Indizien ist eine der wichtigsten kognitiven Therapiestrategien zur Korrektur übertriebener Gedanken an Gefahren und Bedrohungen, die verantwortlich für Ihre Angst sind.

> In der kognitiven Therapie werden übertrieben ängstliche und beängstigende Gedanken an Bedrohungen und die eigene Hilflosigkeit korrigiert, indem man sie mithilfe von Indizien infrage stellt. Damit diese entscheidende Technik die Angst effektiv mindert, muss das Sammeln von Indizien täglich geübt werden.

Angela zum Beispiel wurde immer wieder von angstvollen Gedanken an Tod und Sterben bedrängt. Dann suchte sie bei ihrem Mann nach Bestätigung, dass sie gesund war und nicht kurz davorstand, an einer unheilbaren Krankheit zu sterben. Diese Gedanken machten ihr so sehr Angst, dass sie glaubte, für einen frühen Tod bestimmt zu sein; dass das ständige Denken an den Tod ein schlechtes Omen sei. Obwohl sie wusste, dass das unlogisch war, ging es ihr nicht besser. Je öfter sie diese „Todesgedanken“ hatte, desto ängstlicher wurde sie. Mithilfe des Gefahrenanalysetagebuchs konnte Angelas Therapeut ihre zentrale Furcht aufdecken: „dass der Gedanke an den Tod eine gefährliche Bedrohung ist, weil er den Tod wahrscheinlicher macht“. Dann sollte Angela Indizien sammeln, die entweder für oder gegen diese Annahme sprachen.

SELBSTHILFEÜBUNG 6.3

Sammeln Sie Indizien

Effektives Sammeln von Indizien braucht Zeit und Training. Da bei jeder Angst so viele Indizien zusammenkommen, dass sie eine oder sogar mehrere Seiten füllen, sollten Sie genügend Kopien von Arbeitsblatt 6.3 „Gesammelte Indizien" zur Verfügung haben. Diese Vorlagen brauchen Sie dann auch für weitere Ängste.

1. Beginnen Sie mit Arbeitsblatt 6.3, wenn Sie gerade keine Angst haben. Schreiben Sie in die erste Zeile Ihren zentralen Angst- oder Katastrophengedanken.
2. Tragen Sie das Formular über die kommende Woche bei sich. Fragen Sie sich jedes Mal, wenn Sie sich bedroht fühlen: „Warum sollte ich davor Angst haben?" oder: „Warum sollte ich keine Angst davor haben?" und sammeln Sie Indizien für oder wider den Gedanken an die Bedrohung. Ziel ist es, so viele Beweise und Gegenbeweise wie möglich zusammenzubekommen. Wenn Sie mit Ihrer Liste fertig sind, markieren Sie das Indiz, das Sie am meisten überzeugt.
3. Sobald Sie genügend Indizien für und wider Ihren zentralen Angstgedanken haben, bewerten Sie die Wahrscheinlichkeit und Ernsthaftigkeit der Konsequenzen auf Basis Ihrer gesammelten realistischen Indizien. Achten Sie darauf, dass Ihre Einschätzung wirklich darauf basiert und nicht auf dem, was Sie fühlen.

Philip schrieb folgenden Gedanken auf sein Formular: „Ich kann nicht für die Aufnahmeprüfung lernen, weil ich mich nicht konzentrieren und mich an nichts erinnern kann (Punkt 1). Dann führte er folgende Indizien für seinen Gedanken auf:

- Er hatte in den vergangenen Wochen nicht gelernt (Indiz für das Eintreten des Schlimmsten).
- Wenn er versuchte zu lernen, bekam er starke Angst (Indiz für das Eintreten des Schlimmsten).
- Selbst wenn er weniger Angst hatte, konnte er höchstens 20 Minuten lang lernen (Indiz für seine Unfähigkeit).
- Wenn er sein Wissen anhand von Kontrollfragen überprüfte, nachdem er nur ein wenig gelernt hatte, erwiesen sich seine Antworten oft als falsch (Indiz für die hohe Wahrscheinlichkeit seiner Vergesslichkeit).

Philip fiel es sehr schwer, Indizien zu finden, die seinem Angstgedanken widersprachen, kam aber schließlich auf Folgendes:

- Als er beschloss, seine Bücher wenigstens aufzuschlagen und nur ein paar Seiten zu lesen, stellte er überrascht fest, dass er, wenn er sich nicht unter Druck setzte, fähig war, den Lernstoff zu behalten (Indiz gegen das Eintreten des Schlimmsten).
- Philip räumte ein, dass er in der Vergangenheit mehr Kontrollfragen richtig beantwortet hatte. Offensichtlich konnte er sich teilweise an den Lernstoff erinnern (Indiz gegen das Eintreten des Schlimmsten).

- Als Bachelor-Student hatte Philip sich als sehr fähig erwiesen, für Prüfungen zu pauken und in kürzester Zeit sogar große Mengen an Lernstoff zu behalten (Indiz gegen die Unfähigkeit).
- Er fand heraus, dass er sich besser auf die Prüfung vorbereiten konnte, wenn er seine Lernzeiten jeweils auf 20 Minuten begrenzte und dazwischen immer Pausen einlegte (Indiz für Sicherheit und Bewältigungsfähigkeit).
- Selbst wenn er beim Lernen starke Angst bekam, war es nicht so, dass er sich überhaupt nichts merken konnte (Indiz gegen die Wahrscheinlichkeit und Ernsthaftigkeit der schlimmsten Folge).

Allein auf der Grundlage dieser Indizien kam Philip zu der Einsicht, dass die Wahrscheinlichkeit, sich an gar nichts zu erinnern, niedriger was als die der weniger schlimmen Folge – nämlich weniger von dem Lernstoff zu behalten als gewünscht. Von nun an füllte er das Formular jedes Mal aus, wenn er beim Lernen dachte, dass er nichts behalten konnte, und deswegen Angst bekam. Ein Vergleich der Indizien auf dem Formular mit seinen Angstgedanken ergab, dass ihm ein Irrtum unterlaufen war: Die Bedrohung existierte nur in seiner Vorstellung (d. h. er hatte sich die negativen Folgen seiner Lernschwierigkeiten also eingebildet). Indem er sein übertriebenes Angstdenken als Denkfehler erkannte, konnte er diesen korrigieren.

Tipp

Falls Ihnen das Sammeln von Indizien schwerfällt, orientieren Sie sich an den Fragen, die unter den Spaltenüberschriften in Arbeitsblatt 6.3 stehen und den in Arbeitsblatt 6.2 aufgeführten Kategorien entsprechen. Lesen Sie auch ruhig noch einmal Ihre Antworten in Arbeitsblatt 6.2, damit Sie gezielter nach Indizien suchen können. Und betrachten Sie die Vorteile des Indiziensammelns realistisch. Erwarten Sie nicht, dass Ihre Angst von heute auf morgen verschwindet, nur weil Sie Beweise haben, die gegen sie sprechen. Das Sammeln von Indizien ist eine Strategie, um den Angstgedanken *jedes Mal dann zu korrigieren, wenn er sich einschleicht!* Deswegen ist es so wichtig, die Reaktion auf Ängste immer wieder zu üben, indem man die Angstgedanken *ständig infrage stellt, und zwar unermüdlich*: „Aber was zeigt mir jetzt, dass ich die Wahrscheinlichkeit und die Ernsthaftigkeit der Situation überschätze und meine Fähigkeit, sie zu bewältigen, unterschätze, bzw. mir die Dinge entgehen, die für Sicherheit sorgen?“

Arbeitsblatt 6.3

Gesammelte Indizien

Datum: ___________________

Schreiben Sie den ängstlichen Gedanken an eine Bedrohung oder Gefahr auf, den Sie hinterfragen möchten:

____

Indizien für die angenommene Gefahr Welche Indizien sprechen dafür, dass die Gefahr sehr wahrscheinlich Wirklichkeit wird? Welche Indizien deuten darauf hin, dass das Schlimmste eintreten wird? Welche Indizien finden Sie dafür, dass Sie die negativen Folgen nicht bewältigen können?	**Indizien wider die angenommene Gefahr** Welche Indizien sprechen dafür, dass die Gefahr nicht so wahrscheinlich ist, wie Sie denken? Welche Indizien deuten darauf hin, dass die Folgen nur etwas unangenehm sein werden? Liegen Indizien vor, die besagen, dass Sie die negativen Folgen nicht bewältigen können? Gibt es irgendwelche Indizien dafür, dass Sie in der Situation sicherer sind, als Sie denken?
1.	
2.	
3.	
4.	

* Verwenden Sie zusätzliches Papier für weitere Indizien.

Bewerten Sie auf einer Skala von 0 (wird sicher nicht eintreten) bis 100 (wird sicher eintreten) und rein auf der Basis der gesammelten Indizien (und nicht darauf, wie Sie sich fühlen), wie wahrscheinlich es ist, dass das Befürchtete eintreten wird: ___________

Bewerten Sie rein auf der Basis der gesammelten Indizien, wie schwerwiegend die wahrscheinlichste Folge ist, auf einer Skala von 0 (überhaupt kein Problem) bis 100 (das mit Abstand Schlimmste, das Sie sich vorstellen können): ___________

6.5 Schritt 4: Kosten und Nutzen analysieren

Wer unter Angst leidet, reagiert darauf oft so, dass die Angst langfristig verschlimmert wird, aus der Überzeugung heraus, nur besorgtes Grübeln, Vermeidung, Sicherheitsstreben und Ähnliches könne helfen. Der eine denkt bei jedem unerwarteten Brustschmerz an einen Herzinfarkt, die andere macht sich ständig Sorgen um ihre Finanzen. Wie viel Kraft dieser „Angst-Denkmodus" braucht, zeigt die nächste kognitive Therapiestrategie, die Kosten-Nutzen-Analyse Ihres angsterfüllten Denkens (Arbeitsblatt 6.4).

Falls Sie schon lange unter Angst leiden und dieses Denken schon zu einem festen Teil Ihres Lebens geworden ist, haben Sie womöglich vergessen, welch hohen Preis er von Ihnen fordert. Mithilfe einer Kosten-Nutzen-Analyse können Sie Ihr fehlerhaftes Denken effektiv korrigieren. Führen Sie sich den hohen Preis vor Augen, den Sie dafür zahlen, wenn Sie übertriebenen Gedanken an Gefahren und Bedrohungen weiterhin Gehör schenken. Das wird Ihnen helfen, in Zukunft weniger Energie in die Gewohnheit zu investieren, „immer vom Schlimmsten auszugehen".

Sammeln Sie Indizien und erstellen Sie eine umfassende Kosten-Nutzen-Analyse Ihrer automatischen ängstlichen Gedanken und Annahmen. Wenden Sie diese zusätzlichen Strategien an, wann immer Sie Angst haben.

SELBSTHILFEÜBUNG 6.4

Erstellen Sie eine Kosten-Nutzen-Analyse

1. Machen Sie mehrere Kopien von Arbeitsblatt 6.4 und führen Sie Ihre Kosten-Nutzen-Analyse durch, wenn Sie gerade keine Angst haben. Schreiben Sie einen bestimmten Angstgedanken oder Glaubenssatz auf und überlegen Sie sich dann dessen langfristige Vor- und Nachteile. Es sollte sich dabei unbedingt um ganz konkrete Dinge handeln. Vermeiden Sie Verallgemeinerungen oder vage Gründe, da diese Ihnen bei Angst nicht helfen werden.
2. Markieren Sie die Vor- und Nachteile, die Ihnen am wichtigsten sind.
3. Versuchen Sie, auf gemäßigte, realistischere Gedanken und Überzeugungen zu kommen, und machen Sie die Übung noch einmal damit. Greifen Sie ruhig auf Ihre Normalisierungskarte zurück, um auf Ideen für eine realistischere und gemäßigtere gedankliche Umgangsweise mit Ihren Ängsten zu kommen.
4. Versuchen Sie, das Kosten-Nutzen-Formular unmittelbar nach einer Angstphase auszufüllen, und zwar mehrere Tage hintereinander. Fügen Sie laufend neue Vor- und Nachteile hinzu, die Sie während einer angstfreien Phase vielleicht übersehen haben, und korrigieren oder löschen Sie alte.

5. Schauen Sie sich das Kosten-Nutzen-Formular immer wieder an, damit Ihnen die Vor- und Nachteile ängstlichen Denkens so vertraut werden, dass Sie Ihnen ganz automatisch einfallen, wenn Ihre Angst wieder anschwillt.

Jeremy hatte eine generalisierte Angststörung. Seine größte Sorge war unter anderem diese: „Ich spare nicht genug Geld, um mich vor einer zukünftigen Finanzkatastrophe zu schützen." Er trug sie in das Kosten-Nutzen-Formular ein, dazu verschiedene Vor- und Nachteile, und markierte diejenigen, die ihm am wichtigsten waren. Als kurz- und langfristige Vorteile nannte er:

1. Der Zwang, jeden Monat Geld zu sparen, vermehrt meine Geldanlagen.
2. Ich achte genauer auf meine Ausgaben.
3. Ich könnte einen finanziellen Verlust besser verkraften.
4. Im Fall von Arbeitslosigkeit würde ich mein Haus nicht verlieren oder in Konkurs gehen.
5. Mir ist wohler zumute, wenn ich spare.

Die Nachteile dieser Befürchtung:

1. Je mehr ich darüber nachdenke, dass ich nicht genug spare, desto ängstlicher und angespannter werde ich.
2. Sobald ich einmal anfange, mir Sorgen zu machen, weil ich nicht genug spare, kann ich nicht mehr damit aufhören; es frisst mich noch auf.
3. Ich schlafe schlecht, weil ich mich um meine Geldanlagen sorge.
4. Ich habe wenig Freude am Leben, weil ich mich ständig um meine Finanzen sorge.
5. Aus Angst vorm Geldausgeben gönne ich mir noch nicht einmal kleine Freuden.
6. Meine Frau und ich streiten uns dauernd um Geld; sie hat schon gedroht, mich zu verlassen.
7. Meine Finanzen halten mich innerlich so beschäftigt, dass ich mich immer weniger um meine Kinder kümmere und sie mir fremd geworden sind.
8. Jede Nacht brüte ich stundenlang über meinen Geldanlagen, das ist wirklich frustrierend.

Obwohl Jeremy eine ganze Weile brauchte, um zu einer realistischeren und ausgewogeneren Betrachtungsweise seiner Finanzen zu gelangen, kam er schließlich auf das Folgende: „Ich spare genug Geld für einen vorübergehenden, mittelschweren Geldverlust, aber eine längere Phase des finanziellen Ruins fängt dieses Polster nicht ab." Die Vorteile seiner alternativen Perspektive lauteten:

1. Ich habe weniger Angst um meine Finanzen, weil ich keine riesigen Ersparnisse als Sicherheitsnetz brauche.
2. Ich kann Börsenschwankungen besser tolerieren.
3. Ich habe weniger Bedürfnis, meine Geldanlagen zu überwachen.
4. Ich habe mehr Freiheit, um mir auch im Alltag etwas Gutes zu gönnen.
5. Ich streite mich weniger mit meiner Frau, weil ich nicht mehr so erpicht darauf bin, unsere Ausgaben zu kontrollieren.

Mögliche Nachteile der Alternative:

1. Weniger Geld zu sparen bedeutet ein kleineres Portfolio.
2. Ich werde in Zukunft nur noch kleinere finanzielle Verluste verkraften können.

Tipp

Womöglich finden Sie diese Kosten-Nutzen-Analyse nicht sehr hilfreich, weil das allein die Angst nicht reduziert. Oft ist es viel zielführender, gleichzeitig Indizien zu sammeln. Außerdem ist es wichtig, die Kosten-Nutzen-Analyse nicht rein intellektuell zu betrachten, sondern die übertriebenen Nachteile gründlich zu erwägen und zu überdenken, auch emotional. Zu diesem Zweck müssen Sie Ihrem Kosten-Nutzen-Formular Zeit widmen, es kontinuierlich ergänzen und häufig überarbeiten. Tragen Sie es immer bei sich, damit Sie es bei Angst lesen können. Denken Sie daran: „Ich kann wählen, ob ich an das Allerschlimmste denke, das mir in Zukunft passieren könnte, oder an die weniger bedrohliche Alternative. Was ist besser für mich? Ist meine Neigung, den Blick immer auf die schlimmste Möglichkeit zu richten, gut für mich oder hat das eher negative Folgen? Was kostet es mich, immer vom Schlimmsten, Bedrohlichsten oder Gefährlichsten auszugehen?“

Arbeitsblatt 6.4

Kosten-Nutzen-Analyse

Datum: ___________________

1. Beschreiben Sie kurz Ihren angsterfüllten Gedanken oder Glaubenssatz:

____

Kurz- und langfristige Vorteile	Kurz- und langfristige Nachteile
1.	1.
2.	2.
3.	3.
4.	4.
5.	5.
6.	6.

Markieren Sie die Vor- und Nachteile, die Ihnen am wichtigsten sind.

2. Beschreiben Sie kurz eine Alternative dazu:

____

Kurz- und langfristige Vorteile	Kurz- und langfristige Nachteile
1.	1.
2.	2.
3.	3.
4.	4.
5.	5.
6.	6.

Markieren Sie die Vor- und Nachteile, die Ihnen am wichtigsten sind.

6.6 Schritt 5: Furcht entkatastrophisieren

Automatische Gedanken und Verhaltensweisen bei Angst sind oft Versuche, eingebildete Katastrophen oder Schlimmstfallszenarien zu vermeiden. Renee bekam immer starke Angst, wenn ihre Atemwege verstopft waren. Sie räusperte sich häufig und versuchte, tief zu atmen. Obwohl die Möglichkeit zu ersticken ihr Angst einjagte, war die eigentliche Furcht die, dass die Symptome auf eine degenerative neurologische Krankheit wie Amyotrophe Lateralsklerose (ALS) zurückgingen. Sie fürchtete sich so sehr davor, dass schon die Erwähnung von solcherlei Krankheiten sofort Angst auslöste.

Bei einer Angststörung werden solche Befürchtungen oft zum „Albtraum", der unter allen Umständen vermieden werden muss. In diesem Fall ist eine Konfrontation mit der eingebildeten Katastrophe therapeutisch sehr zweckmäßig, um der Angst die Macht zu nehmen. Welche Katastrophe liegt Ihrer Angst zugrunde: eine unheilbare Krankheit, ein tödlicher Unfall, eine Demütigung, die Wiederholung eines früheren Traumas oder eine Art des persönlichen Ruins? Ihrer Befürchtung das Katastrophale, d. h. Ihrem Denken den ängstlichen Wind aus den Segeln zu nehmen, ist eine wichtige Intervention der kognitiven Therapie.

Um die Vorstellung des schlimmsten Falles – die eigentliche Furcht hinter exzessiver Angst – zu entkatastrophisieren, müssen Sie eine detaillierte Beschreibung der Katastrophe abgeben. Üben Sie immer wieder, sich dieser Katastrophe in der Vorstellung auszusetzen, und freunden Sie sich mit einem Plan zur Bewältigung dieses Desasters an.

SELBSTHILFEÜBUNG 6.5

Entkatastrophisieren Sie Ihre Furcht

1. Benennen Sie das Katastrophenszenario, die ultimative Furcht an der Quelle Ihrer Angst. Sie müssen mit Ihrer tiefsten Furcht arbeiten, damit das Entkatastrophisieren effektiv ist. Worum geht es dabei? Einen geliebten Menschen zu verlieren, sich eine tödliche Krankheit einzufangen, von allen abgewiesen zu werden und ein einsames Leben zu führen oder ein wichtiges Lebensziel nicht zu erreichen? Worin auch immer Ihre Katastrophe besteht – es ist die Situation, vor der Ihnen am meisten graut.
2. Nehmen Sie ein Blatt Papier und beschreiben Sie dieses schlimmste aller Szenarien. Beschreiben Sie so detailliert wie möglich, was Ihnen passieren könnte. Wie stellen Sie sich das vor? Warum würde Ihnen eine solche Tragödie zustoßen? Welche körperlichen und psychischen Schäden haben Sie in Ihrer Vorstellung davongetragen? Wie haben Sie darauf reagiert? Wie hat Ihre Familie, wie haben Ihre Freunde oder Arbeitskollegen und -kolleginnen reagiert? Wie würde sich die Katastrophe auf Ihr Leben auswirken? Was könnten Sie noch immer tun bzw. nicht mehr tun? Worin würde Ihre Lebensqualität bestehen? Wie würden Sie diese Katastrophe bewältigen?

3. Gehen Sie Ihre Beschreibung noch einmal langsam durch. Versuchen Sie sich vorzustellen, wie es wäre, dieses Horrorszenario wirklich zu erleben. Tun Sie dies mindestens 30 Minuten lang täglich, mehrere Tage hintereinander, und stellen Sie sich so genau wie möglich vor, wie Ihr Leben „im Auge des Sturms“ aussähe. Betrachten Sie Ihre Beschreibung nicht als intellektuelle Übung, sondern lassen Sie auch die Emotionen zu, die die Vorstellung bei Ihnen auslöst. Wenn Sie das mehrere Tage hintereinander gemacht haben, werden Sie feststellen, dass das Bild der Katastrophe immer weniger Angst bei Ihnen auslöst. Wenn Ihre Angst etwa nur noch halb so stark ist, ist es Zeit für den nächsten Entkatastrophisierungsschritt.
4. Arbeiten Sie an einem problemorientierten Plan, wie Sie die Katastrophe bewältigen könnten, für den Fall, dass sie jemals wahr werden sollte. Was würden Sie tun, um die Folgen abzufangen? Wie würden Sie mit Ihrer Arbeit, Ihrer Familie, Ihrem sozialen Umfeld, Ihrer Freizeit und Ihren Hobbys umgehen? Was könnten Sie tun, um sich wenigstens ein bisschen Lebensqualität zu bewahren? Wie könnten Sie zu einer hoffnungsvolleren und optimistischeren Einstellung gegenüber dieser Situation finden? Kennen Sie jemanden, der etwas Ähnliches erlebt hat und trotzdem gut damit zurechtkam? Was hat diese Person getan, das Sie ebenfalls tun könnten? Schreiben Sie diesen Bewältigungsplan auf dasselbe Blatt, auf dem Sie Ihre Katastrophe aufgeschrieben haben.
5. Stellen Sie sich zwei Wochen lang jeden Tag vor, wie Sie effektiv mit dem Katastrophenszenario umgehen. Wiederholen Sie diese Übung so oft, bis Sie sich wirklich vorstellen können, die Katastrophe zu bewältigen, und Ihre Angst nur noch ein Drittel ihrer ursprünglichen Intensität hat.

Philip fürchtete sich vor dem für ihn katastrophalen Szenario, es nicht auf die rechtswissenschaftliche Fakultät zu schaffen und sich den Rest seines Lebens als „Versager der Familie“ zu fühlen. Als schlecht bezahlter Hilfsarbeiter würde er weder heiraten noch eine Familie gründen, und nie würde er das Gefühl haben, erfolgreich zu sein. Dieses Szenario stellte er sich so oft vor, bis seine Angst auf die Hälfte geschrumpft war. Dann überlegte er sich eine bessere Umgangsweise mit der Situation und wie er vielleicht auch ohne Jurist zu sein einen Sinn im Leben erkennen könnte. Wie er trotzdem mit anderen Menschen zusammenkommen würde und fähig zu engen Beziehungen wäre, ohne ein „wichtiger Mann“ zu sein, und wie er trotz seiner Enttäuschung das Beste aus seinem Leben machen würde. Er stellte sich vor, es bliebe ihm nichts anderes, als in einer Videothek zu arbeiten. Er würde nicht viel verdienen und müsste in einer Wohngemeinschaft leben, was aber bedeuten könnte, Freunde zu haben, mit denen er sich an Abenden und Wochenenden vergnügen könnte. Außerdem könnte er vielleicht nur halbtags arbeiten und nebenbei Betriebswirtschaftslehre studieren. Letztlich war Philip durch diese Übung in der Lage, seine Angst, nicht zum Jurastudium zugelassen zu werden und zu versagen, erheblich abzubauen.

Tipp

Falls die Entkatastrophisierungsübung Ihre Angst nicht reduziert, sollten Sie überprüfen, ob Sie sich auch wirklich eine richtige Katastrophe vorstellen und nicht einfach nur irgendwelche negative Konsequenzen. Stellen Sie sich wirklich das Allerschlimmste vor, egal, wie unwahrscheinlich es Ihnen erscheint. Wenn Sie beispielsweise Angst vor dem negativen Urteil Ihrer Arbeitskolleginnen hätten, könnten Sie sich vorstellen, wie die ganze Firma über etwas lacht, dass Sie gesagt haben. Also nicht nur, dass Ihre Kollegin am Schreibtisch nebenan sich über Ihre neue Frisur lustig macht. Ihre Katastrophe muss außerdem direkt mit Ihrem Angstthema zu tun haben. Hören Sie nicht auf, sich die Katastrophe vorstellen, sobald Sie Angst bekommen, und machen Sie diese Konfrontationsübung nicht nur ein- oder zweimal, sondern öfter. Schließlich sollten Sie darauf achten, dass Ihr Bewältigungsplan realistisch ist, und sich wirklich vorstellen, wie Sie ihn umsetzen – Sie müssen sich für Ihren Plan begeistern, damit er funktioniert.

6.7 Schritt 6: Denkfehler korrigieren

Sie haben schon einiges dafür getan, um einzelne kognitive Irrtümer, in die Sie sich bei Angst verstricken, aufzudecken. Diese Fähigkeit sollen Sie nun mithilfe der nächsten Strategie „in freier Wildbahn“ anwenden, damit Sie die Denkfehler schon beim leisesten Anflug von Angst erkennen können.

Sie müssen trainieren, sich Ihre kognitiven Irrtümer bewusst zu machen. Dies spielt eine wichtige Rolle, wenn Sie lernen wollen, die Urheber Ihrer Angst – Ihre Gedanken und Überzeugungen – zu korrigieren.

SELBSTHILFEÜBUNG 6.6

Korrigieren Sie Ihre Denkfehler

1. Lesen Sie sich noch einmal Ihre Notizen zu den Übungen 6.2 und 6.3 durch und schreiben Sie alle Irrtümer auf, die Ihrem ängstlichen Denken unterlaufen.
2. Arbeiten Sie dann über die nächsten paar Wochen daran, das Bewusstwerden Ihrer angstbedingten Denkfehler zu üben. Wann immer Sie Angst bekommen, halten Sie inne und fragen Sie sich: „Was denke ich gerade?“ „Gibt es in meiner Denkweise gerade irgendwelche Fehler oder Irrtümer? „Male ich mir gerade eine Katastrophe aus, ziehe ich voreilige Schlüsse, bin ich kurzsichtig oder habe ich einen Tunnelblick, argumentiere ich emotional oder denke ich alles oder nichts?“ Notieren Sie auf einem Blatt Papier Beispiele häufiger Denkfehler, die Ihnen während einer Angstphase unterlaufen. Innerhalb weniger Tage sollten Sie bereits viele Beispiele zusammengetragen haben. Falls Sie dann wieder einmal Angst haben, halten Sie Ausschau nach diesen Fehlern.

Philip bemerkte, dass das Indiz für seinen Gedanken „Ich kann mich beim Lernen nicht konzentrieren; ich verstehe überhaupt nichts“ mit zahlreichen kognitiven Irrtümern beladen war: Tunnelblick (er sah nur noch das, was er nicht wusste, und übersah das, was er verstanden hatte), emotionale Argumentation (weil er Angst hatte, nahm er an, dass er nicht konzentriert war) und Alles-oder-nichts-Denken („Wenn ich mich beim Lernen nicht an alles erinnere, dann kann ich mich überhaupt nicht mehr konzentrieren“).

Tipp

Sollten Sie einmal eine Erinnerung an all die verschiedenen kognitiven Irrtümer, die in Ihr Denken hineinplatzen, brauchen, holen Sie Tabelle 3.2 wieder vor. Falls Sie immer noch Schwierigkeiten haben, die Fehler in Ihrem eigenen ängstlichen Denken zu erkennen, versuchen Sie, Ihre Freunde und Angehörigen dabei zu ertappen. Die Denkfehler der anderen lassen sich oft leichter erkennen als die eigenen. Wenn Sie das ein paar Mal gemacht haben, versuchen Sie, sich die Fehler klarzumachen, die Ihnen beim Nachdenken über angstfreie Themen unterlaufen, und dann schließlich, wenn Sie Angst haben. Sie können auch Ihren Partner oder eine nahe Freundin, die Ihre Ängste kennen, bitten, Ihnen dabei zu helfen, auf die Irrtümer in Ihrem ängstlichen Denken zu achten. Falls Sie eine Therapie machen, werden Sie dort sicher an dieser Fähigkeit arbeiten.

6.8 Schritt 7: Alternative Perspektiven entwickeln

Es braucht Zeit und Übung, damit eine gesundere und realistischere Interpretation oder Erklärung der Angst nicht mehr nur rein intellektuell vollzogen wird, sondern in eine wirklich akzeptierte, emotionale Überzeugung übergeht.

Auf der Grundlage dessen, was Sie bisher gelesen haben, müsste Ihnen inzwischen völlig bewusst sein, dass Ihr Angstdenken übertrieben, unangemessen und ganz und gar unproduktiv ist. Doch vielleicht wissen Sie einfach nicht, wie eine gesundere Denkweise aussehen könnte. Oder Sie wissen es, schaffen es im Zustand der Angst aber irgendwie nicht, daran zu glauben. Bevor wir uns dem Thema Glaube widmen, wollen wir uns mit der Entwicklung einer alternativen, angstfreien Perspektive auf Ihre Angst befassen. Dazu können Sie Arbeitsblatt 6.5 verwenden.

SELBSTHILFEÜBUNG 6.7

Entwickeln Sie alternative Perspektiven

1. Schreiben Sie Ihre automatischen, ängstlichen oder pessimistischen Interpretationen und dann das Idealziel auf, das Sie sich am meisten wünschen. Gehen Sie anschließend noch einmal Ihre gesammelten Indizien (Arbeitsblatt 6.3) durch und versuchen Sie, eine Auswertung zu schreiben, einen Schluss, der den Indizien auf Ihrem Formular am nahesten kommt. Schreiben Sie als Letztes die Indizien für alle drei Interpretationen auf. Welcher Schluss scheint am glaubwürdigsten? Es folgen einige Fragen, die Sie sich stellen können, wenn Sie nach alternativen Erklärungen oder Interpretationen suchen.
   - „Wie habe ich das Thema, das mir Angst macht bzw. die Situationen, die sie hervorrufen, interpretiert, bevor ich Probleme wegen der Angst bekam?
   - „Wie denken andere Menschen, die nicht unter unangemessener Angst leiden, über diese Themen oder Situationen, die bei mir Angst auslösen?
   - „Welche Interpretation ist rein auf der Basis der Indizien die wahrscheinlichste?“
   - „Was denke ich in einem Zustand der Ruhe und Vernunft über mein Angstthema bzw. dessen Auslöser?“
2. Versuchen Sie nun, diese alternative Erklärung immer dann anzuwenden, wenn Sie Angst bekommen. Sammeln Sie weiterhin Indizien aus Ihrem Alltag, die dafür sprechen, dass die alternative Perspektive realistischer und zutreffender ist. Halten Sie diese auf Arbeitsblatt 6.5 fest.

Jody hatte große Angst in Menschenansammlungen und vermied diese, so gut sie konnte. Ihre automatischen Angstgedanken in dieser Situation: „Ich kann diesen Leuten nicht trauen“, „Sie kommen mir zu nahe und sind eine echte Gefahr für meine Sicherheit; daher muss ich schnell weg, bevor ich die Beherrschung verliere“. Ihr größter Wunsch war es, sich unter fremden Menschen niemals bedroht zu fühlen und nie misstrauisch zu sein. Auf der Grundlage der Indizien und der Dinge, die sie gerade erlebt hatte, kam sie zu der Erkenntnis, dass ihre Erwartungen unrealistisch waren. Die realistischere Alternative in Bezug auf die Angst in Menschenmengen lautete: „Ich weiß, dass ich dieses unangenehme Gefühl des Misstrauens an überfüllten Orten habe. Ich muss mich umschauen und meine Aufmerksamkeit auf die objektiven Anzeichen richten, die mir sagen, dass die gegenwärtige Situation sicher ist und keine persönliche Bedrohung darstellt. Ich bleibe standhaft und lasse das natürliche Ansteigen und Abflauen der Angst zu. Meine jetzige Angst beruht zwar auf frühere Erfahrungen in bedrohlichen Menschenmengen, doch das ist Vergangnheit. Heute befinde ich mich in einem Einkaufszentrum, in dem die Gefahr für die eigene Person sehr gering ist. Obwohl ich große Angst habe und vielleicht sogar eine kurze Panikattacke bekomme, kann ich damit umgehen. Auch körperlich kann ich diese kurzen Phasen intensiver Angst und Erregung gut aushalten.“

Arbeitsblatt 6.5

Alternative Interpretationen

Datum: ____________________

1. Nennen Sie die Katastrophe (das Horrorszenario) in Zusammenhang mit Ihrer Angst:

____

____

2. Nennen Sie die Situation, die Sie sich am meisten wünschen (das bestmögliche Szenario):

____

____

3. Nennen Sie die realistischste (wahrscheinlichste) Situation, auf die es hinauslaufen könnte:

____

____

Indizien für das Befürchtete (die Katastrophe)	Indizien für das Erhoffte (das Idealziel)	Indizien für das Wahrscheinlichste (die Alternative)
1.	1.	1.
2.	2.	2.
3.	3.	3.
4.	4.	4.

Tipp

Die Entwicklung einer ausgewogeneren, gesunderen Perspektive in Bezug auf Angst braucht Zeit und Kraft. Falls Ihnen keine Alternative einfällt, betrachten Sie es als „intellektuelle Übung". Mit anderen Worten: Versuchen Sie nicht, auf eine Perspektive zu kommen, die Sie schon vertreten oder akzeptiert haben, sondern distanzieren Sie sich von der Angst. Stellen Sie sich vor, sie beträfe einem Freund oder einer Kollegin. Wie würden Sie ihm oder ihr raten, darüber zu denken? Sie könnten auch Ihre besten Freundinnen, jemanden aus Ihrer Familie oder Ihren Partner/Ihre Partnerin fragen, wie sie die Situationen betrachten, die Ihnen Angst machen. Wie denken sie generell über Ängste? Wie interpretieren sie zum Beispiel Anspannung, Brustschmerzen, Herzklopfen und andere körperliche Empfindungen, ohne Angst zu bekommen? Eignen Sie sich die angstfreie Perspektive der anderen an, nutzen Sie sie als Ihre Alternative, für die Sie Indizien sammeln, und ersetzen Sie schließlich Ihr Angstdenken mit dieser Alternative. Falls Sie eine kognitive Therapie machen, werden Sie von Ihrer Therapeutin hauptsächlich lernen, eine alternative Perspektive zu akzeptieren.

6.9 Schritt 8: Normalisieren trainieren

Sobald Sie alle Übungen dieses Kapitels gemacht haben, werden Sie wahrscheinlich besser verstehen, was es mit Ihrem angsterfüllten Denken auf sich hat. Angesichts Ihrer gesammelten Indizien, der Kosten-Nutzen-Analyse, des Entkatastrophisierens und der Alternativen können Sie sich jetzt vorstellen, was normal bedeutet.

SELBSTHILFEÜBUNG 6.8

Normalisieren Sie Ihre Angst

1. Knöpfen Sie sich noch einmal Ihre „Normalisierungskarte" aus Arbeitsblatt 6.1 vor. Damit sie Ihre Alternative, die Sie in der letzten Übung entwickelt haben, so genau wie möglich widerspiegelt, sollten Sie entsprechende Änderungen vornehmen. Setzen Sie sich dabei mit folgenden Fragen auseinander:
   - „Was ist das Schlimmste, worauf diese Situation hinauslaufen könnte?"
   - „Ist das, was am wahrscheinlichsten passieren wird, wirklich so furchtbar oder unerträglich?"
   - „Wie würde ich das wahrscheinlichste Resultat bewältigen?"
   - „Welche Aspekte machen diese Situation eigentlich sicherer, als ich denke?"

2. Greifen Sie immer dann zu dieser Karte, wenn Sie Angst haben. Halten Sie, wie bei der letzten Selbsthilfeübung, weiterhin alle Erfahrungen fest, die diese alternative Erklärung unterstützen. Dann werden Sie innerhalb von zwei Wochen mehr Energie in die alternative Perspektive investieren und weniger überzeugt von Ihren Angstgedanken an Bedrohungen, Gefahren und Ihrer eigenen Verletzbarkeit sein.

Philip kam hinsichtlich seiner Angst, die ihm das Gefühl gab, nicht lernen und nichts behalten zu können, auf folgende Alternativen:

Wenn ich versuche, mich auf die Aufnahmeprüfung vorzubereiten, kriege ich Angst. Die Angst war aber nur ein- oder zweimal so stark, dass ich Panik bekam. Meist äußert sie sich eher als mulmiges Gefühl im Magen und Konzentrationsschwierigkeiten [Neubewertung der Wahrscheinlichkeit und Ernsthaftigkeit]. Ich habe festgestellt, dass die Angst nachlässt, wenn ich mir Zeit nehme und mich darauf konzentriere, den Stoff zu lesen, statt ihn auswendig zu lernen, und mich selbst abzufragen. Eigentlich behalte ich mehr von dem Stoff, als mir bewusst ist, weil mir viele Dinge beim nochmaligen Lesen bekannt vorkommen [reduzierte Hilflosigkeit]. Ich darf also nicht vergessen, dass die Angst meine Denkprozesse verlangsamt und mir das Lernen dann weniger bringt. Deswegen muss ich die neuen Strategien üben, die die Tatsache berücksichtigen, dass ich gegenwärtig in einem Zustand erhöhter Angst lerne [Sicherheitsaspekte neu überdenken].

Zusammenfassung

- Der kognitiven Therapie zufolge lässt die Angst nach, wenn Sie Ihr Angstdenken auf eine normale Perspektive richten, die auf einer ausgewogeneren, realistischeren Sicht der Bedrohung, Gefahr und Verletzbarkeit beruht.
- Die Korrektur übertriebener Gedanken an Bedrohungen und Gefahren beginnt mit der Erkenntnis der eigenen Fähigkeit zu normaleren Denkmustern in Zuständen schwächerer Angst.
- Die Kompetenz, automatische Angstgedanken und Interpretationen zu erfassen, ist Voraussetzung, damit Sie lernen, wie man übertriebene Gedanken an Bedrohungen und Gefahren korrigiert.
- Mittels gesammelter Indizien das angsterfüllte Denken immer wieder auf die Probe zu stellen, es kritisch zu hinterfragen und ihm mit Skepsis zu begegnen ist ein zentrales Element der kognitiven Therapie.
- Das Hinterfragen angsterfüllten Denkens und Interpretierens braucht tägliche Übung, damit Sie wirklich daran zu zweifeln beginnen.

- Eine weitere kognitive Strategie zur Stärkung des Zweifels an der Richtigkeit Ihrer Angstgedanken besteht darin, sich immer wieder deren kurz- und langfristigen Kosten klarzumachen.
- Die Angst wird in den meisten Fällen von der ihr zugrunde liegenden zentralen Furcht angekurbelt. Sich mit dem Horrorszenario zu konfrontieren, das Sie am meisten fürchten, und es mithilfe eines vernünftigen und wirksamen Bewältigungsplans zu bearbeiten hilft, die Hauptursache Ihrer Angst zu „entschärfen".
- Sich der Denkfehler bewusst zu werden, die Ihnen in Angstzuständen unterlaufen, hilft bei der Beurteilung der Richtigkeit automatischer Gedanken und Annahmen.
- Eine detaillierte, plausible, realistische und wahrscheinliche alternative Erklärung oder Interpretation Ihrer Ängste zu finden und diese mittels Ihrer „Normalisierungskarte" immer wieder dann anzuwenden, wenn Sie Angst bekommen, ist das wichtigste Element in der radikalen Umwandlung Ihrer ängstlichen Mentalität.

7. | Mut zur Begegnung mit der Furcht

Der *Duden* definiert Mut als „Fähigkeit, in einer gefährlichen, riskanten Situation seine Angst zu überwinden" bzw. als „Furchtlosigkeit angesichts einer Situation, in der man Angst haben könnte".[30] Die Gesellschaft, in der wir leben, stellt uns oft vor schwierige und riskante Situationen, und es erfordert einiges an Mut, sich den Herausforderungen zu stellen. Mut beweisen Freunde, Nachbarn, Familienangehörige und Kollegen, nicht nur im Umgang mit kritischen Lebensereignissen, sondern auch in der Handhabung der kleineren, profanen Widrigkeiten des Alltags.

Auch Sie handeln mit Mut und Stärke. Der einzige Unterscheid zwischen Ihnen und den Leuten, die Sie für mutig halten, ist der, dass Sie vor Angst Ihren eigenen Mut verkennen und vergessen, wie gut Sie sich Ihren Problemen und Herausforderungen gestellt haben. Die Angst hat Sie so sehr im Griff, dass Sie sich selbst als schwach, inkompetent und verängstigt sehen. Ihr einstiger Mut scheint sich verflüchtigt zu haben, stattdessen fühlen Sie etwas, das von Resignation bis Feigheit reicht. Die Wahrheit ist: Sie haben immer noch Mut. Dieses Kapitel kann Ihnen helfen, Ihren Mut wiederzuentdecken, und Sie dabei unterstützen, etwas gegen Ihre Angst zu tun.

Doch auch jenen, deren mutige Taten Sie so viel heldenhafter finden als Ihre eigenen, kann der „Mut schwinden". Die folgende Geschichte zeigt, wie sie ihn sich zurückerobert haben. Gerard, ein 32 Jahre alter Soldat von großer, wuchtiger Statur und kerngesund, war aus dem Süden Afghanistans zurückgekehrt, wo er oft zu Fuß durch gefährliche Dörfer patrouilliert war, unter feindlichem Beschuss in Konvoys gesessen und sich Feuergefechte mit den Taliban geliefert hatte. Immer wieder hatte er sich in Gefahr gebracht, hatte zum Beispiel seinen verletzten Kameraden aus einem Kugelhagel gerettet. Zu Hause jedoch schien ihn all seine Widerstandsfähigkeit und Belastbarkeit verlassen zu haben. Innerhalb von zwei Monaten war er so nervös, aufbrausend und ängstlich geworden, dass sein Leben zu zerbröseln drohte. Fast ständig hatte er dieses mulmige Gefühl im Magen, als stünde ihm etwas Schlimmes bevor. Besonders stark war seine Angst in Gegenwart anderer Menschen, vor allem in Menschenmengen. Also vermied er es, unter Leute zu gehen, und blieb lieber allein zu Hause. Das verschlechterte aber auch seine Laune, er wurde depressiv, interessierte sich für nichts mehr und verlor schließlich jegliche Hoffnung in Bezug auf sein jetziges und zukünftiges Leben. So war aus dem mutigen, robusten Soldaten ein einsamer, verängstigter Familienvater geworden, der sich im Untergeschoss seines Hauses vergrub und anderen aus dem Weg ging – tiefer hätte er kaum fallen können!

Es brauchte mehrere Monate Überredung seitens der Familie, bis Gerard endlich einsah, dass er mit seiner Angst und Depression nicht fertig wurde und Hilfe benötigte. Dass schon die Suche nach Hilfe ein mutiger Akt war, wurde ihm erst bewusst, als er mit einem systematischen Verhaltensänderungsprogramm arbeitete, ähnlich dem, das Sie gerade in den Händen halten. Von da an konnte er seiner Angst mit Mut begegnen. Das können auch Sie. Vielleicht haben Sie vergessen, dass Sie irgendwann einmal mutig waren und fähig, den Schwierigkeiten und Unwägbarkeiten des Lebens entgegenzutreten. Die gute Nachricht lautet: Sie sind immer noch mutig, egal, ob Sie's merken oder nicht. Die Angst kann Ihnen den Mut nicht nehmen; sie kann ihn als etwas anderes tarnen oder ihn vorübergehend außer Kraft setzen, aber nicht für immer beseitigen.

7.1 Mutige Taten

Wann haben Sie zum letzten Mal Ausdauer bewiesen oder etwas unternommen, das Stärke, Entschlossenheit und Risikobereitschaft erforderte? Sollten Sie der Meinung sein, dass Sie nichts tun, das der Definition von Mut auch nur im Entferntesten entspricht, versichern wir Ihnen, dass das selten der Fall ist. Bestimmt mussten Sie schon einmal jemanden wegen eines schwierigen Themas zur Rede stellen oder eine Entscheidung treffen, die Ihnen Unannehmlichkeiten brachte und Sie ins Ungewisse führte, aber trotzdem ganz klar die richtige war. Oder Sie befanden sich in einer schwierigen Situation, über die Sie keinerlei Macht hatten. Irgendwie stellt uns das Leben immer wieder vor ungebetene Herausforderungen. Das heißt nicht, dass Sie sie in der Vergangenheit nicht mutig angenommen hätten, etwa den Umzug in eine Stadt, wo Sie niemanden kannten, den Beginn einer neuen Arbeit oder eines Studiums, eine schwere Krankheit, den Verlust Ihrer Arbeit, das Ende einer Liebesbeziehung, die Erziehung eines schwierigen, rebellischen Kindes oder die Partnerschaft mit jemandem, der alkohol- oder drogenabhängig ist.

Zeigen Sie sich in Arbeitsblatt 7.1 selbst, dass Sie mutig gewesen sind, und geben Sie fünf oder sechs vergangene oder aktuelle Begebenheiten an, bei denen Sie einen gewissen Grad an Stärke und Mut bewiesen haben. Was waren das für Situationen und was haben Sie getan, das man als einen Akt der Stärke und des Mutes interpretieren könnte?

Schauen Sie sich dann Ihre Liste an und denken Sie darüber nach. Behalten Sie Arbeitsblatt 7.1 während der Übungen dieses Kapitels immer in der Nähe, damit es Sie daran erinnert, dass Sie in der Lage sind, mutig zu handeln. Wir wollen Ihnen helfen, diese Kraft, die Ihnen Ausdauer verleiht, zu nutzen und damit Ihrer Angst mutig zu begegnen.

Arbeitsblatt 7.1

Mutige Taten

Anleitung: Beschreiben Sie kurz einige Dinge oder Situationen, die Sie in letzter Zeit erlebt haben, die man als schwierig oder unsicher bezeichnen könnte. Dies können kritische Lebensereignisse sein, wie der Verlust eines Nahestehenden, aber auch kleinere Vorkommnisse, wie etwa eine Sitzung, in der Sie trotz großer Nervosität etwas gesagt haben. Tragen Sie in die zweite Spalte ein, was Sie in dieser Situation getan haben bzw. einer Umgangsweise damit, die Ihre Ausdauer, Stärke und Entschlossenheit zeigt.

Schwierige und unsichere Lebensumstände, Situationen oder Alltagsaufgaben	**Zeichen des Mutes und der Stärke** Ihr Verhalten zur Bewältigung dieser Situation, bei dem Sie Stärke, Entschlossenheit und Mut bewiesen haben
1.	
2.	
3.	
4.	
5.	

Tipp

Falls Ihnen unwohl dabei ist, über Ihren Mut zu schreiben, denken Sie daran, dass niemand diese Liste zu sehen braucht außer Sie selbst. Und sollten Sie wirklich glauben, dass Sie nie mutig sind, fragen Sie einen engen Freund, Ihre Partnerin, Ihre Eltern oder einen Familienangehörigen, ob ihm oder ihr eine Situation einfällt, in der Sie Charakterstärke und Einfallsreichtum bewiesen haben.

7.2 Konfrontation mit der Furcht

Rufen Sie sich ins Gedächtnis, wie stark und mutig Sie alltäglichen Herausforderungen begegnen, die nicht mit Ihrer Hauptfurcht verbunden sind. Nutzen Sie diese Widerstandsfähigkeit zur Überwindung Ihrer Ängste und Hemmnisse.

Wenn die Angst überhandnimmt, hat man automatisch das Bedürfnis, die Quelle der Angst zu meiden oder vor ihr zu flüchten. Gerard zum Beispiel bekam immer dann große Angst, wenn er mit seiner Frau einkaufen ging, also tat er es nicht mehr. Das Problem mit Flucht und Vermeidung ist jedoch, dass sie die Angst und ihre Symptome zwar augenblicklich reduzieren, aber nur zu einem sehr hohen Preis, da sie langfristig gesehen ganz wesentlich zum Bestehenbleiben der Angst beitragen. Sie verstärken die übertriebenen Gedanken an Bedrohungen und Gefahren und die Überzeugung, dass man unfähig ist, Angst auslösende Situationen zu bewältigen. Schauen Sie sich noch einmal Ihr Angstprofil (Arbeitsblatt 5.9) inklusive Ihrer Angstgedanken (Teil II) sowie die Vorstellung von Ihrer eigenen Hilflosigkeit an: Alle führen als Reaktion auf Angst auslösende Situationen (Teil I) zu Vermeidungs- und Sicherheitsverhalten (Teil III).

Tatsächlich wurden in den letzten 50 Jahren Hunderte von Forschungsarbeiten durchgeführt, die belegen, dass das beste Mittel gegen Furcht und Angst die wiederholte, systematische *Konfrontation* mit der gefürchteten Situation ist.[5,31] Konfrontation wird definiert als:

systematisches und wiederholtes längeres Verbleiben in Gegenwart von Reizen – äußeren Objekten und Situationen oder inneren Gedanken, Bildern oder Erinnerungen –, die vermieden werden, weil sie Angst auslösen.

Eine Konfrontation kann beispielsweise darin bestehen, sich wiederholt in eine ungewohnte, beängstigende Situation zu begeben, sich bei einer Versammlung selbstbewusster zu verhalten und das Wort zu ergreifen oder an Orte zu reisen, wo man noch nie zuvor gewesen ist. Mit anderen Worten, *Konfrontation besteht darin, den Mut zusammenzunehmen und aus der Komfortzone herauszukommen.* Zweifellos brauchen Sie dafür Entschlossenheit, Mut und Engagement. Doch haben wir bei buchstäblich Hunderten von ängstlichen Menschen immer wieder festgestellt, dass eine systematische, wiederholte längere Konfrontation mit den Angstauslösern schnell und nachhaltig die Angst zu reduzieren half. Durch Konfrontation gewöhnt man sich daran, sich der Angst und ihren Auslösern auszusetzen, lernt, diese Situationen realistischer zu betrachten und schließlich die Angst besser tolerieren zu können. Es ist also eine Art der „Desensibilisierung". Für Gerard bedeutete das, besonders an öffentlichen Orten wie Supermärkten, Kinos und Einkaufszentren allmählich und systematisch mehr Kontakt zu anderen Menschen aufzunehmen.

Zunächst sträubte er sich gegen die Konfrontation. Das geht vielen Betroffenen so, Ihnen vielleicht auch. Es ist ja auch nicht gerade einfach, sich den eigenen Ängsten zu stellen! Vielleicht versuchen Sie just in diesem Moment, sich davon zu überzeugen, dass das alles überhaupt keinen Sinn hat. Falls Sie in Arbeitsblatt 4.1 der Aussage, dass die Begegnung mit Ihren Ängsten die Dinge nur verschlimmert (Punkt 1), stark zugestimmt haben, werden Sie wohl auch die Konfrontation mit den Angstauslösern ablehnen und dafür Gründe angeben wie die in Arbeitsblatt 7.2 aufgeführten. Gehen Sie diese Liste durch und markieren Sie die Gründe für Ihr Zögern.

Lesen Sie Ihre Gründe anschließend noch einmal und fragen Sie sich selbst, warum Sie so denken. Basieren diese Gründe auf Ihren Erfahrungen oder auf etwas, das Sie gelesen haben? Falls Sie zum Beispiel bei: „Die Angst wird so stark sein, dass ich es nicht aushalten kann" „ja" angekreuzt haben – basiert das auf einer schlechten Erfahrung aus einer vorigen Therapie, auf einem Versuch, den Sie allein unternommen haben und der fehlgeschlagen ist, oder auf etwas, das Sie gelesen oder gehört haben? Oder taucht die Angst nur bei der Konfrontation auf? Stellen Sie diesen Grund auf die Probe: Was spricht für oder gegen ihn? Ist die Sorge wirklich berechtigt? Gibt es darin irgendwelche Denkfehler oder Verzerrungen? „Katastrophisieren" Sie die Konfrontation, weil Sie sie für viel schlimmer halten, als sie in Wirklichkeit ist? Was wäre eine alternative, ausgewogenere Art, darüber zu denken? In den Kapiteln 3 bis 6 haben Sie sich bereits mit Ihren Glaubensansichten auseinandergesetzt. Dies ist also eine perfekte Gelegenheit, diese neu erworbene Fähigkeit des Hinterfragens einzusetzen. Schon halbwegs effektive Herausforderungen Ihres negativen Urteils über Konfrontation werden Sie an einen Punkt bringen, an dem Sie bereit sind, in diesem Kapitel das Risiko der Konfrontation einzugehen. Dann werden Sie selbst sehen, dass Konfrontation zuerst intensive Angst verursacht, dann aber erträglich wird, und dass die Angst ganz natürlich von allein abklingt.

Arbeitsblatt 7.2

Gründe gegen eine Konfrontation

Anleitung: Lesen Sie sich die Liste von Gründen durch, aufgrund derer Sie zögern, sich mit Ihren Ängsten zu konfrontieren. Kreuzen Sie bei jedem Grund „Ja" oder „Nein" an, um auszudrücken, ob die Aussage auf Sie zutrifft oder nicht.

Grund	Ja	Nein
1. Die Angst wird so stark sein, dass ich sie nicht aushalten kann.		
2. Die Angst wird immer größer werden und stundenlang oder sogar tagelang andauern.		
3. Ich habe in letzter Zeit weniger Angst gehabt; eine Konfrontation würde diese relative Ruhe nur stören.		
4. Ich habe mich bereits Angstsituationen ausgesetzt, aber das funktioniert nicht; ich habe immer noch Angst.		
5. Bevor ich das mache, muss ich meine Angst so weit reduzieren, dass ich sie handhaben kann.		
6. Vor Beginn einer Konfrontation muss ich noch bessere Angstbewältigungsstrategien lernen.		
7. Ich habe schon so lange Angst, dass ich nicht einsehe, was Konfrontation bringen soll.		
8. Ich verstehe einfach nicht, wie ich weniger Angst haben soll, indem ich etwas tue, bei dem ich noch mehr Angst bekomme.		
9. Meine Angst wird von inneren Dingen ausgelöst, bestimmten Gedanken, Bildern, Erinnerungen oder Sorgen. Ich verstehe nicht, wie Konfrontation mir da helfen soll.		
10. Konfrontation mag ja anderen Menschen helfen, aber meine Angst ist so speziell – das kann mir doch unmöglich etwas bringen!		
11. Ich habe einfach zu viel Angst für eine Konfrontation. Ich werde damit warten, bis die Tabletten anfangen zu wirken.		
12. Für eine Konfrontation fehlt es mir an Mut, an Willenskraft.		

Tipp

Falls Ihre Einstellung zur Konfrontation hartnäckig negativ bleibt, besonders, wenn Sie weiterhin glauben, dass sie nichts bringt, blättern Sie zurück zu Kapitel 4 und führen Sie sich noch einmal Earls Fehler vor Augen, die seine Konfrontationsübung wirkungslos machten. Haben Sie die „sieben Erfolgsregeln" (siehe Kapitel 4) befolgt? Falls nicht, dann haben Sie sich vielleicht keine Chance gegeben. Oder die Konfrontationsübung war nicht sinnvoll aufgebaut (siehe Kapitel 4). Sind Sie bereit, der Konfrontation eine weitere Chance einzuräumen, diesmal mithilfe einer gut aufgebauten Übung? Lesen Sie außerdem noch einmal, was Sie in Arbeitsblatt 5.4 über negative und beunruhigende Gedanken geschrieben haben, die Ihnen in Angst auslösenden Situationen kommen. Vielleicht sind es diese Gedanken, die Sie hindern, die Konfrontation mit Ihrer Furcht einzugehen. Falls ja, dann nutzen Sie die kognitiven Techniken, die Sie in Kapitel 6 erlernt haben, um Ihre negativen Ansichten über die Konfrontation mit Angst auslösenden Situationen zu revidieren.

Das restliche Kapitel besteht aus zwei Hauptaufgaben, mit denen Sie angstreduzierende Verhaltensweisen trainieren können: Zuerst legen Sie das Fundament für die Planung und Vorbereitung Ihrer Konfrontationsübung und setzen diese dann in Ihrem Alltag um. Wir werden Sie Schritt für Schritt dabei begleiten. Da Sie zunächst an Ihren Angstauslösern (Teil I Ihres Angstprofils), Vermeidungsreaktionen und Sicherheitsmaßnahmen (Teil III Ihres Angstprofils) arbeiten werden, sollten Sie Arbeitsblatt 5.9 parat haben. Wie wir in Kapitel 6 erklärt haben, ist es für die optimale Planung des mentalen Fitnesstrainings wichtig, die folgenden Übungen erst nach der Lektüre von Kapitel 8 in die Praxis umzusetzen.

> Wie bei allem, was Sie über Angst denken, sollten Sie auch die Missverständnisse in Bezug auf die Konfrontation – eine hocheffektive therapeutische Strategie gegen Furcht und Angst – infrage stellen und aufklären, um in den Genuss des Erfolgs zu kommen, den die systematische, wiederholte und zunehmend längere Konfrontation mit Angstauslösern verspricht.

7.3 Der Aufbau eines effektiven Konfrontationsplans

Mary hatte eine Sozialphobie. Im Zuge ihres Konfrontationsprogramms sollte sie eine Freundin anrufen und ihr vorschlagen, gemeinsam ins Kino zu gehen. Mary schob diese Übung bis einen Tag vor ihrer nächsten Therapiesitzung hinaus. Inzwischen hatte sich die Angst vor dem Anrufen so aufgestaut und intensiviert, dass Mary schon fast panisch war. Als sie es dann schließlich doch tat, war die Freundin nicht da. Vor Aufregung hinterließ Mary keine Nachricht. Die Freundin rief nicht zurück. Darüber war Mary aufgrund ihrer Erwartungsangst so erleichtert, dass sie beschloss, keine weitere Konfrontationsübung zu machen. Leider konnte sie diese

Blockade nicht mit ihrer Therapeutin bearbeiten und beendete schließlich sogar die Therapie, ohne in Bezug auf ihre soziale Angststörung irgendwelche Fortschritte gemacht zu haben.

Mary war wahrscheinlich der gleiche Fehler wie Earl in Kapitel 4 unterlaufen, der Betroffene davon abhält, die Konfrontation konstruktiv zu nutzen: Sie ging die Konfrontation zu zaghaft an und fühlte sich danach nicht besser, sondern erheblich schlechter. Earl versuchte es ein- oder zweimal, aber nur für ein paar Minuten, und beschloss dann, dass das nichts für ihn war. In Anbetracht dieser demoralisierenden Erfahrungen ist es wichtig, die Konfrontation vor Beginn sorgfältig zu planen.

Konfrontation ist weder leicht noch schmerzfrei! Sie sollten sich bereits im Vorhinein vollkommen darüber im Klaren sein, was Sie erwartet. Sie werden mittelschwere bis starke Angst bekommen und „wegrennen" wollen. Sie werden Mut und Entschlossenheit brauchen, um Ihrer Furcht ins Auge zu schauen und standhaft zu bleiben. Es kann sein, dass Sie am liebsten zu Ihrer alten Gewohnheit „Hau ab und versteck dich!" zurückkehren wollen. Wenn Sie aber durchhalten und all Ihren Mut zusammennehmen, den Sie in der Vergangenheit ja schon bewiesen haben, dann werden Sie mithilfe der Konfrontation Ihre Angst erfolgreich überwinden. Also unabhängig davon, ob Sie eine Therapie machen oder nicht: Sie müssen die Konfrontation planen. In Kapitel 4 haben wir Ihnen bereits einige Dinge genannt, die bei Selbsthilfeübungen ausschlaggebend für deren Wirksamkeit sind. Darauf aufbauend zeigen wir Ihnen nun fünf weitere Schritte zur Erstellung eines effektiven Konfrontationsplans:

> Ein schriftlicher Konfrontationsplan erhöht die Wirksamkeit dieser Intervention und stellt sicher, dass Sie nachher nicht mehr, sondern weniger Angst haben.

1. Entwickeln Sie für die Auseinandersetzung mit Ihrer zentralen Furcht einen systematisch und schrittweise aufgebauten schriftlichen Konfrontationsplan mit hierarchisch angeordneten Angstauslösern.
2. Benennen und analysieren Sie Ihre Denkfehler in Bezug auf die Konfrontation, damit Sie frei von Zweifeln und schädlichen Vorurteilen beginnen können.
3. Beginnen Sie mit einem moderaten Ziel und arbeiten Sie sich allmählich nach oben.
4. Verpflichten Sie sich, täglich zu üben.
5. Denken Sie sich einen Plan aus, wie Sie ohne auf falsche Sicherheitsmaßnahmen zurückzugreifen mit Ihrer Angst fertigwerden.

7.3.1 Schritt 1: Entwicklung eines Konfrontationsplans

Beginnen Sie, indem Sie Ihre Angstauslöser nach dem Grad der empfundenen Angst in ein Dutzend oder mehr Stufen aufteilen und diese in eine Rangfolge bringen. Verwenden Sie dafür die Auslöser aus Teil I Ihres Angstprofils und gehen Sie auch Arbeitsblatt 2.2 und 5.2 noch einmal durch. Da Sie die Auslöser dort wahrscheinlich eher allgemein beschrieben haben, ist es notwendig, diese Beschreibungen zu präzisieren. Falls Sie beispielsweise Angst haben, an unbekannte Orte zu fahren, würde Ihr Konfrontationsplan aus einer Reihe von Aufgaben bestehen, bei denen Sie sich allmählich immer weiter von Ihrem Zuhause entfernen. Sie müssen auf jeden Fall mindestens 10 bis 20 Situationen zusammenhaben, bei denen die Angst von schwach bis stark reicht. Arbeitsblatt 7.3 ist ein Formular zur Hierarchisierung Ihres Konfrontationsplans. Vergewissern Sie sich, dass Sie das, was Sie in der jeweiligen Situation tun müssen, um Angst zu bekommen, detailliert genug beschreiben. Denken Sie daran, dass das Ziel bei der Konfrontation mit Ihrer Angst darin besteht, dass Sie Angst bekommen. Tun Sie das nicht, wird die Übung nicht therapeutisch sein. Bewerten Sie die Situation außerdem von 0 bis 100 in Bezug auf die erwartete Stärke der Angst.

> Erstellen Sie eine Liste aller Situationen, Gegenstände, körperlichen Empfindungen, Gedanken oder Erinnerungen, die bei Ihnen wenig bis viel Angst auslösen. Sie sollte detailliert genug sein, damit Sie genau wissen, was Sie tun müssen, um während der Konfrontation Angst hervorzurufen. Bewerten Sie bei jedem Schritt den erwarteten Grad der Angst.

7.3.2 Schritt 2: Angstgedanken im Visier

Arbeitsblatt 7.3 enthält eine Spalte für die Angstgedanken an Bedrohungen, Gefahren und Ihre Hilflosigkeit, die Ihnen während der Konfrontation mit einem bestimmten Auslöser kommen könnten. Machen Sie sie sich vollkommen bewusst, denn Sie müssen sich vor, während und nach einer Konfrontation kritisch damit auseinandersetzen. Wie Sie aus früheren Kapiteln wissen, wird Ihre Angst von Gedanken verursacht. Tun Sie mit Ihren Gedanken also etwas, das die Angst noch während der Konfrontation reduziert.

> Übertriebene Gedanken an Bedrohungen und Gefahren zu benennen, sie kritisch zu bewerten und dann durch Alternativen zu ersetzen ermöglicht eine ausgewogenere Perspektive und ist ein wichtiges therapeutisches Instrument zur Angstbewältigung während der Konfrontation.

Arbeitsblatt 7.3

Konfrontationsrangliste

Datum: ___________________

Anleitung: Schreiben Sie auf ein Blatt Papier etwa 15 bis 20 Situationen, Gegenstände, körperliche Empfindungen oder eindringliche Gedanken oder Bilder auf, die leichte bis schwere Angst sowie Vermeidungswünsche auslösen. Ordnen Sie sie von leicht nach schwer und tragen Sie sie in die zweite Spalte dieses Formulars ein. Halten Sie in der ersten Spalte die jeweils erwartete Stärke der Angst fest. Überlegen Sie, welcher zentrale Angstgedanke mit jeder Situation verbunden ist, und tragen Sie ihn in die dritte Spalte ein.

	Erwarteter Grad der Angst / Vermeidung (0–100)	**Kurze Beschreibung der befürchteten / vermiedenen Situationen, Gegenstände, Empfindungen, Gedanken, Bilder**	**Angsterfülltes Denken** Was ist so bedrohlich oder beunruhigend an dieser Situation, dass Sie Angst bekommen oder sie vermeiden wollen?
Schwach	1.		
↓	2.		
	3.		
	4.		
	5.		
	6.		
	7.		
	8.		
	9.		
	10.		
	11.		
	12.		
	13.		
	14.		
Stark	15.		

SELBSTHILFEÜBUNG 7.1

Erstellen Sie Normalisierungskarten für Ihre Angstgedanken

Diese Übung soll Ihnen helfen, anders über die Angstauslöser, die Sie seit einiger Zeit vermeiden, zu denken. Nutzen Sie die kognitiven Techniken, die Sie in Kapitel 6 gelernt haben (Sammeln von Indizien, Kosten-Nutzen-Analyse, Entkatastrophisieren etc.), um die Angstgedanken, die Sie in Ihrem Konfrontationsplan mit den Auslösern assoziiert haben, zu korrigieren. Erarbeiten Sie eine alternative Denkweise, die ausgewogener ist und Ihnen weniger Angst macht. Schreiben Sie diesen Alternativgedanken auf eine „Normalisierungskarte“ oder speichern Sie ihn elektronisch. Jeder einzelne Auslöser auf Ihrem Konfrontationsplan sollte seine eigene Karte bekommen, bei 15 Auslösern wären das also 15 Karten. Diese Normalisierungskarten ähneln denen aus Kapitel 6 (Selbsthilfeübung 6.8), beziehen sich aber auf Konfrontationssituationen. Mithilfe der Karten können Sie Ihren Angstgedanken während der Konfrontation etwas entgegensetzen.

Cynthia hatte schon seit vielen Jahren eine Sozialphobie. Sie stellte einen 20-Stufen-Konfrontationsplan auf, der eine Reihe von Angstsituationen verschiedenen Grades (schwach, mittel, stark) enthielt:

Situation: ans Telefon gehen (Grad der Angst: 10 / 100)

Normalisierungskarte: Telefonklingeln macht mir immer ein bisschen Angst, weil ich nicht weiß, was mich erwartet. Mir ist etwas unbehaglich zumute, aber das ist in Ordnung. Ich kann trotzdem Hallo sagen, auch wenn mir etwas mulmig ist, und werde schnell herausfinden, wer mich anruft. Wenn es eine Freundin oder ein Freund ist, wird meine Angst rasch wieder verschwinden. Wenn es ein Telefonverkäufer ist, kann ich einfach „nein danke“ sagen und sofort auflegen. Wenn es ein wichtiger Anruf ist, z. B. von meiner Arztpraxis, sollte ich ihn nicht verpassen, sondern ans Telefon gehen.

Situation: Mitarbeiterbesprechung (Grad der Angst: 65 / 100)

Normalisierungskarte: Ich habe vor der Sitzung ziemliche Angst. Ich denke schon vorher, dass die anderen mich alle anstarren und merken werden, wie unwohl ich mich fühle. Aber stimmt das eigentlich? Ich sage mir: Schau dich mal um! Interessieren sich die anderen wirklich so sehr für mich? Haben sie nichts Wichtigeres, über das sie nachdenken können, als mich? Außerdem scheinen andere sich auch unwohl zu fühlen. Einige sehen gelangweilt aus, und ein oder zwei sind kurz vor dem Einschlafen. Einzuschlafen ist wahrscheinlich noch peinlicher. Wahrscheinlich denken die anderen über Wichtigeres nach als über mich. Etwa über die Person, die gerade spricht, oder die, die am Einschlafen ist. Ich muss dieser Idee, dass ich im Zentrum der Aufmerksamkeit stehe, objektive Indizien entgegenstellen.

Situation: Gespräch mit meiner Vorgesetzten über eine Kollegin, die mich ungerecht behandelt hat (Grad der Angst: 95 / 100)

Normalisierungskarte: Ich erwarte starke Angst. Diese Situation ist auch für selbstbewusste und selbstsichere Menschen nicht leicht. Ich halte es aber nicht länger aus. Obwohl meine Angst vor dem Gespräch mit meiner Vorgesetzten groß ist, werde ich am Ende weniger Stress auf der Arbeit haben, wenn wir etwas an dem Problem tun können. Ich werde mir die wichtigsten Punkte aufschreiben, die ich ihr sagen möchte. Ich werde ihr gegenüber zugeben, dass es mir sehr unangenehm ist, mich über eine Kollegin zu beschweren, und ihr dann genau sagen, was passiert ist und wie mich das beeinträchtigt. Trotz meiner Angst kann ich auf meine Notizen zurückgreifen und werde an der Reaktion meiner Vorgesetzten erkennen, ob sie Verständnis für meine Angelegenheit hat oder nicht. Die meisten wären in dieser Situation angespannt, aber sie tun es einfach. Das kann ich auch.

7.3.3 Schritt 3: Langsam beginnen und in Maßen steigern

Es ist wichtig, die Konfrontation stufenweise auszuführen. Beginnen Sie etwa in der Mitte Ihrer Rangliste auf Arbeitsblatt 7.3, wo Ihre Angst mäßig ist. Fangen Sie zu weit unten an, verschwenden Sie viel Zeit mit Dingen, die Ihnen nur wenig Angst machen. Fangen Sie hingegen zu hoch an, werden Sie vor lauter Angst überwältigt. Denken Sie daran: Das Ziel der Konfrontation besteht darin, mäßige Angst zu verspüren, um die Erfahrung zu machen, wie die Angst mit der Zeit und nach wiederholter Übung nachlässt. In diesem Prozess lernen Sie, dass die Situation nicht gefährlich ist und Sie nicht hilflos sind.

Konfrontation ist wie ein Marathonlauf: Nur mit dem richtigen Tempo kommt man ans Ziel! Wenn Sie mit einer mäßig beängstigenden Aufgabe anfangen und trotzdem das Gefühl haben, dass die Konfrontation Sie überfordert, dann wechseln Sie zu einer weniger intensiven Aufgabe und arbeiten Sie daran. Ist die Konfrontation hingegen zu leicht, gehen Sie eine Stufe höher und tun Sie etwas Mittelschweres.

Achten Sie außerdem darauf, immer nur eine Aufgabe zu machen und diese so oft zu wiederholen, bis Sie dabei angstfrei sind. Bei jeder Konfrontation sollten Sie Ihre Normalisierungskarte parat haben und damit alle Gedanken an eine übertriebene Bedrohung und an Hilflosigkeit zurückweisen. Cynthia zum Beispiel begann ihre Konfrontation mit den mäßig beängstigenden „Mitarbeiterbesprechungen“. Sie war entschlossen, so oft wie möglich an den Besprechungen teilzunehmen und sich schließlich sogar auf einen Platz zu setzen, an dem sie von allen gesehen würde. Carl hatte starke Angst, Fehler zu machen, und suchte daher ständig nach Rückbestätigung. Daher konfrontierte er zuerst seine

Zweifel an der Richtigkeit und Qualität seiner Protokolle. Joan hatte Panikattacken und vermied Menschenmengen und öffentliche Orte. Ihre Konfrontation begann damit, ein mittelgroßes Bekleidungsgeschäft mit nur wenig Kunden zu betreten.

7.3.4 Schritt 4: Übung macht den Meister

Eine erfolgreiche Konfrontation ist wie Sport: Training muss sein! Je mehr Sie das Konfrontieren trainieren, desto besser das Ergebnis. Üben Sie besonders am Anfang jeden Tag 30 Minuten lang. Wenn Konfrontation bei Angst nicht hilft, liegt es in erster Linie daran, dass sie nicht oft genug ausgeführt wurde. Kurzes und gelegentliches Konfrontieren kann nach hinten losgehen und die Angst sogar *verstärken*. Bei einer kurzen Konfrontation (5 bis 15 Minuten) werden Sie sich aller Wahrscheinlichkeit nach überfordert fühlen. Das bestärkt Ihre Fehlannahme, dass die Situation sehr bedrohlich ist und Sie Ihre Angst nicht bewältigen können und hilflos sind. Es wird dann darauf hinauslaufen, dass Sie Ihren Normalisierungskarten widersprechen und beschließen, wieder auf Ihre beste Strategie, die Vermeidung, zurückzugreifen.

> Der Erfolg einer Konfrontation hängt von ihrer „Dosierung" ab. Machen Sie die gleiche Konfrontation immer wieder, mindestens 30 Minuten lang, bis Sie die Aufgabe mit einem leichten Gefühl der Bangigkeit ausführen können.

Darren hatte große Angst, Brücken zu überqueren. Er hatte sich schon oft damit konfrontiert und stand nun vor einer Aufgabe, bei der seine Angst stark sein würde. Ich (D.A.C.) begleitete ihn zu der Brücke, die wir betreten wollten. Während wir auf die Brücke zugingen, stieg Darrens Angst rasch an. Alle paar Schritte hielten wir inne und warteten, bis seine Angst so weit nachgelassen hatte, dass sie erträglich war. Erst dann gingen wir ein paar Meter weiter und blieben wieder stehen, bis sich die Angst gelegt hatte. Gleichzeitig stellte Darren sein Angstdenken infrage, dass das, was er gerade tat, gefährlich und seine Angst nicht auszuhalten war. Schließlich erreichten wir die Brücke. Dort warteten wir eine ganze Weile, bis Darren merkte, wie seine Angst beträchtlich nachließ. Diese Konfrontation, die im Ganzen etwa 45 bis 60 Minuten gedauert hatte, war ein Schlüsselmoment in Darrens Therapie, weil ihm dadurch objektiv klar wurde, dass ihm Brücken nichts anhaben konnten. Von da an konnte er auch über Brücken fahren und hatte nach zwei Wochen kaum noch Angst dabei.

7.3.5 Schritt 5: Entwicklung einer Bewältigungsstrategie

Konfrontation dreht sich im Grunde darum, Angst zu bekommen und zuzulassen, dass sie von selbst nachlässt. Sie werden also dabei Angst verspüren. Um das durchzustehen, sollten Sie eine Liste von Bewältigungsstrategien zusammenstellen, auf die Sie zurückgreifen können. Mit deren Hilfe können Sie in der Konfrontationssituation verbleiben, ohne zu flüchten oder Maßnahmen zur Befriedigung Ihres Bedürfnisses nach Sicherheit zu ergreifen, womit das natürliche Nachlassen der Angst verhindert würde. Mit den folgenden Strategien können Sie Ihre Angst bewältigen und über längere Zeit konfrontieren.

1. **Denken Sie anders.** Schreiben Sie alle Angstgedanken auf, die Ihnen während einer Konfrontation kommen, bewerten Sie sie, wie Sie es in Kapitel 4 gelernt haben, und ersetzen Sie sie durch ausgewogenere, realistischere Alternativen. Denken Sie daran: Eine Änderung Ihrer Gedanken an Gefahren und die eigene Hilflosigkeit wird Ihre Angst mindern.
2. **Konzentrieren Sie sich auf das, was mit Ihrem Körper passiert.** Achten Sie besonders auf die Symptome der Angst, wie etwa angespannte Muskeln, Herzklopfen, Übelkeit oder Atemlosigkeit. Leugnen Sie sie nicht, sondern akzeptieren und nehmen Sie sie an, üben Sie, sie als normale erhöhte körperliche Erregungszustände zu erleben.
3. **Suchen Sie nach Indizien für Sicherheit.** Schauen Sie sich die Umgebung, in der Sie die Konfrontation durchführen, ganz bewusst an und finden Sie Indizien, die dafür sprechen, dass Sie dort sicher sind. Wie reagieren andere Menschen auf diese Situation? Welche Merkmale weisen eher auf Sicherheit hin anstatt auf Gefahr?
4. **Kontrollieren Sie Ihre Atmung.** Manche finden es hilfreich, bei Angst auf die Atmung zu achten. Machen Sie pro Minute etwa 8 bis 12 Atemzüge. Sie sollten weder zu viel Luft einatmen (hyperventilieren) noch zu flach atmen.
5. **Entspannen Sie sich.** Manche finden Entspannungstechniken oder Meditation hilfreich, andere hingegen meinen, körperliche Entspannung sei bei Angst frustrierend und ineffektiv. Probieren Sie es selbst einmal aus, doch verwenden Sie diese Bewältigungsstrategie niemals zur Vermeidung der Angst.
6. **Visualisieren Sie Ihren Erfolg.** Stellen Sie sich entweder vor oder kurz nach Beginn der Konfrontation vor, wie sie Ihnen immer mehr gelingt. Das wird Ihr Vertrauen stärken und Sie optimistisch stimmen.
7. **Werden Sie körperlich aktiver.** Manche finden es hilfreich, sich während der Konfrontation körperlich zu betätigen. Statt zu sitzen oder zu stehen, kann man sich dabei bewegen, um die körperliche Erregung teilweise zu kanalisieren. Tun Sie das aber nicht, um die Angst oder die Konfrontationsübung zu vermeiden!

Falls eine bestimmte Bewältigungsstrategie Ihre Angst drastisch senkt, sollten Sie sie nicht mehr anwenden. Das wäre ein klares Zeichen dafür, dass Sie vor der Angst flüchten oder nach Sicherheit streben. Denken Sie daran: Der Zweck der Konfrontation liegt darin, zuzulassen, dass die Angst von alleine abnimmt. Wie Sie Verhaltensweisen zur Befriedigung Ihres Sicherheitsbedürfnisses ablegen können, erfahren Sie im nächsten Kapitel.

Erstellen Sie eine Liste Ihrer Bewältigungsstrategien, die Ihnen helfen, in der Konfrontationssituation zu verbleiben, bis die Angst von allein nachlässt. Doch denken Sie daran, dass die Strategien den Zweck haben, die Angst erträglicher zu machen, und nicht, sie vollkommen zu beseitigen.

7.4 Die Durchführung der Konfrontation

Da Sie nun über einen detaillierten Konfrontationsplan verfügen, ist es an der Zeit, ihn in die Praxis umzusetzen. Halten Sie Ihre Konfrontationsübungen in Arbeitsblatt 7.4 fest. Es empfiehlt sich, vor Beginn noch einmal alle Schritte des Plans im Geiste zu durchzugehen. Falls Sie in Therapie sind, können Sie ihn mit Ihrer Therapeutin besprechen und sich mit ihr darauf einigen, wie die einzelnen Aufgaben auszuführen sind. Falls Sie keine Therapie machen, können Sie den Plan mit einer engen Freundin oder jemandem aus Ihrer Familie besprechen. Findet der- oder diejenige den Plan systematisch und sinnvoll? Sollte er Lücken aufweisen oder die Aufeinanderfolge der Schritte an irgendeiner Stelle unlogisch erscheinen, können Sie Änderungen vornehmen.

Tabelle 7.1 veranschaulicht Gerards Konfrontationsplan für den Umgang mit seiner Angst vor überfüllten öffentlichen Orten und mit seinem Vermeidungsverhalten. Gerards erste Stufe mittlerer Angst war: „mit meiner Frau zum Lebensmittelgeschäft gehen". Im Vordergrund standen die Angstgedanken: „Ich verliere die Kontrolle und werde extrem Angst bekommen", „Die anderen Leute werden merken, dass etwas mit mir nicht stimmt, und sich fragen, ob ich gleich ausraste", „Ich werde Flashbacks haben, die mich an die überfüllten Marktplätze in Afghanistan zurückversetzen". Gerard nahm wahr, wie seine Angst bei diesen Gedanken stieg, und wollte flüchten, da er überzeugt war, dass die Angst unerträglich würde. Für Gerard war es wichtig, sich auf die Normalisierungskarte zu konzentrieren („Ich kann mich beherrschen, auch wenn ich Angst habe; niemand beobachtet mich oder interessiert sich für mich; meine Gedanken an Afghanistan haben keinen Einfluss auf die Realität: Ich befinde mich in Sicherheit, ich bin zu Hause, in einem Lebensmittelgeschäft"), sich auf die Gegenwart im Laden zu besinnen und zuzulassen, dass die Angst durch längeres Konfrontieren von alleine verschwand.

Arbeitsblatt 7.4

Konfrontationsübung

Datum: ____________________

Anleitung: Tragen Sie Ihre Notizen über Ihre täglichen Konfrontationsübungen in dieses Formular ein. Bewerten Sie die Stärke Ihrer Angst zu Beginn, in der Mitte und am Ende der Übung, beschreiben Sie die Art der Konfrontation und notieren Sie auch deren Dauer.

Datum und Uhrzeit	**Konfrontationsaufgabe**	**Dauer** (Minuten)	**Angst am Anfang** (0–100)	**Angst in der Mitte** (0–100)	**Angst am Ende** (0–100)

Rang	Konfrontationsaufgabe	Wert (0–100)
1.	Ans Telefon gehen	15
2.	Milch kaufen gehen im Geschäft an der Ecke	20
3.	Bei der Bank in der Schlange stehen	35
4.	Mit meiner Frau ins Lebensmittelgeschäft gehen	45
5.	Allein ins Lebensmittelgeschäft gehen	65
6.	Allein im vollen Einkaufszentrum herumgehen, während meine Frau einkauft	70
7.	Mit dem Rücken zur Wand in einem Restaurant sitzen	75
8.	In der Mitte eines Restaurants sitzen	85
9.	Zu einer Party gehen und mindestens zwei Stunden bleiben	85
10.	In ein volles Kino gehen und in der Mitte der Reihe sitzen	90
11.	Samstagnachmittag im überfüllten Einkaufszentrum in einem offenen Bistro essen	93
12.	Samstagnachmittag im überfüllten Supermarkt einkaufen und den Einkaufswagen durch die Gänge schieben, in denen am meisten los ist	95

Tabelle 7.1 Gerards Konfrontationsplan: Angst vor öffentlichen Orten und deren Vermeidung

SELBSTHILFEÜBUNG 7.2

Üben Sie die Konfrontation

Beginnen Sie die tägliche Konfrontation mit einer moderaten Angstsituation aus Ihrem Konfrontationsplan. Verwenden Sie das Konfrontationsübungsformular (Arbeitsblatt 7.4), um das Ergebnis jeder Übung festzuhalten. Dies sollten Sie noch während der Konfrontation tun, damit Sie ein genaues Bild von der Veränderung Ihrer Angst bekommen. Falls Sie mit einer Therapeutin arbeiten, können Sie das Übungsformular zu Beginn jeder Sitzung durchgehen. Falls nicht, zeigen Sie es jemandem aus Ihrem Freundeskreis oder Ihrer Familie, dem Sie vertrauen und dem gegenüber Sie Rechenschaft ablegen können, ob Sie sich an Ihren Plan halten.

Wenn Sie eine einzelne Konfrontationsaufgabe drei oder vier Mal gemacht haben und sich Ihre Angst im Anschluss daran jedes Mal halbiert hat (d.h. von 80/100 auf 40/100 gefallen ist), dann waren Sie erfolgreich und können sich an die nächste Aufgabe in Ihrer Konfrontationsrangliste (Arbeitsblatt 7.3) heranwagen. Falls Ihre Angst nach drei oder vier Versuchen nicht nachlässt oder sogar zunimmt, nehmen Sie sich etwas Leichteres vor. Üben Sie diese Aufgabe wieder so lange, bis Sie bereit sind für eine schwierigere Konfrontationsaufgabe.

Tipp

In ihrem Behandlungsmanual „Kognitive Verhaltenstherapie bei Angst und Phobien"[4] aus dem Jahr 1985 erklärten Beck und Emery eine 5-Schritte-Bewusstwerdungs-Strategie für den Umgang mit Angst (AWARE: Accept, Watch, Act, Repeat, Expect). Diese eignet sich besonders für stärkere Ängste, die während einer Konfrontation auftreten können.

1. **A**ccept: Akzeptieren Sie Ihre Angst. Kämpfen Sie nicht dagegen an, sondern erklären Sie sich damit einverstanden, sie willkommen zu heißen. Begrüßen Sie sie als Teil der Konfrontation.
2. **W**atch: Beobachten Sie Ihre Angst. Beobachten Sie Ihre Symptome, ohne zu urteilen. Schätzen Sie die Intensität Ihrer Angst ein und beobachten Sie, wie sie zu- und abnimmt. Distanzieren Sie sich von Ihrer Angst und beobachten Sie sie separat, als stünden Sie am Straßenrand und schauten einer Parade zu, die an Ihnen vorbeizieht.
3. **A**ct: Handeln Sie mit Ihrer Angst. Normalisieren Sie die Konfrontationssituation und tun Sie so, *als ob* Sie keine Angst hätten. Verlangsamen Sie Ihr Tempo. Falls nötig, holen Sie ein paarmal tief Luft und bleiben Sie mit der Situation verbunden.
4. **R**epeat: Wiederholen Sie die Schritte. Wiederholen Sie Punkt 1–3 so oft, bis Ihre Angst nur noch schwach ist und Sie sie besser ertragen können.
5. **E**xpect: Erwarten Sie das Beste. Seien Sie nicht überrascht, wenn Sie Angst haben. Lernen Sie, davon auszugehen, dass Sie in Konfrontationssituationen Angst haben werden. Korrigieren Sie die falsche Erwartung, dass die Angst für immer besiegt sein wird. Ersetzen Sie diese Erwartung durch das Ziel, Ihre Fähigkeit zur Angsttoleranz zu stärken. Auf diese Weise haben Sie die Angst in Ihrer Gewalt und nicht umgekehrt.

7.5 „Überladen" Sie Ihre Konfrontationsübung

Schieben Sie Konfrontationen nicht auf die lange Bank – beginnen Sie morgen! Die meisten Menschen, die unter Angst leiden, finden, dass das Warten darauf mehr Angst auslöst, als es tatsächlich zu tun. Wahrscheinlich ist es weniger schwierig, als Sie erwarten.

Die beste Art, eine Konfrontationsübung zur Reduzierung von Angst auszuführen, ist die, sie als Verhaltensexperiment zu gestalten, wie es in der kognitiven Verhaltenstherapie heißt. *Verhaltensexperimente* sind:

strukturierte, geplante Aufgaben, um Indizien für und wider ängstliche Annahmen über Bedrohungen oder Gefahren und die persönliche Verletzbarkeit zu sammeln.

Unserer Meinung nach eignen sich Verhaltensexperimente besonders gut für Konfrontationen, weil sie der Korrektur von fehlplatzierten Furchtgedanken dienen und die Betroffenen daraus lernen können, dass gefürchtete Situationen eigentlich sicher sind.[31] Warum also nicht die Konfrontationsübungen so gestalten, dass sie noch direkter auf Angstgedanken und Annahmen abzielen?

In der kognitiven Therapie gegen Angststörungen wird die Technik des Indiziensammelns aus Kapitel 6 mit Konfrontationsübungen dieses Kapitels zu Verhaltensexperimenten kombiniert. Sie eignen sich hervorragend für den Umgang mit negativen Erwartungen und anderen Angstgedanken, die Sie womöglich von einer Konfrontation abhalten. Gerard zum Beispiel glaubte, dass er vor lauter Angst die Kontrolle verlöre, wenn er sich in einen überfüllten Supermarkt hineinwagen würde. Nachdem er Indizien für und wider diese Annahme gesammelt hatte, riet ihm sein Therapeut, in einen überfüllten Supermarkt zu gehen, dort mindestens 30 Minuten lang zu bleiben und aufzuschreiben, was mit seiner Angst passierte. Dies sei die beste Art der Überprüfung seiner Annahme. Würde seine Angst wirklich überhandnehmen und er die Kontrolle verlieren? Gerard war mit allem einverstanden. Seine anfänglich sehr starke Angst ließ allmählich nach und war nach 30 Minuten auf ein mittleres Niveau gesunken. Er machte die Erfahrung, dass die Angst ihn nicht überwältigte und er nicht die Kontrolle verlor. Er beobachtete außerdem noch etwas, mit dem er gar nicht gerechnet hatte: Niemand schien Notiz von ihm zu nehmen oder zu bemerken, was in seinem Inneren vorging! Diese Erfahrung war für Gerard der Beweis, dass seine übertriebenen Gedanken über die Wahrscheinlichkeit und Ernsthaftigkeit von Gefahr und Hilflosigkeit („Vor lauter Angst werde ich die Kontrolle verlieren") nicht von der Realität bestätigt wurden. Damit war er später in der Lage, Gefühlen der Überforderung und des Kontrollverlusts wirksam zu begegnen (z. B.: „Ich erinnere mich an das Erlebnis letzten Monat, als ich in den überfüllten Supermarkt ging und nicht vor lauter Angst die Kontrolle verlor. Das bedeutet offensichtlich, dass diese Ängste falsch sind und nicht auf der Realität basieren.").

Arbeitsblatt 7.5

Verhaltensexperiment

Datum: ____________________

1. Worauf könnte die Konfrontationsübung im schlimmsten Fall hinauslaufen? Was wäre das Schrecklichste, das passieren könnte?

____

2. Was wäre ein realistischeres Ergebnis?

____

3. Welche positive Wirkung, welchen Nutzen könnte die Konfrontationsübung haben?

____

Beschreibung der Konfrontationsübung	**Was haben Sie währenddessen gedacht, gefühlt und getan?**	**Was tatsächlich geschah und worauf es hinauslief**

Verwenden Sie bei Konfrontationsübungen Arbeitsblatt 7.5 zusammen mit dem Konfrontationsübungsformular (Arbeitsblatt 7.4).

SELBSTHILFEÜBUNG 7.3

Überladen Sie Ihre Konfrontationsübung

Schreiben Sie vor der eigentlichen Übung auf Arbeitsblatt 7.5, was für Sie das Schrecklichste wäre, auf das die Konfrontationsübung hinauslaufen könnte. Schreiben Sie dann auf, was Sie für das realistischste und wahrscheinlichste Ergebnis halten, und schließlich den Nutzen, den Sie von der Konfrontationsübung haben werden. Notieren Sie Ihre Erfahrungen mit der Konfrontation auf Arbeitsblatt 7.4, wenden Sie sich dann Arbeitsblatt 7.5 zu und schreiben Sie in einer kurzen Zusammenfassung der Konfrontationsübung auf, was Sie getan haben und was dabei herauskam. War die Konfrontation besser oder schlechter als erwartet?

Sie werden noch mehr von dem Angst reduzierenden Potenzial der Konfrontation profitieren, wenn Sie damit Ihr Verhalten bei ängstlichen Gedanken und Annahmen testen. Dies stellt eine Gelegenheit dar, um Indizien zu sammeln, die den fehlerhaften Gedanken an Gefahr und Hilflosigkeit Ihrer zentralen Furcht widersprechen.

Tipp

Konfrontation ist harte Arbeit, bei der man leicht den Mut verlieren kann. Falls Sie nun zu dem Schluss kommen, dass eine Konfrontation nichts für Sie ist, sollten Sie an die zahlreichen Forschungsstudien denken, denen zufolge Konfrontation wahrscheinlich die effektivste und schnellste Arznei gegen Angst ist.[5,31,32] Es folgt eine Liste von Gründen für das Misslingen eines Konfrontationsprogramms. Markieren Sie die Erfahrungen, die Sie vor Kurzem selbst erlebt haben.

- Die Angst ließ während der Konfrontation nicht nach.
- Ich hatte dabei eine meiner schlimmsten Panikattacken.
- Ich habe die Konfrontation schon ein paar Minuten nach Beginn abgebrochen.
- Ich hatte bereits im Vorfeld so viel Angst, dass ich überfordert war.
- Ich konnte die Konfrontation nur in Begleitung eines Freundes oder Familienangehörigen durchführen.
- Ich habe vorher ein Beruhigungsmittel genommen.

- Ich habe nur einen kleinen Teil der Konfrontationsübung geschafft.
- Ich habe mich sehr angestrengt, während der Konfrontation ruhig und entspannt zu bleiben, es aber nicht geschafft.
- Ich habe am Ende der Konfrontationsübung überhaupt keine Angst gehabt.
- Ich habe noch Stunden nach Beendigung der Konfrontationsübung starke Angst gehabt.
- Ich bin zu der Überzeugung gekommen, dass mir die Konfrontationsübung zu schwer und zu stressig werden könnte.
- Ich war nach der Konfrontationsübung mutlos und niedergeschlagen.
- Ich habe während der Konfrontation versucht, mich so weit wie möglich abzulenken.
- Ich habe zwischen den einzelnen Konfrontationsterminen jegliche Erinnerung an das Erlebte vermieden.

Schauen Sie sich noch einmal die Punkte an, die Sie markiert haben. Wie können Sie dafür sorgen, dass Ihnen diese Fehler nicht wieder passieren? Schreiben Sie auf, welche Änderungen Sie in Ihrer Konfrontationsplanung vornehmen können, damit Ihnen Ihr Vorhaben besser gelingt.

Carol fürchtete sich sehr davor, dass ihr schlecht würde. Sie schaute immer wieder in den Spiegel, um zu sehen, ob sie rot im Gesicht sei, oder fragte ihre Kolleginnen, ob sie schlecht aussehe. Carols zentrale Furcht (Katastrophe) war Übelkeit mit anschließendem Erbrechen. Zusammen mit ihrer Therapeutin stellte sie einen Konfrontationsplan auf, der vorsah, dass sie auf der Arbeit einen Pullover tragen würde. Ihr würde heiß werden, sie würde rot anlaufen und sich unwohl fühlen. Sie sollte sich zurückhalten und weder in den Spiegel schauen noch ihre Kolleginnen nach ihrem Aussehen fragen. In der folgenden Woche erzählte sie ihrer Therapeutin, wie mutlos sie bei der Konfrontation geworden war. Sie hatte versucht, den Pullover zu tragen, doch nach 20 Minuten, in denen ihr heiß gewesen war, hatte sie eine solche Angst bekommen, dass sie glaubte, sie müsse sich übergeben. Also hatte sie den Pullover wieder ausgezogen. Sie versuchte es gegen Ende der Woche noch ein paarmal, gab aber auf, weil das Ganze sie zu sehr stresste.

Carol und ihre kognitive Verhaltenstherapeutin beschlossen, dass sie die Aufgabe mit einer weniger angstbesetzten Situation wiederholen sollte. Carols Therapeutin legte Wert darauf, dass die Konfrontation mit ihrer Furcht länger dauerte (45 bis 90 Minuten). Wie sich herausstellte, war Carols Angsttoleranz immer noch sehr niedrig. Zudem kamen ihr in Bezug auf die Konfrontation weiterhin fehlerhafte Gedanken („Was ist, wenn mir heiß wird, ich rot anlaufe und mich übergeben muss?“ „Was ist, wenn ich so starke Angst bekomme, dass ich auf der Arbeit eine Panikattacke habe?“ „Was ist, wenn meine Angst noch Tage nach der Konfrontation unerträglich stark bleibt?“). Damit Carol mit diesen kontraproduktiven Angstgedanken besser zurechtkam, schlug ihre Therapeutin vor, die Gedanken mithilfe von Normalisierungskarten infrage zu stellen.

Wenn Sie mit der Konfrontation keinen Erfolg haben, überprüfen Sie die markierten Gründe aus der vorigen Liste:

- Würde es Ihnen guttun, eine weniger Angst auslösende Aufgabe zu machen? Falls Sie die Konfrontation in voller Länge probiert haben und die intensive Angst nicht aushalten konnten, haben Sie vielleicht eine Aufgabe gewählt, die zu schwer war.
- Würde es Ihnen guttun, die Konfrontation öfter und länger auszuführen? Wenn eine Konfrontation misslingt, liegt es meistens daran, dass sie zu kurz oder nur ein-, zweimal die Woche gemacht wird.
- Versuchen Sie, die Konfrontation durchzuführen, ohne Angst zu bekommen? Das ist völlig unrealistisch und kontraproduktiv. Sie sollen ja Angst haben und lernen, dass diese von selbst nachlässt. Halten Sie alle Bemühungen zurück, weniger Angst zu haben, und kümmern Sie sich voll und ganz um die Konfrontation.
- Wurden Sie während der Konfrontation von Angstgedanken überwältigt? Schreiben Sie diese noch einmal auf, bewerten Sie sie und korrigieren Sie sie mithilfe von realistischeren Alternativen. Verwandeln Sie die Konfrontation in ein „Verhaltensexperiment" und verwenden Sie Arbeitsblatt 7.5, um negative Erwartungen und andere Angstgedanken, die Ihre Konfrontationsbemühungen untergraben, zu korrigieren.

7.6 Verlassen Sie sich weniger auf Sicherheit

Es ist immer wichtig, sich der Gedanken und Verhaltensweisen bewusst zu werden, in die man während einer Konfrontation verfällt und die die Angst reduzieren oder beseitigen sollen. Wie Flucht und Vermeidung ist auch das Sicherheitsbestreben ein Versuch, die Angst zu mindern. Dennoch sind diese Bewältigungsstrategien „falsch", weil sie eigentlich gar nicht vor Gefahr schützen.[16] Sie helfen nicht und verstärken die Angst letztlich sogar, weil sie die übertriebenen Angstgedanken an Gefahr und Hilflosigkeit bestätigen. Verwenden Sie Arbeitsblatt 7.6, um alle falschen Bewältigungsstrategien festzuhalten, auf die Sie während einer Konfrontation zurückgreifen und die womöglich ein Gelingen verhindern. Schauen Sie sich noch einmal Teil III Ihres Angstprofils an (Arbeitsblatt 5.9), um sich die zu verändernden Sicherheitsmaßnahmen und Bewältigungsstrategien ins Gedächtnis zu rufen.

Für die Konfrontation mit der Furcht braucht es Mut. Erkennen Sie Ihre Probleme mit Konfrontationen, überarbeiten Sie Ihren Plan und üben Sie täglich.

Bei seiner Konfrontation mit öffentlichen Orten konnte Gerard eine Anzahl falscher Sicherheitsbestrebungen erkennen. Zuerst graute ihm davor, die Kontrolle zu verlieren und große Angst zu bekommen. Also nahm er vorher eine Beruhigungstablette. Außerdem wich er beim Einkaufen seiner Frau nicht von der Seite und versuchte,

Arbeitsblatt 7.6

Sicherheitsstreben bei Konfrontationen

Anleitung: Schreiben Sie in dieses Formular alle Gedanken oder Verhaltensweisen, die während einer Konfrontation auftreten und der Reduzierung oder Kontrolle der Angst dienen. Erkennen Sie Ihre unwirksamen Bewältigungsstrategien und schreiben Sie in die letzte Spalte, was Sie tun können, damit Sie bei einer Wiederholung der Konfrontation auf keinen Fall auf falsche Sicherheitsmaßnahmen zurückgreifen. [Schauen Sie sich am besten noch einmal Ihre Antworten im Teil III Ihres Angstprofils (Arbeitsblatt 5.9) an.]

Konfrontationsaufgabe	Falsches Sicherheitsverhalten	Falsche Sicherheitsgedanken	Wie ich weniger nach Sicherheit strebe
1.			
2.			
3.			
4.			
5.			

sich mit Gedanken an nettere Dinge abzulenken. „Alles wird gut“, sagte er sich immer wieder, und: „Beruhige dich doch.“ Er gab sich alle Mühe, seine Angst zu unterdrücken, damit er ja die Kontrolle nicht verlöre, merkte dann jedoch, dass diese Reaktionen seine Angst vor dem Kontrollverlust im Gegenteil zum Eskalieren brachten. Nachdem er diese „falschen Sicherheitsbestrebungen“ erkannt hatte, arbeitete er während der folgenden Konfrontationen hart daran, von derartigen Strategien abzulassen. Schließlich ließ er die Tabletten zu Hause und verbrachte längere Zeit ohne Begleitung im Einkaufszentrum, während seine Frau allein einkaufen ging. Statt sich mit schöneren Gedanken abzulenken und Beruhigungsversuche zu unternehmen, konzentrierte er sich ganz auf seine Ängste. All dies machte die Konfrontation sichtlich wirksamer, sodass Gerard zwei Wochen später in der Lage war, sich längere Zeit in überfüllten Geschäften und Einkaufszentren aufzuhalten, ohne dass ihn die Angst überwältigte.

Um die maximale Wirksamkeit der Konfrontation zu erzielen, sollten Sie sich nicht bemühen, die Angst zu beherrschen oder zu beseitigen. Erkennen Sie Ihre falschen Sicherheitsmaßnahmen und arbeiten Sie daran, sie während der Konfrontation zu unterlassen.

Tipp

Die Suche nach Sicherheit aufzugeben kann schwierig sein, weil man diese Strategie wahrscheinlich schon seit vielen Jahren gegen die Angst anwendet. Falls es Ihnen nicht gelingt, versuchen Sie, es sich allmählich abzugewöhnen. So ließ Gerard seine Tabletten zunächst im Auto zurück und später dann zu Hause, während er sich in überfüllten Geschäften mit seiner Angst konfrontierte. Vergewissern Sie sich außerdem, dass Sie nicht eine Sicherheitsmaßnahme durch eine andere ersetzen. Carol hörte auf, andere zu fragen, ob sie gesund aussah (Bedürfnis nach Sicherheit), suchte dafür aber im Internet nach Informationen über verschiedene Symptome (ebenfalls Bedürfnis nach Sicherheit, aber mit anderen Mitteln befriedigt). Um es noch einmal auf den Punkt zu bringen: Alles, was die Angst drastisch reduziert oder komplett beseitigt, schwächt die Wirksamkeit der Konfrontation.

Zusammenfassung

- Mut ist ein wichtiges Element bei der Überwindung von Furcht und Angst. Jeder Mensch hat schon einmal schwierige Situationen erlebt, in denen er Mut bewiesen hat. Nun geht es darum, diese innere Stärke zu nutzen und entschlossen gegen die Angst vorzugehen.
- Konfrontation ist eine sehr effektive psychotherapeutische Intervention bei Angst. Viele Menschen mit Angststörungen weigern sich jedoch, ihre Angstauslöser systematisch zu konfrontieren, weil sie von der Konfrontation falsche und übertriebene Vorstellungen haben. Diese müssen erkannt, bewertet und umstrukturiert werden, damit man nicht das Handtuch wirft.
- Es ist wichtig, die Konfrontation sorgfältig zu planen und eine Rangliste der Angstauslöser zu erstellen, die von leichter bis schwerer Angst reicht. Man sollte die Konfrontation systematisch und schrittweise angehen und täglich immer länger durchführen. Alle Angstgedanken, die die Wirksamkeit der Konfrontation schwächen könnten, müssen erkannt und betrachtet werden. „Normalisierungskarten" erinnern während einer Konfrontation an gesunde Bewältigungsstrategien.
- Verwenden Sie zur Angstbewältigung die AWARE-Strategie, besonders während einer Konfrontation.
- Konfrontationen bringen noch mehr, wenn man sie in Verhaltensexperimente verwandelt. Dadurch werden Angstgedanken und negative Erwartungen an die Konfrontation korrigiert.
- Wenn eine Konfrontation die Angst nicht nennenswert reduziert, ist es wichtig, den Konfrontationsplan auf Fehler abzusuchen. Finden Sie heraus, was während der Konfrontation schiefging, nehmen Sie notwendige Änderungen vor und fahren Sie mit Ihren täglichen Konfrontationen fort.
- Falsche Angstbewältigung oder Sicherheitsbestreben können die Konfrontation unwirksam machen und die Angst intensivieren. Es ist daher wichtig, sich alle kognitiven und verhaltensmäßigen Sicherheitsbestrebungen abzugewöhnen (Versuche zur Kontrolle der Angst) und sie durch angemessenere Techniken zu ersetzen.

8. Strategische Planung

Sie haben sich an ein neues Unternehmen herangewagt: eine kognitive Methode gegen Ihre Probleme mit der Angst. Wie bei allen Unternehmungen sollten Sie auch hier einen Plan haben – eine Art Straßenkarte, der Sie folgen, um alles, was Sie in den ersten sieben Kapiteln dieses Buches gelernt haben, ganz individuell in die Praxis umzusetzen. Vielleicht haben Sie schon einmal dieses Zitat von Norman Vincent Peale gehört: „Planen Sie Ihre Arbeit und arbeiten Sie an Ihrem Plan. Fehlende Systematik führt zu dem Gefühl, ins Schwimmen zu geraten." Nichts könnte besser auf die Arbeit an der Angst zutreffen. Den kognitiven Therapieansatz und verschiedene Strategien zur Überwindung der Angst haben Sie in diesem Übungsbuch ja bereits kennengelernt. Wenn Sie einige Übungen aus Kapitel 6 und 7 schon ausprobiert haben, aber nicht verstehen, wohin sie führen sollen, und sich davon leicht überfordert fühlen, dann wissen Sie jetzt, warum wir vorgeschlagen haben, die Übungen erst auszuführen, nachdem Sie einen Plan ausgearbeitet haben. In diesem Kapitel werden wir Ihnen also zeigen, wie Sie einen solchen individuellen kognitiven Therapieplan erstellen, Ihnen auch ein Beispiel eines solchen Interventionsplans geben und uns dann mit der Frage auseinandersetzen, ob Sie später eines der Spezialkapitel lesen oder sogar alle.

> Mit einem kognitiven Therapieplan werden Sie konzentriert, effektiv und engagiert an Ihrer Angst arbeiten können.

8.1 Warum Sie einen Plan brauchen

1. Um gezielt vorzugehen. Im ersten Kapitel (Arbeitsblatt 1.2) haben Sie einige Ziele aufgeschrieben, die Sie mithilfe dieses Übungsbuches erreichen wollen. Ein Behandlungsplan wird gewährleisten, dass Sie darauf hinarbeiten.
2. Um zu differenzieren. Sie haben in Kapitel 5 Ihr Angstprofil erstellt (Arbeitsblatt 5.9). Es ist wichtig, die kognitiven Verhaltenstechniken, die Sie in Kapitel 6 und 7 gelernt haben, auf die verschiedenen Bestandteile Ihres Angstprofils anzuwenden. Ein Behandlungsplan wird Ihnen dabei helfen.
3. Um das Ganze systematischer und besser organisiert anzugehen. Kognitive Therapie funktioniert am besten, wenn man (wie bei der Erstellung des Angstprofils) die Angst auf ihre Bestandteile herunterbricht und diese dann, systematisch eins nach dem andern, bearbeitet. Ein Behandlungsplan wird Ihnen helfen, so effektiv wie möglich an Ihrer Angst zu arbeiten.

4. Um das Engagement aufrechtzuerhalten. Sportler, die sich auf einen Wettbewerb vorbereiten, planen ihr Trainingsprogramm. Sie wissen, dass sie nur so das Beste aus ihrem Körpertraining herausholen können. Das trifft auch auf das „mentale Fitnesstraining“ zu. Ein kognitiver Therapieplan zur Verbesserung Ihrer „mentalen Fitness bei Angst“ wird Ihnen helfen, disziplinierter an Ihrer Angst zu arbeiten.
5. Um zu lernen, die Dinge richtig einzuschätzen. Es ist wichtig, aus den Strategien in Kapitel 6 und 7 diejenigen herauszufiltern, die am besten passen, und weniger geeignete wegzulassen. Wenn Sie Ihre kognitive Therapie um einen Plan herum ordnen, der auf Ihrem Angstprofil basiert, können Sie Ihre Fortschritte bewerten und herausfinden, an welchen Aspekten Ihrer Angststörung Sie besonders arbeiten müssen.

8.2 Die Planung des Angsttrainings

Erstellen Sie mithilfe von Arbeitsblatt 8.1 einen Angsttrainingsplan. Dafür brauchen Sie Ihr Angstprofil (Arbeitsblatt 5.9) und weitere Arbeitsblätter, die Sie bereits ausgefüllt haben. Beachten Sie, dass der Trainingsplan Ihrem Angstprofil entsprechend aus drei Abschnitten besteht: Situationen und andere Angstauslöser, Bewertung von Gefahren (automatisches Angstdenken) und Bewältigungsreaktionen (Versuche, die Angst zu beherrschen oder zu reduzieren). Sie sollten aus jedem Abschnitt je einen Punkt auswählen – also einen Auslöser, einen Gedanken und eine Bewältigungsreaktion – und an diesen drei Aufgaben gleichzeitig arbeiten. Sobald Sie Fortschritte wahrnehmen, nehmen Sie sich das nächste Trio vor.

Anabel hatte Angst, mit öffentlichen Verkehrsmitteln zu fahren, besonders mit der U-Bahn. Ihr Plan sah vor, dass sie zuerst nur bis zum U-Bahnhof ging und den Zügen zusah (auslösende Situation), dabei den Gedanken an eine mögliche Bedrohung: „Was ist, wenn ich auf dem Bahnsteig eine Panikattacke habe?“ korrigierte und sich bemühte, nicht beim ersten Zeichen von Angst wegzulaufen (Bewältigung durch Fluchtreaktion). Nachdem sie es geschafft hatte, ihre Angst auf U-Bahnhöfen abzubauen, ging sie zur nächsten Phase ihres Arbeitsplans über und stieg zusammen mit einer Freundin in ein U-Bahn-Abteil ein, in dem sich nur wenige Fahrgäste befanden.

Erstellen Sie Ihren Angsttrainingsplan nun Schritt für Schritt wie folgt. Da Sie wahrscheinlich mehr als zehn Punkte eintragen werden, sollten Sie Arbeitsblatt 8.1 vorher mehrmals kopieren.

Arbeitsblatt 8.1 **1/3**

Angsttrainingsplan

Anleitung: Füllen Sie in allen drei Teilen jeweils die erste Spalte aus, bevor Sie anfangen, an Ihrer Angst zu arbeiten. Wenn Sie mit einem bestimmten Angstsymptom fertig sind, schreiben Sie in die letzte Spalte, ob Sie diese Intervention effektiv gefunden haben.

Angstsymptom	Übungen	Zeitplan	Ergebnis
TEIL I ANGSTAUSLÖSER (Situationen etc.)			
1.			
2.			
3.			

Arbeitsblatt 8.1 **2/3**

Angstsymptom	Übungen	Zeitplan	Ergebnis
TEIL II EINSCHÄTZUNG DER BEDROHUNG (angsterfülltes Denken)			
4.			
5.			
6.			

Arbeitsblatt 8.1 **3/3**

Angstsymptom	Übungen	Zeitplan	Ergebnis
TEIL III BEWÄLTIGUNGSREAKTIONEN (Vermeidung, Sicherheitsbestreben etc.)			
7.			
8.			
9.			
10.			

8.2.1 Schritt 1: Fokussieren der Angstsymptome

Füllen Sie in Arbeitsblatt 8.1 in allen drei Abschnitten jeweils die erste Spalte aus. Tragen Sie die einzelnen Merkmale Ihrer Angst – alle Situationen, Gedanken und Körperempfindungen, die Sie in Teil I Ihres Angstprofils als Angstauslöser angegeben haben – untereinander ein, d. h. jeden Auslöser auf eine separate Zeile. Haben Sie beispielsweise fünf Angst auslösende Situationen (z. B. die Begegnung mit Fremden, Fahrstuhlfahren, Schwitzen und Frieren, Gedanken an Finanzen, in einer Sitzung das Wort ergreifen), ergibt das fünf Zeilen in der ersten Spalte. Gehen Sie dann zu Teil II über und tragen Sie in derselben Spalte nacheinander alle Körperempfindungen aus Teil II Ihres Angstprofils ein, die Sie besonders störend oder beängstigend finden (z. B. Herzklopfen, Atemprobleme).

Geben Sie in Teil II unbedingt auch die automatischen Gedanken an die Bedrohungen, Gefahren, schlimmsten Folgen oder Katastrophen, die Ihnen kommen, wenn Sie Angst haben, an. Es sollten diejenigen sein, die am häufigsten auftauchen; wahrscheinlich sind es drei oder vier, wie zum Beispiel diese: „Was ist, wenn die Leute merken, dass ich Angst habe, und mich für verrückt halten?" „Was ist, wenn dieser Brustschmerz tatsächlich ein Herzinfarkt ist?" „Was ist, wenn mein Kind von einer Babysitterin betreut wird und ihm etwas zustößt?" Notieren Sie als Nächstes Ihre kognitiven Fehler (Tunnelblick, Alles-oder-nichts-Denken, Verallgemeinerungen etc.). Da Sie alle gleichzeitig bearbeiten werden, können Sie sie auf ein und dieselbe Zeile schreiben. Zuletzt halten Sie bitte Ihre fehlerhaften Annahmen über Angst fest, die Sie ebenfalls Teil II Ihres Angstprofils entnehmen können, wie zum Beispiel: „Ich kann mir nicht erlauben, Angst zu haben, weil das in eine Panikattacke ausarten könnte." „Wenn ich meine Sorgen nicht unter Kontrolle habe, machen sie mich noch verrückt." Notieren Sie diese wiederum separat auf verschiedenen Zeilen untereinander.

Das Aufteilen Ihrer Angst in einzelne, auf die Symptome bezogenen Auslöser, Gedanken und Bewältigungsreaktionen ist ein wichtiger Schritt, weil Sie dadurch genau anvisieren können, was Sie verändern müssen, damit die Angst nachlässt.

Übertragen Sie aus Teil III Ihres Angstprofils, wie Sie Ihre Angst zu bewältigen versuchen, und zwar jede Bewältigungsstrategie auf eine separate Zeile: Gedanken an Hilflosigkeit, weitere Dinge, die Sie vermeiden und die noch nicht unter den Situationen aufgeführt sind, Sicherheitsbestrebungen und andere Strategien zur Angstkontrolle, alle Sorgen, die Sie sich um Ihre Angst oder um andere Problemen in Ihrem Leben machen. Alles in allem werden Sie auf etwa 15 bis 20 verschiedene Angstsymptome kommen, die Sie im Rahmen Ihres Angsttrainingsplans in Angriff nehmen werden.

8.2.2 Schritt 2: Interventionsübungen

Wählen Sie aus Kapitel 6 und 7 bestimmte Interventionen (etwa zwei bis drei pro Symptom) für jedes Angstsymptom und tragen Sie sie in die zweite Spalte ein. Da sich einige Übungen, wie das Sammeln von Indizien oder die Konfrontation, bei vielen Symptomen anbieten, können Sie ruhig dieselbe Übung für mehrere Symptome verwenden. Aus Platzgründen sollten Sie jedoch nur die Abschnittsüberschriften, die Nummer der Selbsthilfeübungen und die Seitenzahl notieren. Schauen Sie sich außerdem noch einmal die Arbeitsblätter in Kapitel 6 und 7 an, um zu entscheiden, wie Sie die Intervention bei jedem Symptom ausführen wollen.

Hannah sorgte sich um ihre Freundschaften und darum, ob andere sie wirklich mochten. Angstauslöser waren meist soziale Ereignisse, etwa wenn sie mit Freunden zusammen essen ging. Im Anschluss daran machte sie sich Sorgen, ob sie vielleicht jemanden beleidigt haben könnte. Entsprechend gab sie in ihrem Angsttrainingsplan als Auslöser an: „mit einer guten Freundin zusammen essen gehen“. Als Körpersymptom trug sie in die erste Spalte von Teil II das flaue Gefühl im Magen ein, das sie so interpretierte: „Habe wohl etwas Falsches gesagt“, worauf ihr der automatische ängstliche Gedanke kam: „Ich habe meine Freundin verletzt, bestimmt mag sie mich jetzt nicht mehr.“ Als Bewältigungsreaktion schrieb sie in Teil III den Gedanken an Hilflosigkeit: „Ich verhalte mich in Gesprächen so blöd und unsensibel“ und als Strategie das sorgenvolle Grübeln, wenn sie das Gespräch mit ihrer Freundin immer wieder im Geiste durchkaute und überlegte, ob sie vielleicht etwas Unfreundliches oder Beleidigendes gesagt haben könnte.

Als Behandlung der situativen Auslöser ihrer Angst schrieb Hannah in die zweite Spalte, dass sie einen Konfrontationsplan, eine Normalisierungskarte zur Verwendung bei sozialen Ereignissen und eine Liste potenzieller Bewältigungsstrategien anfertigen würde. Außerdem nahm sie sich vor, sich regelmäßig mit der Freundin zu treffen (Selbsthilfeübungen 7.1 und 7.2). In Hinblick auf ihren zentralen Angstgedanken: „Ich habe meine Freundin verletzt, bestimmt mag sie mich jetzt nicht mehr“ und den Hilflosigkeitsgedanken: „Ich verhalte mich in Gesprächen so blöd und unsensibel“ hielt sie es für das Beste, Indizien zu sammeln (Übung 6.3), Denkfehler zu korrigieren (Übung 6.6), zu entkatastrophisieren (Übung 6.5) und eine alternative Perspektive zu entwickeln (Übung 6.7). Zudem wurde ihr klar, dass ihre ständige Sorge, was andere Menschen von ihr dachten, ein langfristiges Problem war. Aus diesem Grund würde sie dem kognitiven Therapieprogramm zum Thema chronische Sorge folgen, das in Kapitel 11 vorgestellt wird.

Hannah sah ein, dass sie zur Ausführung der einzelnen Interventionen ihres Angsttrainings einen detaillierten Plan benötigte. Wie würde sie zum Beispiel Indizien für

Zur Erstellung eines Behandlungsplans sollten Sie wissen, wie Sie an jedem Angstsymptom arbeiten werden. Nutzen Sie die in Kapitel 6 und 7 erlernten kognitiven Verhaltensweisen als Werkzeuge zur Angstreduktion.

oder wider ihren automatischen Angstgedanken sammeln: „Ich habe meine Freundin verletzt, bestimmt mag sie mich jetzt nicht mehr“? Sie entschied, die Gespräche und deren positiven oder negativen Verlauf aufzuschreiben, die sie im vergangenen Monat geführt hatte (z. B.: „Hat der- oder diejenige es später vermieden, mit mir zu sprechen?“). Und wie oft hatte man ihr gesagt, dass sie jemanden beleidigt habe? Ihr kam die Idee, eine Umfrage im engeren Freundeskreis innerhalb ihrer Familie zu veranstalten und die anderen zu fragen, ob sie der Meinung waren, dass sie dazu neigte, andere zu verletzen. In der Folge würde sie zwei Wochen lang darauf achten, wie beiläufige Konversationen verliefen. Wie Hannah werden auch Sie die Umsetzung Ihrer Interventionen strategisch planen müssen. Lesen Sie sich dafür noch einmal die relevanten Abschnitte in Kapitel 6 und 7 durch.

8.2.3 Schritt 3: Der Ablauf Ihres Selbsthilfeplans

Machen Sie sich einen wöchentlichen Zeitplan für Ihre Arbeit an der Angst. Seien Sie sich klar darüber, woran Sie wann, wo und wie lange arbeiten. Wenn Sie Ihre Ängste überwinden wollen, müssen Sie sich an Ihren Plan halten.

Schreiben Sie in die dritte Spalte Ihres Angsttrainingsplans den Ablauf Ihrer Interventionen zur Bearbeitung jedes Symptoms. Versuchen Sie, so spezifisch wie möglich zu sein, und notieren Sie, wann, wie oft, wo und wie lange Sie die Intervention durchführen werden. Falls Sie sich nicht mehr genau daran erinnern können, wie die Selbsthilfeübungen gehen, lesen Sie sie sich noch einmal Kapitel 4 durch. Als Gedächtnisstütze könnten Sie sich die Termine für die Interventionen auch in Ihren Kalender oder in Ihr Smartphone eintragen. Hannah entschied, dass sie in Kaffee- und Mittagspausen besonders gut an ihren Ängsten arbeiten konnte. Also würde sie mindestens einmal am Tag eine lockere Unterhaltung anfangen und mindestens fünf Minuten lang mit jemandem plaudern. Überlegen Sie, wie Sie das Angsttraining in Ihrem Alltag unterbringen können, und seien Sie dabei kreativ. Denken Sie daran: Je mehr Sie an Ihrer Angst arbeiten, desto schneller werden Sie Ergebnisse sehen und desto besser werden diese sein. Aufschieben und Hintanstellen von Plänen sind Feinde der Angstreduktion!

8.2.4 Schritt 4: Ergebnisse festhalten

Schreiben Sie in die letzte Spalte von Arbeitsblatt 8.1, ob die Interventionen gegen die einzelnen Angstsymptome geholfen haben. Haben Sie weniger Angst gehabt? Waren die Interventionen schwierig oder leichter, als Sie dachten? Haben sie sich spürbar auf Ihre Angst ausgewirkt? Sollten Sie mehr gegen Ihre Angst tun, vielleicht mehr üben? Oder können Sie sich das nächste Angstsymptom vornehmen?

Schätzen Sie am Ende jeder Woche den Erfolg der Übungen ein, damit Sie wissen, was funktioniert und was nicht, und passen Sie Ihren kognitiven Therapieplan entsprechend an.

Hannah beispielsweise fand das Sammeln von Indizien und Entkatastrophisieren besonders hilfreich, um ihren Angstgedanken: „Ich habe meine Freundin beleidigt, bestimmt mag sie mich jetzt nicht mehr" zu korrigieren. Sie machte sich eine Normalisierungskarte, die sie daran erinnerte, dass man unmöglich wissen kann, was die anderen wirklich von einem halten. Woher sollten Sie wissen, ob und in welchem Maße etwas, das Sie gesagt haben, verletzend war? Und ist es denn letztlich wirklich so wichtig? Falls die anderen immer noch freundlich zu Ihnen sind, wurde die Beleidigung anscheinend als trivial und belanglos bewertet. In Hannahs Augen war diese Intervention ganz besonders wichtig, um ihre Angst, andere zu verletzen, zu reduzieren. Sie sollten das Ergebnis jede Woche festhalten, wenn Sie die Chance genutzt haben, mehrere Tage lang an einem bestimmten Angstsymptom zu arbeiten.

8.3 Beths Angsttrainingsplan

In Kapitel 5 haben wir Ihnen Beth und deren Angstprofil, auf dem ihr Angsttrainingsplan beruht, vorgestellt. Zur Veranschaulichung präsentieren wir Ihnen im Folgenden (aus Platzgründen nur einige) Ausschnitte aus Beths Angsttrainingsplan. Wie Sie sehen, kommen mehrere Interventionen bei mehr als einem Angstsymptom zum Einsatz. So eignen sich Konfrontationen oder Verhaltensexperimente meist bei Angstauslösern, Angstgedanken und Bewältigungsreaktionen wie Flucht oder Vermeidung. Das zeigt, wie manche Interventionen, mit denen man mehrere Aspekte bearbeiten kann, wirkungsvoller sind als andere.

Mit dem fertigen Angsttrainingsplan in der Hand ist der Zeitpunkt gekommen, sich an die Arbeit zu machen. Verwenden Sie auch die Arbeitsblätter aus Kapitel 6 und 7, damit Sie sich besser auf die Interventionen einlassen können. Schauen Sie sich außerdem noch einmal Ihre Ergebnisse in Kapitel 1 bis 5 an, um Ideen zu bekommen, welche Situationen, Gedanken und Verhaltensweisen verändert werden müssen, damit Sie weniger Angst haben.

1/4

Beths Angsttrainingsplan

Angstsymptom	Intervention	Zeitplan	Ergebnis
TEIL I ANGSTAUSLÖSER (Situationen etc.)			
1. *Allein zum Supermarkt gehen und zufällig einem Nachbarn begegnen.*	*Konfrontationsplan und Normalisierungskarte erstellen (Übungen 7.1 und 7.2).*	*Zuerst werde ich mindestens zweimal zu einem entfernt liegenden Supermarkt gehen und dann dreimal die Woche während der Hauptgeschäftszeit zu einem Supermarkt in meiner Nachbarschaft; jedes Mal mindestens 20 Minuten lang, für zwei Wochen.*	*Abgeschlossen; kann bei nur schwacher Angst in den Supermarkt in meiner Nachbarschaft gehen; Konfrontation in hohem Maße wirksam.*
2. *Einen Freund anrufen, den ich seit Monaten nicht gesprochen habe.*	*Konfrontationsplan und Normalisierungskarte erstellen (Übungen 7.1 und 7.2).*	*Sende ihm erst eine E-Mail und frage ihn, um wie viel Uhr ich ihn am besten anrufen sollte; dann rufe ich ihn noch vor dem Wochenende an und rede mindestens 10 Minuten lang mit ihm.*	*In Bearbeitung*
3. *Eine E-Mail zu bekommen, in der steht, dass ich am Freitag in der Mitarbeiterversammlung sprechen soll.*	*Übungen gegen besorgtes Grübeln (Kapitel 11).*	*An den nächsten vier Abenden werde ich nach dem Essen mindestens 30 Minuten lang an meiner Sorge wegen der Versammlung arbeiten. Wenn sie mir tagsüber einfällt, werde ich sie auf die Agenda für die Sorgensitzung am Abend setzen.*	*Geplant*

2/4

Angstsymptom	Intervention	Zeitplan	Ergebnis
TEIL II EINSCHÄTZUNG DER BEDROHUNG (angsterfülltes Denken)			
4. Mir ist heiß und ich schwitze; die anderen werden merken, dass ich Angst habe. (Körperempfindung)	Auf Gedanken achten (Selbsthilfeübung 6.2), Indizien sammeln (Übung 6.3), Kosten-Nutzen-Analyse (Übung 6.4) und Alternative entwickeln (Übung 6.7).	Täglich mindestens zwei Gespräche mit Kollegen; einmal am Tag mit der Kassiererin reden; versuchen, etwas Angst zu zeigen. All das eine Woche lang; ängstliche Gedanken aufschreiben und abends 30 Minuten lang Arbeitsblätter ausfüllen.	Abgeschlossen; glaube nicht mehr daran; habe den Gedanken nur noch gelegentlich
5. Die anderen werden merken, dass ich schwitze, und sich vor mir ekeln. (automatischer Gedanke an Bedrohung)	Indizien sammeln (Übung 6.3), Entkatastrophisieren (Übung 6.5), Normalisierungskarte erstellen (Übung 6.8) und Verhaltensexperiment (Arbeitsblatt 7.5).	Bei der nächsten Mitarbeitersitzung einen Pullover tragen und mich an die Heizung setzen. Aufschreiben, ob jemand merkt, dass mir heiß ist; jemandem sagen, dass mir heiß ist. Abends Arbeitsblätter über ängstliche Gedanken in Zusammenhang damit ausfüllen	In Bearbeitung

3/4

Angstsymptom	Intervention	Zeitplan	Ergebnis
6. Wenn ich in Gegenwart anderer Menschen Angst habe, werde ich mich wahrscheinlich eher blamieren. (ängstliche Annahme)	Gedanken beobachten (Übung 6.2), Indizien sammeln (Übung 6.3), Kosten-Nutzen-Analyse (Übung 6.4), Alternative entwickeln (Übung 6.7) und Verhaltensexperiment (Arbeitsblatt 7.5).	Mindestens dreimal pro Woche: mich mit Unbekannten unterhalten, auf einer Versammlung sprechen, einen Anruf tätigen, der mir Angst macht. Indizien sammeln, ob ich mich blamiert habe. Innerhalb einer Stunde nach Ende der Aufgabe Arbeitsblätter ausfüllen, um ängstliche Gedanken zu korrigieren.	Geplant
7. Für mich ist Schwitzen eine Katastrophe, ich argumentiere emotional und gelange zu voreiligen Schlüssen. (Denkfehler)	Auf Gedanken achten (Übung 6.2), Denkfehler erkennen und korrigieren (Übung 6.6).	Mein Denken bei jeder Aufgabe auf Fehler untersuchen.	In Bearbeitung
TEIL III BEWÄLTIGUNGSREAKTIONEN (Vermeidung, Sicherheitsbestreben etc.)			
8. Ich bin im Umgang mit anderen unbeholfen und ziemlich unfreundlich. (Überzeugung von der eigenen Hilflosigkeit)	Normalisierungskarte erstellen (Übungen 6.8 und 7.1) und Konfrontation im Umgang mit anderen Menschen üben (Übung 7.2).	Diese Woche mindestens drei Gespräche einleiten, eines mit einer mir unbekannten Person; meine Sozialkompetenz bewerten; Indizien sammeln für meine und wider meiner Kompetenz.	Abgeschlossen; sehr erfolgreich. War überrascht, wie kompetent ich im Gespräch war, obwohl ich etwas Angst hatte.

4/4

Angstsymptom	Intervention	Zeitplan	Ergebnis
TEIL III BEWÄLTIGUNGSREAKTIONEN (Vermeidung, Sicherheitsbestreben etc.)			
9. Vermeide so weit wie möglich alle sozialen Ereignisse. (Vermeidung)	Wiederholte Konfrontation in einer Reihe immer schwieriger werdender Interaktionen (Übung 7.2).	Ich muss jeden Tag mindestens eine Aufgabe aus meiner Konfrontationsrangliste machen (Arbeitsblatt 7.3).	In Bearbeitung; das Mittelfeld meiner Ängste habe ich schon erobert.
10. Habe immer Beruhigungstabletten dabei und werde eine nehmen, bevor ich unter Leute gehe (Sicherheitsbestreben).	Die Einnahme von Beruhigungsmitteln immer weiter hinauszögern und die Medikamente an immer schlechter erreichbaren Orten aufbewahren (Arbeitsblatt 7.6).	Nächste Woche werde ich die Tabletten in der Schublade auf der Arbeit lassen, statt sie immer bei mir zu tragen.	In Bearbeitung; Tabletten im Auto, in der Schreibtischschublade oder im Arzneischrank zu Hause aufbewahren. Gibt immer noch viel zu tun, bis ich die Tabletten ganz weglassen kann.
11. Was ist, wenn ich einsam und verlassen zurückbleibe, weil niemand mit einer gehemmten und verklemmten Frau zu tun haben will? (Sorge)	Die Übungen aus dem Kapitel über chronische Sorge machen.	Ich werde dreimal die Woche eine 30-minütige Konfrontation machen und kognitive Methoden anwenden (s. Kap. 11). Ich werde damit warten, bis ich bei den anderen Angstsymptomen Fortschritte gemacht habe.	Geplant

8.4 Spezifische kognitive Therapiemethoden

In den ersten acht Kapiteln dieses Übungsbuches haben Sie schon einiges über die Grundlagen der kognitiven Herangehensweise bei Angststörungen gelernt. Die beschriebenen Methoden helfen bei den meisten Angsttypen. Da wir jedoch in den vergangenen 20 Jahren viele Erfahrungen mit spezifischen Angstformen gemacht haben – vor allem Panikattacken, Sozialphobie und chronischer Sorge –, haben wir dafür spezielle kognitive Therapien entwickelt, die in den letzten drei Kapiteln dieses Buches beschrieben sind.

Falls Sie unter besonders intensiven oder hartnäckigen Problemen im Zusammenhang mit Panikattacken, Sozialphobie oder chronischer Sorge leiden, könnten Sie von diesen kognitiven Spezialmethoden profitieren. Vor allem, wenn die Ängste schon seit Jahren bestehen, ist die Angst vor Panik oder anderen Menschen beziehungsweise die chronische Sorge auch nach Durchführung der Standardtherapieübungen noch ein Problem. Alle Inhalte dieser Spezialkapitel bauen auf dem bereits Gelernten auf. Sie werden sehen, dass einige Interventionen im Hinblick auf die Besonderheiten von Panik, Sozialphobie und chronischer Sorge verändert wurden. Was Sie bisher geleistet haben, wird sich in den Spezialkapiteln also auszahlen.

8.5 Rückfallprophylaxe

Furcht und Angst haben die dumme Angewohnheit, wiederzukommen! Selbst wenn Sie mithilfe dieses Übungsbuches grandiose Fortschritte gemacht haben und viele der in Arbeitsblatt 1.1 aufgezählten Ziele erreicht haben, kann die Angst zurückkommen und wieder zubeißen. Wie gesagt, Furcht und Angst gehören nun einmal zum Leben dazu und sind ganz normal. Doch hat die Angst einmal die Grenze des Normalen überschritten, kann sie es wieder tun. Daher sollten Sie sich auf die Möglichkeit eines Rückfalls in alte Denk- und Verhaltensmuster vorbereiten.

Sichern Sie Ihre Erfolge, sobald Sie merken, dass Ihre Angst wieder überhandnimmt:

- Die Vermeidung schleicht sich erneut ein. Wieder vermeiden Sie Ihre altgewohnten Angstauslöser.
- Die Toleranz lässt nach. Angst zu haben macht Ihnen wieder mehr aus und Sie unternehmen Schritte, um die Angst und ihre Symptome zu vermeiden.
- Sie sorgen sich mehr. Sie denken mehr über die Angst nach, und schon wächst Ihre Sorge, dass Sie Angst bekommen könnten.

- Die Überzeugung, von einer Katastrophe bedroht zu werden, ist wieder da. Sie merken, dass Sie automatische Gedanken an Gefahren, Katastrophen und Albtraumszenarien wieder stärker akzeptieren.
- Das Sicherheitsbestreben wird stärker. Sie greifen wieder zu Beruhigungsmitteln oder tun andere Dinge, um Ihre Angst besser unter Kontrolle zu kriegen.
- Die Angst wirkt sich störender auf Ihr Leben aus. Sie merken, dass Sie sich mehr von anderen abkapseln, Schlaf- oder Konzentrationsprobleme haben. Depression oder Reizbarkeit sind möglich. Die Angst kommt langsam wieder in Ihr Leben zurück und nagt an Ihrer Lebensqualität.

Sie können die Rückkehr der Angst auf zwei verschiedene Weisen angehen. Sie können erstens das Übungsbuch noch einmal durchgehen, Ihre Arbeitsblätter lesen sowie einige der Übungen und Interventionen wiederholen. Wahrscheinlich werden Sie feststellen, dass die gleichen Methoden von vorher auch jetzt wieder helfen. In der Tat wirken die Interventionen unserer Erfahrung nach beim zweiten oder dritten Mal sogar noch besser. Oft fallen sie beim zweiten Mal leichter.

Sie sollten die Zeichen für die Rückkehr der Angst erkennen. Zögern Sie nicht, Ihren Angsttrainingsplan wieder hervorzuholen und einige der entscheidenden Kognitions- und Verhaltensübungen zu wiederholen, die Sie als hilfreich empfunden haben. Überlegen Sie außerdem, ob eine qualifizierte Therapeutin Ihrem kognitiven Therapieprogramm den nötigen Kick geben könnte.

Es könnte auch helfen, eine kognitive Verhaltenstherapie zu machen. Allein kommt man häufig ab einem bestimmten Punkt nicht weiter und braucht den Rat und Sachverstand einer Therapeutin oder eines Therapeuten. Dann könnte auch das Übungsbuch noch viel effektiver sein. Allerdings gibt es keine Zauberformel, nach der sich bestimmen ließe, wer eine Therapie gegen die Angst braucht. Greifen Sie also einfach wieder zum Übungsbuch, falls Sie mit den Fortschritten, die Sie beim ersten Durchgang gemacht haben, zufrieden waren. Falls nicht, gehen Sie zum Therapeuten. Am Ende des Buches finden Sie Hinweise auf Webseiten und Organisationen, die Ihnen bei der Suche nach einer qualifizierten Therapie helfen.

Zusammenfassung

- Ein kognitiver Therapieplan sorgt dafür, dass Sie im Blick behalten, was Sie zur Überwindung Ihrer Ängste und des bei psychischen Veränderungen häufigen Gefühls, „ins Schwimmen zu geraten“, tun müssen.
- Sich für die Erarbeitung eines persönlichen Angsttrainingsplans Zeit zu nehmen erhöht die Wirkung der Interventionen dieses Buches.
- Nutzen Sie Arbeitsblatt 8.1 zur Erstellung Ihres eigenen Angsttrainingsplans, bei dem es um Ihre individuelle Angst geht. Da dieser so aufgebaut ist wie das Angstprofil (Arbeitsblatt 5.9), sollten Sie beide parallel verwenden.
- Arbeiten Sie immer gleichzeitig an einem situativen Auslöser, einem Angstgedanken und einer Bewältigungsreaktion. Notieren Sie in Arbeitsblatt 8.1 das Angstsymptom, die passende Übung dazu, einen Zeitplan für deren Umsetzung sowie die Ergebnisse Ihrer Bemühungen.
- Die spezifischen kognitiven Therapiemethoden in Kapitel 9 bis 11 sind besonders hilfreich bei intensiven und hartnäckigen Problemen im Zusammenhang mit Panik, Sozialphobie und / oder chronischer Sorge.
- Gehen Sie davon aus, dass Furcht und Angst zurückkommen. In diesem Fall können Sie die kognitiven Verhaltensübungen dieses Buches wiederholen. Überlegen Sie außerdem, ob Sie von einer kognitiven Verhaltenstherapie profitieren könnten.

9. Panik und Vermeidung

Lesen Sie dieses Kapitel vor allem dann, wenn:

- Sie Ihre Angst mithilfe Ihres in Kapitel 8 erstellten Angsttrainingsplans bearbeitet haben, aber immer noch erheblich unter Panikattacken leiden;
- Ihre Angst nach der Bearbeitung von Kapitel 1 bis 8 erheblich nachgelassen hat, Sie aber weiterhin versuchen, Ihre Angst zu vermeiden oder zu beherrschen, weil Sie eine Panikattacke befürchten;
- Sie trotz einiger Fortschritte immer noch sehr aufmerksam auf Ihre körperlichen Angstsymptome achten und Angst haben, zu viel Angst zu bekommen;
- Sie nach Bearbeitung der Kapitel 1 bis 8 merken, dass die Angst wieder da ist, und zwar in Form von Panikattacken oder der Furcht davor.

Lucia, 35 Jahre, hatte ihre erste Panikattacke sechs Monate, nachdem ihr Vater einen schweren Herzinfarkt überstanden hatte. Es war für die ganze Familie ein Schock gewesen: Es hatten keine Risikofaktoren für eine Herzkrankheit bestanden, ihr Vater war kerngesund und trieb regelmäßig Sport. Da Lucia in der Nähe ihrer Eltern wohnte, nahm sie sich eine Auszeit von ihrer Arbeit und der Betreuung ihrer drei Kinder, um ihrem Vater zu helfen, wieder auf die Beine und in seinen eigenen Beruf zu kommen. Sie arbeitete schon wieder, als sie eines Tages etwas Schreckliches erlebte. „Es war der schlimmste Tag meines Leben", sagte sie später. Es war ein besonders stressiger Arbeitstag gewesen, voller Fristen, die es einzuhalten galt, und zahlreichen Unterbrechungen, die sie immer wieder in Rückstand brachten.

Plötzlich und ohne Vorwarnung fühlte sie einen schmerzhaften Druck auf ihrer Brust, ihr Herz schlug schneller, ihr war heiß, sie lief rot an und bekam kaum noch Luft. Sie knöpfte ihre Bluse auf und merkte, dass ihre Hand zitterte. Als sie versuchte aufzustehen, fühlte sie sich körperlich schwach, ihre Knie gaben nach, und sie musste sich am Schreibtisch abstützen, um nicht zu fallen. Ihr war schwindlig und irgend wie komisch zumute. Sie dachte nur noch eins: der Herzinfarkt ihres Vaters! Hatte sie nun etwa auch einen? „Fühlt sich so ein Herzinfarkt an?", dachte sie. Obwohl die Symptome bereits nach wenigen Minuten schwächer wurden, schien es wie eine Ewigkeit. Schließlich schaffte Lucia es auf die Toilette, wo sie ihr Gesicht mit kaltem Wasser wusch. Der Druck auf ihrer Brust war immer noch da, und sie rang nach Luft. Sie ging an ihren Schreibtisch zurück, war aber zu besorgt und zu aufgeregt, um zu arbeiten. Sie sagte ihrer Vorgesetzten, dass ihr nicht gut war, und ging früher.

Statt aber direkt nach Hause zu fahren, hielt sie zuvor am Krankenhaus, ging zur Notaufnahme und ließ sich gründlich untersuchen. Doch keiner der Tests erbrachte eine Erklärung für ihre Symptome. Der Arzt schloss auf eine Panikattacke, gab ihr ein paar Beruhigungstabletten und schickte sie zum Hausarzt.

Das war vor drei Jahren. Seither hat sich Lucias Leben von Grund auf verändert. Sie hat beinahe immer Angst und sorgt sich um die nächste Panikattacke. Die früher so energische, kompetente Ehefrau und berufstätige Mutter beschränkt ihre Aktivität inzwischen so sehr, dass sie praktisch an Haus und Büro gefesselt ist. Sie weigert sich, über die Stadtgrenze hinaus zu fahren, vermeidet öffentliche Orte, kann Brücken nicht überqueren und fürchtet sich davor, nachts allein zu sein. Sie macht sich ständig Sorgen um ihre Gesundheit und hat nun Angst, verrückt zu werden. Sie hat schon verschiedene Medikamente ausprobiert, und es gibt nur ein Beruhigungsmittel, das – zumindest für ein paar Stunden – zu helfen scheint. Seit Ewigkeiten hat sie keine Nacht mehr durchgeschlafen.

Lucias Mann verliert langsam die Geduld, weil sie nur noch zum Arbeiten aus dem Haus geht. Es kommt zu Streitereien, die ihre Depression verstärken, und ihre Hoffnung, die Angst zu besiegen, schwindet immer mehr. Vor einigen Wochen, nach einem besonders heftigen Streit, fragte sie sich, ob es besser für ihre Familie wäre, wenn sie sich das Leben nehmen würde. Sie erzählte ihrem Hausarzt davon, der sie zur Behandlung der Panikstörung und der Agoraphobie an einen Psychotherapeuten weiterverwies.

Lucia war bereit, alles zu versuchen. Seit drei Jahren fühlte sie sich wie eine Gefangene in den Klauen ihrer Furcht vor Panikattacken. Sie wollte endlich frei sein. Vielleicht geht es Ihnen ja auch so, vor allem, wenn Sie schon das allgemeine kognitive Therapieprogramm der vorigen Kapitel durchgearbeitet haben, jedoch weiterhin aus Furcht vor Panikattacken vermeiden, ganz am Leben teilzunehmen. In diesem Kapitel zeigen wir Ihnen, wie Sie die Übungen, die Sie bisher gelernt haben, an Ihre Panik anpassen. Ganz ähnlich wie das Angstprofil aus dem 5. Kapitel werden Sie nun ein Panikprofil erstellen. Und dann zeigen wir Ihnen (1) eine Spezialversion der Entkatastrophisierungsmethode aus Kapitel 6, die die Häufigkeit und Intensität der Furcht vor Panikattacken reduziert, und (2) eine Konfrontationsübung gegen die Vermeidung von Panikauslösern.

9.1 Panikattacken: Angst-Tsunamis

Damit die Interventionen gegen Panikattacken helfen, sollten Sie sich auf jeden Fall sicher sein, dass Sie es wirklich mit Panik zu tun haben. Wenn Sie schon einmal eine Panikattacke hatten, werden Sie das sicher nie wieder vergessen. Vielleicht waren Sie nur ein bisschen nervös oder sogar ganz ruhig, als Sie plötzlich eine Welle intensiver Angst kalt erwischte. Solch eine „spontane Panikattacke", wie es heißt, fühlt sich an wie ein „Angst-Tsunami".

Definiert werden *Panikattacken* folgendermaßen:

abrupt auftretende, klar abgrenzbare Phasen bzw. Episoden der Angst oder des Unbehagens, die von der Intensität her sehr schnell einen Höhepunkt erreichen und von mehreren Körperempfindungen und beängstigenden Kognitionen gekennzeichnet sind. Sie dauern in der Regel 5 bis 20 Minuten.

Nach dem DSM-IV-TR[15] der *American Psychiatric Association* ist eine „ausgewachsene" Panikattacke eine klar abgrenzbare Phase intensiver Angst und Unbehagens, bei der mindestens vier der nachfolgend genannten Symptome abrupt auftreten und innerhalb von zehn Minuten einen Höhepunkt erreichen:

- Herzstolpern, Herzklopfen oder beschleunigter Herzschlag
- Schwitzen
- Zittern oder Beben
- Kurzatmigkeit oder Atemnot
- Erstickungsgefühle
- Schmerzen oder Beklemmungsgefühle in der Brust
- Übelkeit oder Magen-Darm-Beschwerden
- Schwindel, Schwanken, Benommenheit oder Ohnmacht
- Derealisation (Gefühl der Unwirklichkeit) oder Depersonalisation (das Gefühl, von sich selbst losgelöst zu sein)
- Angst, die Kontrolle zu verlieren oder verrückt zu werden
- Angst zu sterben
- Parästhesien (Taubheit oder Kribbeln)
- Hitzewallungen oder Kälteschauer

Kommen Ihnen diese Symptome bekannt vor? Wenn Sie schon mindestens zweimal von einer derartigen Panikattacke überrascht wurden, kommt die Diagnose Panikstörung für Sie wohl infrage. Doch Panikattacken treten auch bei anderen Angststörungen auf. Wenn Sie also von Panik geplagt werden und etwas dagegen unternehmen wollen, brauchen Sie dafür nicht extra die Diagnose einer Panikstörung.

9.1.1 *Die vier Hauptmerkmale von Panik*

Es gibt vier Merkmale von Panik, die Sie kennen sollten, weil sie eine wichtige Rolle bei den Interventionen gegen Panikattacken und Panikstörungen spielen.

Auslöser sind bestimmte Situationen

Obwohl es interessanterweise mindestens zwei Panikattacken „aus heiterem Himmel" für eine Panikstörung braucht, sind sich die Betroffenen sehr wohl bewusst, dass die Panikattacken meist von ganz bestimmten Situationen ausgelöst werden, also zum Beispiel an öffentlichen Orten, unter Menschen, wenn man allein ist oder etwas vor Zuschauern vortragen muss. In der Tat lernen Betroffene schnell, welche Situationen voraussichtlich Panik auslösen, und vermeiden diese dann. Bei Lucia waren es unvorhersehbare Situationen, die ihre Angst und das Risiko einer Panikattacke zum Steigen brachten, also hielt sie sich nur noch zu Hause und in ihrer Firma auf.

Welche Situationen könnten bei Ihnen eine Panikattacke auslösen? Wie oft vermeiden Sie sie aus Furcht vor Panik? Bitte schreiben Sie in die folgenden Leerzeilen alle Situationen, bei denen Sie befürchten, sehr wahrscheinlich eine Panikattacke zu bekommen, und daneben, ob Sie diese Situationen immer vermeiden oder nur manchmal.

1. ______________________________

2. ______________________________

3. ______________________________

4. ______________________________

5. ______________________________

Übertriebene Beschäftigung mit körperlichen Symptomen

Wer unter Panik leidet, lernt nicht nur, Situationen zu vermeiden, die eine Attacke auslösen könnten, sondern bekommt Angst vor dem, was sich bei Panik im Körper abspielt. Die Aufmerksamkeit wird daher ständig auf den eigenen Gesundheitszustand gerichtet und der Körper den ganzen Tag lang nach unerklärlichen Zeichen abgesucht. So konzentrierte sich Lucia aus Furcht vor einem Herzinfarkt ständig auf die Schmerzen, die Enge und den Druck in ihrer Brust. Das ging so weit, dass sie regelmäßig ihren Puls maß, um sicherzugehen, dass sie kein Herzrasen hatte. Es war, als hätte sie jedes Vertrauen in ihr Herz-Kreislauf-System verloren, als befürchtete sie, es könnte aus dem Takt geraten und ihren Herzschlag ins Stolpern bringen.

Welche körperlichen Symptome erschrecken Sie am meisten? Gibt es bestimmte Körperempfindungen, die Sie ständig überwachen, weil Sie befürchten, dass sie eine bevorstehende Panikattacke ankünden? Notieren Sie zwei oder drei, auf die Sie am meisten achten, weil sie die Möglichkeit einer Panikattacke signalisieren.

1. ____________________

2. ____________________

3. ____________________

Katastrophendenken

Wer immer wieder Panikattacken erleidet, empfindet Panik als Katastrophe! Folgende Arten von Befürchtungen sind bei Panik am häufigsten:

- Furcht, an einem Herzinfarkt oder Gehirntumor zu sterben, zu ersticken und Ähnliches
- Furcht, die Beherrschung zu verlieren, „verrückt zu werden" oder sich extrem zu blamieren
- Furcht, immer häufiger intensive und unkontrollierbare Panikattacken zu bekommen

Vielleicht glaubt man noch nicht einmal unbedingt, dass man einen Herzinfarkt hat oder verrückt wird. Das Katastrophendenken setzt vielmehr automatisch und in Form einer Frage ein: „Was ist, wenn dieses Gefühl, nicht genug Luft zu kriegen, schlimmer wird und ich nicht mehr atmen kann?" Zudem ist es meist eine bestimmte Körperempfindung, mit der sich der Katastrophengedanke verbindet, zum Beispiel so: ein Gefühl der Beklemmung in der Brustgegend mit einem Herzinfarkt, Übelkeit mit spontanem Erbrechen, Schwindelgefühle oder Benommenheit mit Verlust der Beherrschung oder mit Geisteskrankheit. Kognitive Therapie bei Panik dreht sich hauptsächlich darum zu lernen, dass das Hauptproblem hierbei die Fehldeutung eines Körpersymptoms als Katastrophe ist.[4,5,33] Lucia verband eine Enge in der Brust und Herzklopfen mit Panikattacken. Wann immer sie einen unerklärlichen Druck auf der Brust spürte, dachte sie automatisch: „Da stimmt doch was nicht. Was ist denn da los? Das fühlt sich nicht gut an. Bekomme ich Angst oder bin ich gestresst? Belastet das mein Herz zu stark? Woher weiß ich, ob ich gerade einen Herzinfarkt habe? Was ist, wenn dies ausgerechnet hier, vor allen Leuten, zu einer ausgewachsenen Panikattacke führt?“

Was ist Ihre schlimmste Befürchtung (Katastrophe), wenn Sie unangenehme, mit Panik verbundene Körperempfindungen wahrnehmen? Notieren Sie die häufigsten katastrophenartigen Fehlinterpretationen (Gedanken an das Schlimmste, das passieren könnte), die Ihnen bei Panik durch den Kopf gehen.

____

____

Wenn Strategien gegen die Panik den Alltag bestimmen

Schließlich wächst die Befürchtung vor Panikattacken dermaßen, dass man ganz gezielte Strategien zur Verhinderung weiterer Panikattacken entwickelt. Man bemüht sich um ein Gefühl der Sicherheit und Geborgenheit, weil man dies für die beste Verteidigung gegen die Panik hält. Folglich wird das eigene Leben immer mehr von Verhaltensweisen wie Flucht, Vermeidung, Sicherheitsbestreben und Angstkontrolle dominiert. So kam es, dass Lucia nicht nur Orte mied, die ihre Angst ansteigen ließen, sondern dass sie für alle Fälle immer Beruhigungstabletten bei sich trug und bestimmte Orte nur in Begleitung ihres Mannes aufsuchte. In Kapitel 3 haben Sie die typischen kognitiven und Verhaltensstrategien kennengelernt und in Kapitel 5, in Teil III Ihres Angstprofils (Arbeitsblatt 5.9), haben Sie nach einer genauen Überprüfung (Arbeitsblätter 5.6 und 5.7) Ihre Bewältigungsmechanismen notiert. Blättern Sie noch einmal dorthin zurück, falls Sie sich wieder ins Gedächtnis rufen wollen, auf welche Weise Sie normalerweisen versuchen, Panikauslöser zu vermeiden, bevor Sie die nächste Frage beantworten.

Was tun Sie bei der Befürchtung einer Panikattacke, um die Möglichkeit, dass die Angst in Panik eskalieren könnte, einzuschränken oder zu beseitigen?

1. ______________________________

2. ______________________________

3. ______________________________

4. ______________________________

9.2 Sind Sie bereit, die Panik in Angriff zu nehmen?

13 bis 33 Prozent der Bevölkerung berichten, im vergangenen Jahr mindestens eine Panikattacke gehabt zu haben.[34,35] Ihre Entscheidung für oder gegen eine separate Beschäftigung mit diesem Thema hängt jedoch wahrscheinlich davon ab, wie sehr die Panik Ihr Leben beeinträchtigt. Arbeitsblatt 9.1 enthält eine Liste von Aussagen, anhand derer Sie den Schweregrad Ihrer Panik bestimmen können und ob es Zeit ist, weitere Schritte dagegen zu unternehmen.

Panikattacken sind aber nicht nur unterschiedlich schwer, sondern nehmen auch verschiedene Formen an. Oft wachen Menschen mit einer Panikstörung mitten in der Nacht auf (sogenannte nächtliche Panik). Die meisten Menschen leiden unter einer Form der Panik mit nur ein oder zwei körperlichen Symptomen („Mini-Panikattacken"), dafür jedoch einer starken Tendenz zu Sorge und Vermeidung. Der in diesem Kapitel vorgestellte kognitive Therapieansatz eignet sich für alle Panikformen. Ziel ist es, die Panik – bezüglich ihrer Häufigkeit, Schwere und Dauer – auf ein Normalmaß zu reduzieren, damit sie im Leben der Betroffenen keine größere Rolle spielt als bei den Zigtausenden, die nur gelegentlich „nichtpathologische" Panikattacken haben.

Hindert Sie die Panik daran, in Ihrem Leben voranzukommen und wichtige Ziele zu erreichen? Wirkt sie sich auf Ihre Lebensqualität aus? Sind Sie bereit, Ihre Panik anders anzugehen? Kognitive Therapie will Ihnen Werkzeuge an die Hand geben, mit denen Sie Ihre Panik effektiver in den Griff bekommen, damit die Panik nicht Sie im Griff hat!

Arbeitsblatt 9.1

Selbstdiagnose Panik

Anleitung: Lesen Sie sich folgende Aussagen durch und entscheiden Sie, ob diese auf Sie zutreffen. Wenn Sie bei der Mehrheit „Ja" angekreuzt haben, stellen Panikattacken wahrscheinlich für Sie ein ernstes gesundheitliches Problem dar.

	Aussage	Ja	Nein
1.	Ich habe mehrmals pro Woche eine richtige Panikattacke.		
2.	Bei den Panikattacken treten meist mehrere körperliche Symptome auf, wie auf S. 191 und 202 dargestellt.		
3.	Ich habe inzwischen Angst vor Panikattacken.		
4.	Aus Angst vor der Panik gibt es schon einige normale Alltagssituationen, die ich möglichst vermeide.		
5.	Wann immer ich etwas Angst verspüre, mache ich mir Sorgen, dass das Angstgefühl in eine Panikattacke ausartet.		
6.	Ich stelle fest, dass ich oft damit beschäftigt bin, meinen Körper auf unerwartete Körperempfindungen und Symptome zu untersuchen.		
7.	Ich brauche immer öfter die Begleitung anderer, damit ich weniger Angst habe.		
8.	Bei allen unerklärlichen Körperempfindungen oder Symptomen nehme ich zunächst das Schlimmste an.		
9.	Es fällt mir sehr schwer, rational zu denken, wenn ich panisch bin.		
10.	Ich gebe mir alle Mühe, ruhig zu bleiben, damit ich nicht so gestresst bin und nicht so viel Angst habe.		
11.	Ich kann die Angst immer weniger tolerieren.		
12.	Ich bin immer weniger in der Lage, meine Fehlinterpretationen unerklärlicher Körperempfindungen zu korrigieren und nicht gleich an eine Katastrophe zu denken.		
13.	Ich habe das Gefühl, dass ich zu emotional geworden bin und Angst habe, die Beherrschung zu verlieren.		
14.	Die Furcht vor Panik wirkt sich sehr schädigend auf meinen Beruf, mein Studium, meine Freizeit und meine Lebensqualität aus.		
15.	Wegen meiner Panik und meiner Vermeidung von Alltagssituationen verlieren meine Familie und Freunde allmählich die Geduld mit mir.		

9.3 Angst vor der Angst

Die energiegeladene, abenteuerlustige, quicklebendige Lucia von einst ist seit ihrer ersten Panikattacke schüchtern, vorsichtig und besorgt. Die Angst hält ihr Leben im Würgegriff. Es wurde so kompliziert, dass sie „Angst vor der Angst" bekam. Sie machte sich zunehmend Sorgen um ihre körperlichen Angstsymptome und konnte diese immer weniger tolerieren, besonders aber Empfindungen in Herz oder Brust. Sie konzentrierte sich immer mehr darauf, bloß keine Angst zu haben, und bemühte sich darum, einen Zustand aus Ruhe und Sicherheit zu bewahren. Ihre größte Angst war die, dass ihre Angst in Panik eskalieren und einen Herzinfarkt verursachen könnte.

In Kapitel 3 haben wir das Konzept der *sensiblen Reaktion auf Angst* als wichtiges Merkmal der ängstlichen Mentalität vorgestellt. Eine erhöhte Sensibilität wird folgendermaßen definiert:

Furcht vor den körperlichen Symptomen der Angst (Herzklopfen, Übelkeit, Schmerz in der Brust, Atemnot etc.), weil man glaubt, dass sie schwerwiegende negative Folgen haben werden (eine volle Panikattacke, Kontrollverlust, extrem peinliche Situation, schwere Erkrankung etc.)[36,37,38]

Erhöhte Sensibilität gegenüber der Angst spielt eine besonders wichtige Rolle bei andauernden Panikzuständen und könnte ein Hauptgrund dafür sein, dass Sie auch nach Anwendung der bereits besprochenen Interventionen Panik bekommen. Wer unter einer erhöhten Sensibilität leidet und beispielsweise ein leichtes Gefühl hat, „nicht genug Luft zu kriegen", reagiert umgehend mit der negativsten automatischen Interpretation: „Was ist, wenn dieses Gefühl stärker wird und ich ersticke?" Wer weniger sensibel auf Angst reagiert, kann dieselbe Atemnot besser akzeptieren, weil sie als gutartig interpretiert wird: „Ich habe dieses Gefühl schon einmal gehabt und weiß, dass das nichts Schlimmes ist. Ich hole einfach ein paarmal tief Luft und mache mich dann wieder an meine Arbeit." Es liegen Beweise vor, dass sensible Reaktion auf Angst ein dauerndes Persönlichkeitsmerkmal ist, das das Risiko einer Panikstörung erhöht.[38] Eine starke Sensibilität gegenüber Angst schürt die Panik, weil dadurch:

- die Wahrscheinlichkeit steigt, dass eine unerklärbare Körperempfindung als Katastrophe fehlinterpretiert wird;
- die Akzeptanz der Angst schwindet und die Entschlossenheit, die Angst unter Kontrolle zu bekommen, gestärkt wird;
- das Bedürfnis nach Sicherheit gestärkt und zur Vermeidung von Angstauslösern ermutigt wird.

In der kognitiven Therapie ist es sehr wichtig, Überzeugungen im Zusammenhang mit der Sensibilität gegenüber Angst richtig einzuschätzen und zu korrigieren, weil dies die Häufigkeit und Schwere von Panikattacken zu reduzieren hilft.

Reagieren Sie auf Angst sehr sensibel? Dies sollten Sie wissen, damit die kognitive Therapie gegen Panik anschlägt. Arbeitsblatt 9.2 enthält einige Grundüberzeugungen, anhand derer Sie bestimmen können, ob das bei Ihnen der Fall ist.

9.4 Die Mentalität der Panik

Wenn Lucia einen Druck auf der Brust oder eine Enge darin spürte, wusste sie, dass sie keinen Herzinfarkt bekommen würde, sondern es nur Angst oder Stress war. Trotzdem konnte sie sich nicht verkneifen, „Was ist, wenn" zu denken: „Was ist, wenn die Enge in meiner Brust diesmal doch damit zu tun hat, dass ich etwas am Herzen habe?" „Was ist, wenn die Symptome bestehen bleiben und ich eine richtige Panikattacke bekomme?" „Was ist, wenn ich mich überhaupt nicht mehr beherrschen kann und die Symptome nicht verschwinden?" Obwohl Lucia die körperlichen Symptome der Angst schon Dutzende Male zu spüren bekommen hatte und das Schlimmste, was passierte, immer nur eine erhöhte Angst war, konnte sie an nichts anderes denken als an Katastrophen. Das Erste, was ihr bei unerwünschten körperlichen Empfindungen immer einfiel, war „Was ist, wenn". Dabei kreisten ihre Befürchtungen immer um eine psychische oder körperliche Katastrophe. Lucia hatte die Denkstrukturen der panischen Mentalität übernommen, die an ihren wiederkehrenden Panikattacken schuld waren.

Die eigene Denkweise in Bezug auf die körperlichen Symptome der Angst ist für die Entstehung von hartnäckigen Panikattacken ganz entscheidend. Daher konzentriert sich die kognitive Therapie auf die Umstrukturierung der panischen Mentalität, um die Angst vor der Angst (d. h. die Sensibilität gegenüber Angst) zu beseitigen und dadurch die Häufigkeit und Intensität von Panik zu reduzieren. Abbildung 9.1 veranschaulicht das kognitive Modell von Panikattacken. Die „Anatomie einer Panikattacke" besteht aus vier Hauptelementen, auf die die Therapie abzielt.

Arbeitsblatt 9.2

Sensibilität für Angst

Anleitung: Überlegen Sie, wie sehr die folgenden Aussagen auf Sie zutreffen, und markieren Sie die entsprechende Zahl. Wenn Sie bei drei oder mehr Aussagen „stark" oder „sehr stark" angekreuzt haben, könnte es sein, dass die Sensibilität für Angst ein wichtiger Faktor bei Ihren Panikattacken ist.

Aussagen	Kaum	Etwas	Teilweise	Stark	Sehr stark
1. Ich habe Angst, wenn mein Herz schnell schlägt, weil ich dann glaube, dass es etwas Schlimmes sein könnte.	0	1	2	3	4
2. Wenn mir übel ist oder ich ein komisches Gefühl in der Magengegend habe, bekomme ich Angst, dass ich mich übergeben muss.	0	1	2	3	4
3. Wenn ich plötzlich eine Enge oder Schmerzen in der Brust wahrnehme, frage ich mich sofort voller Angst, ob das ein Zeichen für einen Herzinfarkt sein könnte.	0	1	2	3	4
4. Wenn ich das Gefühl habe, keine Luft zu bekommen, denke ich meist, dass es etwas Ernstes ist und ich ersticken könnte.	0	1	2	3	4
5. Wenn mein Hals wie zusammengeschnürt ist, mache ich mir ernste Sorgen, ob ich daran zugrunde gehe.	0	1	2	3	4
6. Ich muss unbedingt so ruhig und entspannt wie möglich bleiben.	0	1	2	3	4
7. Ich versuche, meine Angst zu beherrschen, damit andere nicht denken, ich sei nervös.	0	1	2	3	4
8. Ich mag es nicht, körperlich oder sexuell erregt zu sein.	0	1	2	3	4
9. Ich befürchte, dass körperliche Erregung oder Stress so überhandnehmen, dass ich eine Panikattacke bekomme.	0	1	2	3	4
10. Ich achte dauernd darauf, wie ich mich körperliche fühle und ob ich Angst bekomme.	0	1	2	3	4

Achtung: Diese Aussagen sollen andeuten, ob jemand dazu tendiert, sensibel auf Angst zu reagieren. Eine genaue Untersuchung dieser Sensibilität kann jedoch nur durch eine qualifizierte Fachkraft und mithilfe eines standardisierten Messinstruments erfolgen.[39]

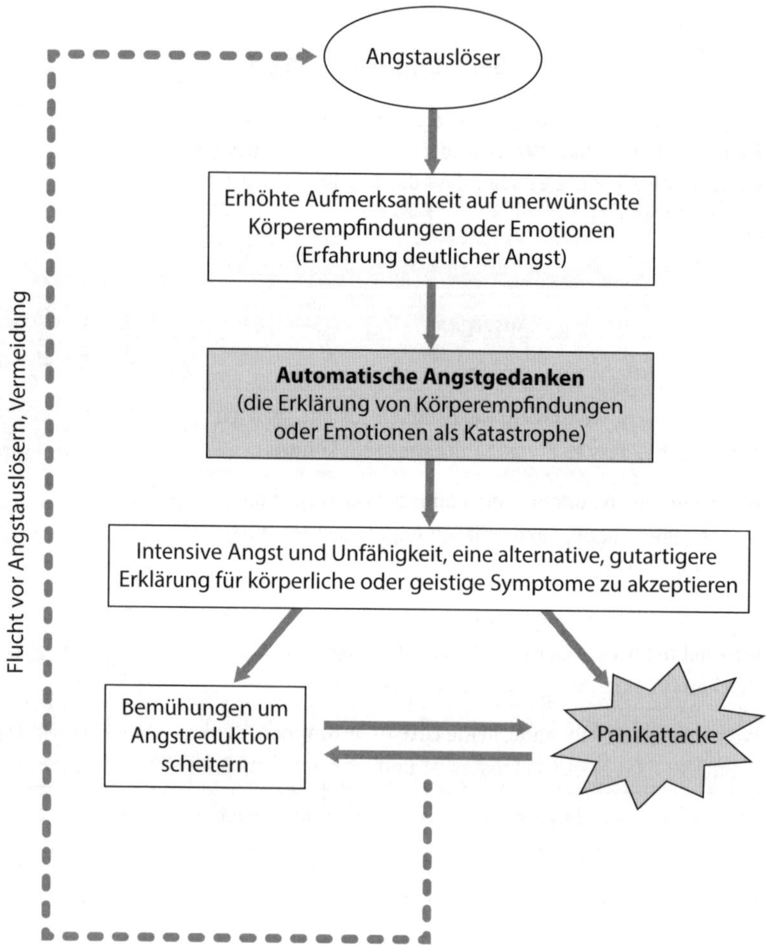

Abbildung 9.1 Das kognitive Modell der Panik

9.4.1 Übermäßige Wachsamkeit (Hypervigilanz)

Wie bereits erklärt wurde und im Diagramm erläutert wird, können häufige Panikattacken Sie so besorgt um Ihren körperlichen Zustand machen, dass Sie Ihre Körperfunktionen immer wieder auf unerwünschte Körperempfindungen hin überprüfen. Das heißt, Sie geraten in einen Zustand der „körperlichen Hypervigilanz“. Lassen sich Körpersymptome wie Brustenge, Atemprobleme, Schwindelgefühle oder Übelkeit erklären oder werden sie erwartet (z. B.: „Ich bin gerade eine Treppe hochgestiegen, deswegen bin ich jetzt natürlich außer Atem", geht es Ihnen schon um einiges besser, obwohl Sie die entfernte Möglichkeit des Horrorszenarios immer noch im Hinterkopf behalten. Lässt sich die Körperempfindung hingegen nicht erklären und kommt noch dazu unerwartet (z. B.: „Ich sitze doch nur am Schreibtisch; ich sollte jetzt nicht das Gefühl haben, als bekäme ich nicht genug Luft"), setzt sofort Angst ein, weil jetzt das Katastrophendenken die Macht hat. Sie denken: „Das ist doch nicht normal!" Oder: „Warum geht es mir denn jetzt so?" Oder: „Irgendetwas stimmt nicht mit mir." Lucia entwickelte eine Hypervigilanz in Bezug auf Herz und Lunge. Sie achtete auf jede Regung in der Brustgegend, wie ihr Herz schlug, ob sie richtig atmete. Bis sie sogar an den Punkt geriet, dass sie den ganzen Tag lang immer wieder ihren Puls maß, um zu sehen, ob er erhöht war. Bei jeder unerwünschten Körperempfindung wurde sie sofort nervös und fragte sich besorgt: „Was ist bloß mit mir los?"

Wer unter häufigen Panikattacken leidet, reagiert oft übersensibel auf die ersten körperlichen Anzeichen von Angst und ängstigt sich in der Folge ständig um den eigenen Gesundheitszustand. Kognitive Therapie bei Panik konzentriert sich darauf, diese exzessive Selbstüberwachung des Körpers zu reduzieren.

9.4.2 Katastrophisieren

Da, wie oben gesagt, die *Fehlinterpretation unerklärlicher Körperempfindungen als katastrophal* im Herzen der Panik sitzt, befindet sie sich genau in der Mitte des Diagramms: Sie ist der wesentliche Motor der Panik. Übertriebene Wachsamkeit erzeugt automatisch Gedanken an das Horrorszenario: „Was ist, wenn ich einen Herzinfarkt habe? Was ist, wenn ich die Kontrolle verliere und eine Panikattacke bekomme? Was ist, wenn ich verrückt werde?" Während einer Panikattacke übertreibt das Katastrophendenken die Wahrscheinlichkeit und Ernsthaftigkeit des schlimmsten Falls wie etwa, dass unregelmäßiges Herzklopfen auf eine Herzkrankheit zurückgeht. Wurde Lucia nach ihrem Engegefühl in der Brust befragt, überschätzte sie die Häufigkeit tatsächlicher Herzstörungen. Zudem gehen bestimmte Fehlinterpretationen auf bestimmte Körperempfindungen zurück. Eine Übersicht über die typischen Kombinationen finden Sie in Tabelle 9.1. Zu welcher Art von Gedanken tendieren Sie, wenn Sie Angst haben?

Kognitive Therapie kann Ihnen beibringen, wie man den „Fehlinterpretationen von Körperempfindungen als katastrophal" widerspricht, damit die Angst nicht in Panik ausartet.

Innere Empfindung	Automatischer ängstlicher (Katastrophen-)Gedanke
Brust: Enge, Schmerz, Herzklopfen	■ „Da stimmt etwas nicht mit meinem Herzen." ■ „Könnte dies ein Herzinfarkt sein?" ■ „Belaste ich mein Herz zu stark?"
Atemlosigkeit, Erstickungsgefühl, unregelmäßiger Atem	■ „Ich bekomme nicht genug Luft." ■ „Was ist, wenn ich ersticke?" ■ „Ich kann nicht tief genug atmen."
Schwindel, Benommenheit, Ohnmachtsgefühl	■ „Ich verliere die Beherrschung." ■ „Werde ich jetzt verrückt?" ■ „Ist das vielleicht ein Symptom für einen Gehirntumor?"
Übelkeit, Bauchkrämpfe	■ „Was ist, wenn mir richtig übel wird und ich mich übergeben muss?"
Taubheit, Kribbeln in den Extremitäten	■ „Bekomme ich gerade einen Schlaganfall?" ■ „Verliere ich die Beherrschung und meinen Verstand?"
Rastlosigkeit, Anspannung, Erregtheit	■ „Ist dies der Beginn einer ausgewachsenen Panikattacke?" ■ „Verliere ich völlig die Kontrolle über meine Gefühle?" ■ „Ich bin viel zu sehr gestresst."
Leichtes oder starkes Zittern	Siehe oben
Vergesslichkeit, Unaufmerksamkeit, Konzentrationsverlust	■ „Ich verliere die Kontrolle über meine geistigen Funktionen." ■ „Mit mir passiert etwas Schreckliches." ■ „Was ist, wenn ich ernsthaft meine intellektuellen Fähigkeiten verliere?"
Gefühle der Unwirklichkeit, Depersonalisation	■ „Bekomme ich womöglich einen epileptischen Anfall?" ■ „Ist dies ein Zeichen für einen Nervenzusammenbruch, werde ich etwa verrückt?"

Nach *Understanding and Treating Panic Disorder: Cognitive-Behavioural Approaches* von Steven Taylor. Chichester: Wiley 2000.

Tabelle 9.1 Beispiele für die Verbindung zwischen Katastrophendenken und Körperempfindung

9.4.3 *Ausbleiben der Korrektur*

Unerwartete, spontane Körperempfindungen sind etwas ganz Normales, und auch deren Interpretation als Katastrophe („Könnte dies etwas Ernstes sein?") ist nicht so selten. Doch während es den meisten Menschen gelingt, diesen ersten Gedanken zu korrigieren und die Körperempfindung als zufällig, gutartig und folgenlos einzustufen, fällt dies bei einer Tendenz zu häufigen Panikattacken schwer. Dann ist es, als würde der erste automatische Gedanke („Vielleicht stimmt mit mir irgendetwas nicht") eigene Wege gehen, wie ein Güterzug, der sich selbstständig macht, ohne von rationalerem Denken aufgehalten zu werden. So sehr Lucia es versuchte, sie konnte nichts gegen die Zweifel tun, die ihr bei jeder unerklärlichen Empfindung in der Brust kamen. Obwohl sie sich sagte: „Ach, das ist nichts; wahrscheinlich liegt das nur an der Verdauung" oder: „Das ist nur zufällig so", konnte sie diese Alternativen eigentlich selbst nicht glauben. Immer wieder zog es sie zurück zum „Was ist, wenn mit meinem Herzen tatsächlich etwas nicht in Ordnung ist?". Lucia versuchte, ihrem Katastrophendenken rationalere Erklärungen entgegenzusetzen. Da diese jedoch zu schwach waren, um gegen ihre übermächtige Schwarzmalerei anzukommen, war sie wie gelähmt.

Jeder Mensch erlebt täglich Schwankungen in seinem körperlichen Befinden, in der Atmung, im Puls, im Magen-Darm-Bereich und im Nervensystem, zudem verursachen die wechselnden Anforderungen Schmerzen und Unwohlsein. Die Erwartung, der Körper habe perfekt zu funktionieren, ist daher vollkommen unrealistisch. Neigen Sie zu voreiligen Schlussfolgerungen (kognitiven Fehlern) bezüglich der Ursache einer bestimmten Körperempfindung? Es folgen einige alternative, gutartigere Ursachen für normale Körperempfindungen, die man bei einem gesunden Menschen erwarten würde. Vergleichen Sie diese Ursachen mit den Katastrophengedanken in Tabelle 9.1 und fragen Sie sich, welche Sie für Ihre eigenen wiederholt auftretenden Körperempfindungen glaubhafter finden:

- Erhöhte Körperaktivität, Bewegung
- Müdigkeit, Energiemangel
- Konsum oder Entzug von Stimulanzien wie Koffein
- Konsum oder Entzug von Alkohol oder verschreibungspflichtigen Medikamenten
- Erhöhter Stress oder generalisierte Angst
- Gleichgewichtsstörung
- Wechsel in der unmittelbaren Umgebung, etwa in der Beleuchtung, Temperatur etc.
- Starke Beschäftigung mit dem eigenen Körper und konstante Überwachung des Befindens

> Kognitive Therapie kann Ihre Fähigkeit zur Neubewertung stärken, sodass Sie Ihre Tendenz zur Schwarzmalerei korrigieren können und lernen, den Teufelskreis der Panik zu unterbrechen.

- Die körperlichen Symptome anderer Menschen beobachten oder Erzählungen darüber lauschen
- Verdauungsprobleme oder andere Folgen der Nahrungsaufnahme
- Unregelmäßigkeiten oder Kontraktionen im Darm
- Allergische Reaktionen
- Erhöhte Frustration, Gereiztheit, Wut
- Prämenstruelle Symptome
- Strenge Diät, Hunger
- Spontane Schwankungen der Körperfunktionen

9.4.4 Streben nach Sicherheit und Kontrolle

Auf „Gedanken an das Schlimmste" folgt oft automatisch das Gefühl von Kontrollverlust. Je intensiver die Körpersymptome, desto stärker die Angst, desto stärker das Gefühl, keine Kontrolle mehr über Körper und Geist zu haben. Man ist schließlich überzeugt, dass man die Situation nicht mehr aushält und etwas tun muss. Um der Situation zu entkommen, einen Ort der Sicherheit zu finden und sich zu beruhigen, strebt man automatisch nach Kontrolle. Wie in Kapitel 3 gesagt wurde, gehören Flucht, Vermeidung und Sicherheitsbestreben zum Modus Operandi der ängstlichen Mentalität. Bei Panikstörungen gehört dazu alles, was einem Hilfe dabei verspricht, so weit zu entspannen, dass die gefürchteten Körperempfindungen reduziert werden – also auch Alkohol oder Tablette, aber ebenso Meditation usw. Situationen, von denen man annimmt, dass sie Angst auslösen, werden vermieden. Häufig lernt man, bei den ersten Anzeichen von Angst die Flucht zu ergreifen. Aus diesem Grund ist Agoraphobie meist eine Komplikation der Panikstörung. Lucia stellte fest, dass ihre Angst an öffentlichen Orten wie Supermärkten, Einkaufzentren und Kinos, und damit auch das Risiko, eine Panikattacke zu bekommen, anstieg. Sie begann also, diese Orte zu meiden, und war nach einigen Monaten praktisch ans Haus gefesselt.

> Durch kognitive Therapie können Sie lernen, wie Sie sinnlose Bemühungen um Kontrolle und Sicherheit lassen können, indem Sie besser mit den körperlichen Anzeichen Ihrer Angst und Panik umgehen.

Das Bedürfnis nach Sicherheit, Flucht und Vermeidung trägt hauptsächlich zum Andauern von Angst und Panik bei, weshalb die Beseitigung dieser Reaktionsweisen in der kognitiven Therapie gegen Panik so wichtig ist. Bereiten Sie sich auf die folgenden Abschnitte vor, indem Sie sich noch einmal anschauen, was Sie in Teil III Ihres Angstprofils geschrieben haben (Arbeitsblatt 5.9). Übertragen Sie die Situationen, die Sie aus Angst vor einer Panikattacke vermeiden, sowie die verschiedenen Strategien zur Kontrolle oder Reduzierung gefürchteter Körperempfindungen, in das Arbeitsblatt 9.3.

Arbeitsblatt 9.3

Vermiedene Situationen und Kontrollstrategien im Zusammenhang mit Panikattacken

Vermiedene Situationen (Auslöser)	Strategien zur Kontrolle körperliche Symptome
1.	1.
2.	2.
3.	3.
4.	4.
5.	5.
6.	6.
7.	7.
8.	8.
9.	9.
10.	10.
11.	11.
12.	12.

9.5 Ihr Panikprofil

Lernen Sie Ihre Panik kennen! Eines der schlimmsten Merkmale von Panikattacken ist ihr spontanes, unerwartetes und völlig unerklärliches Auftreten. Oft verbringen die Betroffenen viel Zeit damit, sich wegen einer möglichen Panikattacke zu sorgen und herauszufinden, was sicher und was gefährlich ist und wie man das Risiko einer weiteren Panikattacke mindern kann. Nur leider sind solche Versuche, „die Panik unter Kontrolle zu bringen", im besten Fall sinnlos, im schlechtesten aber richtiggehend destruktiv. Die beste Verteidigung gegen die Panik ist Kenntnis und Verständnis. Deshalb besteht der erste Schritt der kognitiven Therapie von Panikattacken darin, die Panik kennenzulernen und sich darüber zu informieren. Wir wollen Ihrer Panik den Überraschungseffekt nehmen. Wir wollen Sie mit Ihrem Panikdenken und -verhalten bekannt machen, damit es sich nicht mehr fremd anfühlt und Sie erschreckt. So lernte Lucia in ihren ersten Therapiesitzungen ihren eigenen „Panikteufelskreis" kennen. Sie war überrascht, wie sehr sie sich immer mit ihrem Körper beschäftigte, wie schnell und voreilig sie bestimmte Vorgänge als Katastrophe interpretierte und wie viele subtile Sicherheitsstrategien sie im Alltag anwandte (z. B. darauf achtete, dass sie immer ihr Handy, eine Flasche Wasser und Medikamente dabeihatte für den Fall, dass ihr unwohl war).

Wie sieht Ihr Panikteufelskreis aus? Das kognitive Modell der Panik (Abbildung 9.1) zeigt die Komponenten dieses Teufelskreises. Um Ihre Panik zu kennen, sollten Sie sich ein Bild davon machen. Versetzen Sie sich beispielsweise in eine kürzlich erlebte Panikattacke zurück, vielleicht sogar in die schlimmste, die Sie je hatten. Oder schreiben Sie ein Paniktagebuch, das ist auch effektiv.

Unserer Erfahrung nach reicht oft schon das Schreiben eines Tagebuchs aus, damit die Häufigkeit von Panikattacken rapide sinkt, und zwar aus folgenden Gründen:

- Man lernt, langsamer zu machen, und kriegt so die automatischen, katastrophenartigen Fehlinterpretationen körperlicher Symptome zu fassen, die zu Panikattacken führen.
- Die Angst tritt nicht mehr so überraschend und unerwartet auf.
- Je besser man den Angstprozess versteht, desto größer das Gefühl der persönlichen Kontrolle über die Angst.
- Es liefert Belege, um den automatischen katastrophenartigen Fehlinterpretationen zu widersprechen.

SELBSTHILFEÜBUNG 9.1

Arbeiten Sie mit einem Paniktagebuch

Machen Sie mehrere Kopien vom „Wöchentlichen Tagebuch für Panik und akute Angst" (Arbeitsblatt 9.4) und halten Sie alle bedeutsamen Panik- und Angstphasen fest, und zwar so genau und so zeitnah wie möglich. Machen Sie das so lange, bis Sie genug Informationen für Ihr Panikprofil zusammenhaben. Je mehr es sind, desto effektiver wird sich das Tagebuchschreiben auf Ihre Panikattacken auswirken. Daher ist es am besten, wenn Sie das Tagebuch so lange weiterschreiben, wie Sie an Ihren Panikattacken arbeiten.

SELBSTHILFEÜBUNG 9.2

Erstellen Sie Ihr Panikprofil

Schreiben Sie mithilfe von Arbeitsblatt 9.5 alle Situationen auf, die Ihnen Angst machen, alle unerwünschten Körperempfindungen, die Sie unangenehm finden, all die schlimmsten Dinge, die passieren können, alle realistischeren Erklärungen, die Sie nicht glauben, alle sicherheitsbedürftigen Reaktionen und alles, was Sie vermeiden, um das Risiko der Panik zu mindern. Zusätzlich zu den Informationen aus Ihrem Paniktagebuch können Sie auch Einzelheiten über frühere Panikattacken hinzufügen. Nutzen Sie Ihr Angstprofil (Arbeitsblatt 5.9) als Gedächtnisstütze.

Tipp

Besonders zu Anfang des Paniktagebuchschreibens bekommt man die Katastropheninterpretationen nur schwer zu fassen. Falls dies auf Sie zutrifft, schauen Sie sich ruhig noch einmal an, was Sie in diesem Buch bisher getan haben, vor allem Arbeitsblätter 2.2, 3.1, 3.4, 5.3 und 5.4. Manche zögern, ein Paniktagebuch zu führen, weil sie glauben, dass man damit die Aufmerksamkeit erst recht auf die Panik richtet und das Ganze noch verschlimmert. Unserer Erfahrung nach passiert jedoch das Gegenteil – ein Paniktagebuch zu führen hilft, den Prozess der Panik zu verstehen und die Symptome zu reduzieren. Denken Sie daran: „Wissen ist Macht" im Kampf gegen die Panik, also geben Sie nicht auf und schreiben Sie Tagebuch!

Arbeitsblatt 9.4

Wöchentliches Tagebuch für Panik und akute Angst

Zeitraum: Von ______________ bis ______________

Anleitung: Vermerken Sie in diesem Formular alle großen oder kleinen Panikattacken, alle akuten Angstzustände, die Sie in der vergangenen Woche erlebt haben. Versuchen Sie, es so zeitnah wie möglich auszufüllen, damit Ihre Beschreibung genauer ausfällt.

Datum, Uhrzeit und Dauer der Episode	**Situative Auslöser** (Markieren Sie E oder UE*)	**Stärke der Angst** (0–100; markieren Sie VPA oder AA)	**Körperempfindung oder Emotion, die Sie am meisten beeinträchtigt hat**	**Automatische Interpretation der Empfindung als Katastrophe**	**Mögliche alternative, gutartige Interpretation**	**Bemühungen um Kontrolle und Sicherheit**

*E = erwartete Panik; UE = unerwartete Panik „aus heiterem Himmel“; VPA = vollständige Panikattacke; AA = akute Angst

Mit freundlicher Genehmigung bearbeitet nach *Cognitive Therapy of Anxiety Disorders* von David A. Clark und Aaron T. Beck, Guilford Press 2010, S. 329.

Arbeitsblatt 9.5 **1/2**

Ihr Panikprofil

Anleitung: Füllen Sie alle Abschnitte in Anlehnung an Ihr Paniktagebuch (Arbeitsblatt 9.4) aus.

I. Wichtigste Angstauslöser, die eine Panik verursachen

(d. h. Situationen, Gedanken, Empfindungen, Erwartungen)

1. ______________________________
2. ______________________________
3. ______________________________
4. ______________________________

⇩

II. Erste Reaktionen

Körperliche Empfindungen: ______________________________

____

Seelische Empfindungen: ______________________________

____

Wichtigste körperliche bzw. seelische Empfindung (die Ihre Aufmerksamkeit gefangen hält):

____

____

⇩

Arbeitsblatt 9.5 **2/2**

III. Interpretation der Körperempfindungen

Automatische Interpretation als katastrophal: ________________________________

____

Alternative Interpretation als gutartig: ________________________________

____

⇩

IV. Bemühungen um Kontrolle und Sicherheit

Sicherheitsbestreben: ________________________________

____

Andere Bemühungen um die Kontrolle der Angst und die Verhütung von Panikattacken:

____

____

Haben Sie erst einmal Ihr Panikprofil vollständig ausgefüllt und sind vertraut damit, Ihre Angst- und Panikzustände in einem Tagebuch festzuhalten, sind Sie bereit für die Anwendung der kognitiven Verhaltensstrategien aus Kapitel 6 und 7. Wir haben diese Interventionen hier etwas abgeändert, um die kritischen Aspekte von Panikattacken effektiver in Angriff zu nehmen.

Die Erstellung eines Panikprofils (Kenntnis Ihrer Panik zu erlangen) und das ständige Beobachten der eigenen Angst und Panik zu lernen sind Behandlungselemente von entscheidender Wichtigkeit: Sie sind Voraussetzung, um zu den spezifischen Interventionen überzugehen, die zur Minderung der Häufigkeit und Stärke von Panikattacken beitragen.

9.6 Neubewertung der Panik

Beim Lesen Ihres Paniktagebuchs könnte Ihnen die Frage in den Sinn kommen: „Warum interpretiere ich diese körperlichen Symptome so schnell als Katastrophe?" So jedenfalls war Lucias Reaktion, nachdem sie ihre Angstzustände und Panikattacken zwei Wochen lang festgehalten hatte. Sobald sie sich beruhigt hatte, erkannte sie, dass die Enge in ihrer Brust nur ein Zeichen für Stress oder einen zufälligen körperlichen Vorgang war. Doch im Moment der Panik konnte sie den ersten Katastrophengedanken: „Was ist, wenn ich einen Herzinfarkt bekomme?" nicht abschütteln. Einer der Hauptgründe dafür, dass automatische Angstgedanken so leicht zurückkehren, ist der, dass man bei Angst zu emotionalem Argumentieren tendiert, etwa nach diesem Muster: „Ich habe Angst, also passiert sicher gleich etwas ganz Schreckliches." Lucia fühlte die Enge in ihrer Brust, bekam Angst, und gleichzeitig erschien ihr der Gedanke, dass ihr etwas Schlimmes bevorstand, viel realistischer. Einer der besten Wege, dieses Verhalten zu korrigieren, besteht darin, eine realistischere, alternative Erklärung für unerwünschte Körperempfindungen und Reaktionen zu finden.

SELBSTHILFEÜBUNG 9.3

Überlegen Sie sich alternative Anti-Panik-Erklärungen

Überlegen Sie sich in den nächsten zwei Wochen mithilfe von Arbeitsblatt 9.6 (oder einem der Formulare aus Kapitel 6, etwa Arbeitsblatt 6.3 oder 6.5) alternative Erklärungen für unerwünschte und unangenehme körperliche, geistige oder seelische Empfindungen, die mit Angst zu tun haben. Falls Sie Ideen für Alternativen brauchen, können Sie sich noch einmal die Liste alternativer Interpretationen auf S. 203 anschauen und zwei oder drei auswählen. Nehmen Sie ein zusätzliches leeres Blatt Papier und schreiben Sie darauf bestimmte Erfahrungen – d. h. Indizien –, die die alternativen Erklärungen belegen. Heften Sie das Arbeitsblatt 9.6 daran, als Erinnerung an die Erfahrungen, die die alternativen Erklärungen für Körperempfindungen stützen.

SELBSTHILFEÜBUNG 9.4

Erstellen Sie Anti-Panik-Lernkarten

Lesen Sie sich in einem Moment, in dem Sie keine Angst haben, noch einmal Ihr Paniktagebuch (Arbeitsblatt 9.4) sowie die Neubewertung Ihrer Symptome durch (Arbeitsblatt 9.6). Wählen Sie das wichtigste körperliche, geistige oder seelische Symptom, das am stärksten mit Ihren Panikattacken verbunden ist. Schauen Sie sich nun noch einmal die Liste gutartiger Interpretationen aus Arbeitsblatt 9.6 an, die die wahrscheinlichsten Erklärungen für die Körperempfindungen bei Panikattacken liefern. Überlegen Sie genau, warum Sie glauben, dass diese alternative Interpretation die bessere ist. Schreiben Sie anschließend die alternative Interpretation auf eine Karteikarte oder tippen Sie sie in ein elektronisches Gerät. Dies ist Ihre Anti-Panik-Lernkarte. Lesen Sie sie immer wieder und schreiben Sie auf, warum diese Erklärung stimmt. Dann wird sich Ihre Überzeugung, dass es sich um eine Katastrophe handelt, wandeln und Ihnen ermöglichen, die realistischere Alternative auf der Anti-Panik-Lernkarte zu akzeptieren.

Tipp

Wenn Ihnen das Entwerfen einer Lernkarte schwerfällt, lesen Sie noch einmal den Abschnitt über alternative Perspektiven und Ihre Normalangstkarte aus der Übung 6.8. Wählen Sie auf jeden Fall alternative Erklärungen für die Empfindungen, die am wahrscheinlichsten sind und den Tatsachen entsprechen. Wenn Sie sich nicht sicher sind, fragen Sie einen Experten wie zum Beispiel Ihren Hausarzt, woran es liegt, dass körperlich gesunde Menschen das Gefühl bekommen, nicht genug Luft zu bekommen. Fragen Sie jedoch nur einmal und geben Sie sich mit der Antwort zufrieden.

Die meisten Betroffenen mit Panikstörungen können im ruhigen Zustand ihrer Anti-Panik-Lernkarte problemlos vertrauen, neigen bei Angst jedoch dazu, die Alternative völlig zu ignorieren und sofort von einer Katastrophe auszugehen. Daher besteht das Ziel der Neubewertung der Panik darin, das, was Sie im ruhigen Zustand zu denken gelernt haben, auch in Angstzuständen zu denken. Und dafür müssen Sie ÜBEN, ÜBEN, ÜBEN!! Üben Sie, die Fehlinterpretation während eines Angstzustandes zu erfassen und mithilfe der alternativen Anti-Panik-Erklärung zu korrigieren.

Arbeitsblatt 9.6

Neubewertung der Symptome

Datum: ____________________

Anleitung: Denken Sie sich mithilfe dieses Formulars alternative Erklärungen für die körperlichen oder seelischen Empfindungen aus, bei denen Sie Angst bekommen oder in Panik geraten.

Körperempfindungen (z. B. Herzrasen, Atemlosigkeit, Übelkeit)	**Alternative „nicht katastrophisierende“ Erklärungen für Empfindungen**	**Wie sehr Sie von der Erklärung überzeugt sind** (0–100)*
1.	a. b. c.	
2.	a. b. c.	
3.	a. b. c.	
4.	a. b. c.	
5.	a. b. c.	

* Bewertung der Überzeugung: 0 = überhaupt nicht überzeugt von der Erklärung, 100 = völlig überzeugt, dass dies die Ursache für die Körperempfindung ist.

Mit freundlicher Genehmigung bearbeitet nach *Cognitive Therapy of Anxiety Disorders* von David A. Clark und Aaron T. Beck, Guilford Press 2010, S. 330.

9.7 Panik entkatastrophisieren

Wiederholte Übung und Indizien sind notwendig, um den Prozess in Gang zu bringen, bei dem die katastrophenartige Fehlinterpretation mithilfe der gutartigen Alternativerklärung außer Kraft gesetzt wird. Irgendwann werden Sie der Anti-Panik-Lernkarte mehr Glauben schenken als der Fehlinterpretation. Somit ist die Neubewertung von Symptomen ein effektives kognitives Instrument zur Reduzierung von Panik.

Ein altes norwegisches Sprichwort lautet: „Erfahrung ist die beste Lehrerin, kostet aber viel Geld." Diese Entdeckung machte auch Lucia im Laufe ihrer kognitiven Therapie. Ihr Hauptproblem war die Furcht vor einem Herzinfarkt. Jedes Mal, wenn sie eine Enge, einen Schmerz in der Brust oder ein Ansteigen ihrer Herzfrequenz verspürte, bekam sie starke Angst. Selbst die leichteste Angst war für sie intolerabel, weil diese zu einer Panikattacke führen konnte. Sie malte sich Katastrophen auf verschiedenen Ebenen aus. Daher ging es in ihrer Therapie auch vor allem darum, die Körpersymptome der Angst tolerieren zu lernen, d. h., die Enge oder den Druck in der Brust sowie die erhöhte Herzfrequenz nicht zu fürchten, sondern zu akzeptieren. Dafür waren Übungen erforderlich, bei denen sie *die Symptome willentlich selbst auslöste.*

Nachdem ihr Hausarzt bestätigt hatte, dass ihr Gesundheitszustand ausgezeichnet war, machte Lucia eine Reihe von Übungen zur Stärkung des Herzmuskels und zur Beschleunigung des Pulses. Beispielsweise hyperventilierte sie zwei Minuten lang und atmete anschließend kontrolliert weiter, zuerst in der Therapiesitzung, dann auch mehrmals am Tag außerhalb der Sitzungen. Dadurch sollte sie lernen, ihre Wahrnehmung der Atemlosigkeit und der erhöhten Herzfrequenz zu tolerieren. Dann nahm sie an einem Fitnessprogramm mit Aerobic teil, um immer wieder die Erfahrung der erhöhten Herz-Lungen-Tätigkeit zu machen. Außerdem beschleunigte sie ihr Tempo beim Treppensteigen und trank mehr Kaffee, um ihren Organismus zu stimulieren. Je öfter sie das tat, desto mehr gewöhnte sie sich daran, keine Angst mehr bei beschleunigter Herz- und Atemfrequenz zu haben. Diese wichtige Intervention trug zu einer deutlichen Reduzierung ihrer Panikattacken bei.

Symptomprovokation ist

jede willentliche Anstrengung, die ein unerwünschtes, gefürchtetes körperliches Symptom oder einen geistig-psychischen Zustand hervorruft.

Tabelle 9.2 enthält eine Reihe von Symptomprovokationsübungen, die in der kognitiven Therapie gegen Panik verwendet werden. Ergänzt wird sie von den durch die Übung am stärksten hervorgerufenen Körperempfindungen.

Provokationsübung	Provoziertes Symptom
1–2 Minuten hyperventilieren	Atemlosigkeit, Erstickungsgefühl
30 Sekunden lang den Atem anhalten	Atemlosigkeit, Erstickungsgefühl
30 Sekunden lang einen Zungenspatel hinten an die Zunge halten	Würgegefühl
1 Minute lang auf der Stelle rennen	starkes Herzklopfen, Herzrasen
1 Minute lang in einem Drehstuhl herumdrehen	Schwindel-, Ohnmachtsgefühl
1 Minute lang alle Körpermuskeln anspannen	Zittern, Beben
2 Minuten lang durch einen dünnen Strohhalm atmen	Atemlosigkeit, Erstickungsgefühl
30 Sekunden lang schnell den Kopf schütteln	Schwindel-, Ohnmachtsgefühl
Sich selbst 2 Minuten lang unentwegt im Spiegel anstarren	Gefühl der Unwirklichkeit, wie im Traum; Schwindel-, Ohnmachtsgefühl

Tabelle 9.2 Beispiele für Symptomprovokationsübungen

Drei Gründe sprechen für Symptomprovokationsübungen:

1. Das Hervorrufen einer qualvollen Empfindung aktiviert Ihre zentrale Furcht und Gedanken an eine Bedrohung, was Ihnen Gelegenheit für die Auseinandersetzung damit bietet.
2. Die Fehlinterpretation, dass die Körperempfindung gefährlich ist und zu einer Katastrophe führt (z. B. Ersticken, Herzinfarkt, epileptischer Anfall, volle Panikattacke), wird durch eine Erfahrung, die nicht zum befürchteten Ergebnis führt, infrage gestellt.
3. Das An- und Abstellen der Körperempfindung vermittelt ein Gefühl der besseren Kontrolle über den eigenen emotionalen Zustand.

> Symptomprovokation ist eine sehr wirkungsvolle Übung, mit der Sie Ihre Interpretation der am stärksten befürchteten Körperempfindung oder Emotion verändern können. Sie müssen diese jedoch oft wiederholen, damit Sie die Gelegenheit haben, Ihr Panikdenken zu revidieren.

Letztlich sollen Sie durch die Symptomprovokationsübungen eine Anzahl von Erfahrungen machen, bei denen die gefürchtete Körperempfindung oder Emotion provoziert wird, ohne dass das gefürchtete Ergebnis eintritt. Diese Übungen liefern starke Indizien, die Ihre automatischen Schwarzmalereien infrage stellen. Mit anderen Worten –

Druckgefühl auf der Brust, Atemlosigkeit oder Übelkeit führen in den allermeisten Fällen eben nicht zu Herzinfarkt, Ersticken oder Erbrechen, sondern werden immer öfter als gutartig interpretiert.

SELBSTHILFEÜBUNG 9.5

Symptomprovokation

Machen Sie sich zu einem frühen Zeitpunkt Ihrer kognitiven Therapie einen Zeitplan für Symptomprovokation. Folgen Sie den einzelnen Schritten und üben Sie möglichst täglich oder wenigstens mehrmals die Woche. Variieren Sie die Übungen, damit Sie verschiedene Dinge tun, die unerwünschte, unangenehme Körperempfindungen oder Emotionen provozieren. Üben Sie mithilfe der Provokation das Korrigieren der Fehlinterpretationen von Körperempfindungen in Bezug auf Gefahren und Bedrohungen. Sie können Arbeitsblatt 6.3 nutzen, um Ihre Erfahrungen mit der Symptomprovokation als Indiz festzuhalten, das ängstliche Interpretationen von Körperempfindungen oder Emotionen infrage stellt.

Schritte der Symptomprovokation

1\. Schritt: Besorgen Sie sich ein Gesundheitsattest.

2\. Schritt: Erkennen Sie Ihre katastrophalsten Körperempfindungen. Konzentrieren Sie sich auf diejenige, die bei Ihnen am meisten Angst auslöst. Notieren Sie die automatischen schwarzmalerischen Fehlinterpretationen, die Sie mit der Empfindung aus Ihrem Paniktagebuch assoziieren (Arbeitsblatt 9.4).

3\. Schritt: Wählen Sie zwei oder drei Aktivitäten, die die unerwünschte Empfindung hervorrufen. Schreiben Sie ein paar Aktivitäten auf, die Sie tun können, um die unerwünschte, unangenehme Empfindung verstärkt hervorzurufen. Verwenden Sie die in Tabelle 9.2 aufgeführten Übungen. Wenn Sie mögen, können Sie neue erfinden.

4\. Schritt: Beginnen Sie die Provokationsübung in einem Zustand der Sicherheit und suchen Sie sich dafür einen ruhigen Ort, an dem Sie sich wohl und geborgen fühlen. Falls Sie in Therapie sind, werden Sie die Provokationen wahrscheinlich zuerst innerhalb der Therapiesitzungen ausführen.

5\. Schritt: Seien Sie mutig! Entscheiden Sie vor Beginn, wie lange Sie die Übung durchhalten werden. Hören Sie nicht auf, wenn Sie Angst bekommen – Sie sollen ja Angst bekommen. Machen Sie weiter, bis die von Ihnen gesetzte Frist (z. B. zwei Minuten) um ist.

6\. Schritt: Gehen Sie schrittweise vor. Beginnen Sie mit Übungen, bei denen die Angst mittelstark ist. Dehnen Sie die Übungsdauer immer weiter aus, bis Sie die volle Länge erreicht haben. Bekommen Sie beispielsweise schon nach wenigen Sekunden des Hyperventilierens starke Angst, beginnen Sie mit 20 Sekunden und steigern Sie sich nach und nach, bis Sie zwei Minuten lang durchhalten können.

7. Schritt: Bewerten Sie die Symptome neu. Korrigieren Sie während der Übung Ihr Angstdenken mithilfe der Indizien, die für die Gutartigkeit und Gefahrlosigkeit der Symptome sprechen. Nutzen Sie Ihre Anti-Panik-Lernkarte und halten Sie Ihre Reaktionen auf dem Formular zur Neubewertung der Symptome fest (Arbeitsblatt 9.6).

8. Schritt: Variieren Sie die Situationen. Sobald Sie die Symptomprovokation in angstfreien Situationen erfolgreich ausgeführt haben, können Sie dasselbe auch in Angst oder Stress auslösenden Situationen machen. Dies ist die beste Art, um die Furcht vor den mit Angst assoziierten Körperempfindungen zu überwinden.

9. Schritt: Üben Sie täglich und so oft wie möglich. Es erfordert viel Übung und Wiederholung, bis man von der Symptomprovokation profitiert. Eine Provokationsübung nur ein- oder zweimal auszuführen schafft noch keine „neuen Spielregeln". Das erreicht man nur durch Wiederholung.

Tipp

Wenn Sie einige der Symptomprovokationsübungen probiert haben und sie nicht hilfreich finden, sollten Sie überprüfen, ob Sie auch wirklich die richtigen Übungen ausgewählt haben, also jene, die die Körperempfindungen provozieren, die die stärkste Panik auslösen. Wenn die Übung Sie zunächst überfordert, versuchen Sie eine abgeschwächte Version und steigern Sie sich allmählich. Um die Wirkung zu maximieren, sollten Sie die Symptomprovokationsübung in verschiedenen Angst auslösenden Situationen durchführen.

9.8 Angstauslöser konfrontieren

Ist Ihre Panikstörung überwiegend von Agoraphobie gekennzeichnet, wird die Konfrontation eine viel größere Rolle in Ihrer Behandlungsstrategie spielen. Eine Reduktion der Vermeidung durch Konfrontation ist entscheidend, um die Häufigkeit und Intensität kleinerer und größerer Panikattacken zu reduzieren.

Wie Sie wissen, lernen Sie bei Panikstörungen schnell, welche Situationen zu einer Panikattacke führen und wie Sie diese am besten vermeiden können. Das Problem dabei ist, dass die Liste der vermiedenen Situationen mit der Zeit immer länger wird, sodass es oft zu einer ausgewachsenen Agoraphobie kommt. Aus diesem Grunde ist die systematische Konfrontation mit vermiedenen Situationen eine so wichtige Komponente in der kognitiven Therapie der Panikstörung.

Für die systematische Konfrontation mit Panikauslösern können Sie auch die in Kapitel 7 aufgeführten Empfehlungen und

Formulare zur Erstellung eines Konfrontationsplans verwenden. Sie brauchen sie nur den Situationen anzupassen, die Sie in Bezug auf Panikattacken für hochriskant halten. Wieder einmal ist es unbedingt wichtig, (1) die Schwierigkeit der Konfrontationsübung allmählich zu steigern, (2) die Konfrontation so lange andauern zu lassen, bis Ihre Angst mindestens nur noch halb so stark ist, und (3) das Korrigieren der während der Konfrontation auftretenden automatischen Gedanken an Gefahren und Bedrohungen zu üben. Üben Sie außerdem, Ihre Aufmerksamkeit auf die Sicherheitsaspekte der Situationen zu richten (z. B.: „Welche Indizien sprechen dafür, dass ich hier im Einkaufszentrum eigentlich sicher bin, obwohl ich wahnsinnige Angst habe?“), und lernen Sie, den Angstzustand zu tolerieren, ja sogar ihn zu akzeptieren. Rufen Sie sich die AWARE-Strategie aus Kapitel 7, S. 164, ins Gedächtnis.

SELBSTHILFEÜBUNG 9.6

Konfrontation mit der Panik

Machen Sie sich eine Rangliste für Panikauslöser. Beginnen Sie mit mittelstarken Stresssituationen, die Sie sonst vermeiden, und steigern Sie sich bis zu den immer vermiedenen Paniksituationen. Konfrontieren Sie Ihre mittelstarken Stresssituationen mehrmals pro Woche, bis die Angst dabei nur noch halb so stark ist wie zu Beginn. Nehmen Sie sich dann die nächsthöhere Situation auf Ihrer Liste vor. Die Konfrontation ist abgeschlossen, wenn Sie die Situationen auf Ihrer Rangliste nicht mehr vermeiden.

Tipp

Falls Sie Schwierigkeiten haben, Ihrem Konfrontationsplan zu folgen, lesen Sie noch einmal Kapitel 7 und gehen Sie auch die Aufgaben, die Sie dort schon erledigt haben, noch einmal durch. Dann können Sie sich besser an die Strategien erinnern, die Sie zur Überwindung von Blockaden gegen die Konfrontation verwenden können.

Zusammenfassung

- Panikattacken zeichnen sich durch eine plötzlich auftretende, intensive Furcht, begleitet von unangenehmen Körperempfindungen und Emotionen, aus.
- Erhöhte Sensibilität gegenüber der Angst, bzw. Angst vor der Angst, trägt zur Chronifizierung der Panik bei, welche durch kognitive Therapie aber behoben werden kann.
- Die kognitiven Grundelemente der Panik sind (1) eine erhöhte Aufmerksamkeit und Wachsamkeit gegenüber bestimmten Körperempfindungen und Emotionen, (2) automatische Fehlinterpretation dieser Empfindungen als katastrophal, (3) Unfähigkeit, diese Fehlinterpretation zu korrigieren, und schließlich (4) Verhaltensweisen wie Vermeidung und Sicherheitsbestreben zur „Kontrolle“ der Panik.
- Die kognitive Therapie beginnt mit der Erstellung eines Panikprofils, das als Leitfaden durch Ihr persönliches Interventionsprogramm dient.
- In einem während der gesamten Behandlung wöchentlich geführten Paniktagebuch (Arbeitsblatt 9.1) werden relevante Informationen gesammelt und die Effektivität der Interventionen beurteilt.
- Die Neubewertung der Paniksymptome und die Entwicklung einer Anti-Panik-Lernkarte sind in der kognitiven Therapie wichtig für die Reduktion der Panikattacken. Das ist nur möglich, wenn Sie lernen, die automatische Fehlinterpretation von Körperempfindungen oder Emotionen als Katastrophe zu korrigieren.
- Symptomprovokationsübungen sollen Angstgedanken aktivieren (d.h. exzessives Denken an Bedrohungen sowie Fehlinterpretationen), damit Sie lernen können, diese zu korrigieren und starke Angstzustände zu tolerieren.
- Da Panik in der kognitiven Therapie mit weiträumiger Vermeidung von Situationen und mit übermäßigem und unangebrachtem Sicherheits- und Kontrollbestreben assoziiert wird, ist die systematische Konfrontation mit Panikauslösern von zentraler Wichtigkeit.

10. Soziale Ängste

Lesen Sie dieses Kapitel vor allem dann, wenn Sie:

- eigentlich immer nur unter Menschen Angst haben und das Problem bestehen bleibt, obwohl Sie dem in Kapitel 8 erarbeiteten Angsttrainingsplan gefolgt sind;
- schon vor Ihrer Interaktion mit anderen Menschen Angst bekommen und Sie dieses Problem nicht mithilfe Ihres Angsttrainingsplans in Angriff nehmen konnten;
- nicht aufhören können, sich wegen Ihres Verhaltens oder Ihrer Worte zu sorgen, und diese Sorge Ihnen schreckliche Angst bereitet;
- immer noch soziale Situationen vermeiden, obwohl Sie in Bezug auf Ihre Angst einige Fortschritte gemacht haben;
- sich weiterhin viel zu sehr damit beschäftigen, was andere von Ihnen denken.

Martin ist, zumindest in seiner eigenen Vorstellung, schon immer furchtbar schüchtern gewesen. Schon als Kind war er immer nervös, besonders in Gegenwart anderer Kinder. Er erinnert sich an das Gefühl der Einsamkeit, da er nur einen engen Freund hatte, und an die Furcht, im Klassenzimmer im Mittelpunkt der Aufmerksamkeit zu stehen. Inzwischen ist er 33, alleinstehend, arbeitet für einen Softwareprogrammierer und fühlt sich noch immer allein und isoliert. Vor einigen Jahren musste er an einen Ort ziehen, der mehrere Stunden von seiner Familie entfernt liegt, kann sich jedoch nicht recht eingewöhnen. Seit sechs Monaten geht es ihm schlecht: Er hat jegliches Interesse an Dingen verloren, die ihm vorher Freude gemacht hatten, hat das Gefühl, keine Energie zu haben, und schläft schlecht. Sein Arzt diagnostizierte ihn als depressiv und verschrieb ihm Antidepressiva, woraufhin sich sein Zustand zwar etwas besserte, doch das tiefe Gefühl der Einsamkeit, der Langeweile und der Unzufriedenheit hält an.

Auf der Arbeit blieb er für sich. Anfangs versuchten seine Kollegen, ihn in Gespräche mit einzubeziehen, und luden ihn ein, nach der Arbeit noch etwas trinken zu gehen. Doch er lehnte immer ab. Unter Menschen fühlte er sich verkrampft, unbeholfen, gehemmt und schien nicht zu wissen, wie man eine lockere Unterhaltung führt. Wenn er Angst bekam, lief sein Gesicht rot an, er fing an zu zittern, sein Herz raste, ihm war heiß, er schwitzte und hatte das Gefühl, nicht richtig atmen zu können.

Bestimmt würden die anderen seine Angst bemerken und denken: „Was ist denn mit dem los?“ Und: „Weshalb ist er denn so nervös?“ Und: „Ist er etwa psychisch krank?“ In diesem Zustand intensiver Angst war Martin überzeugt, dass ihn andere anstarrten. In seinem Kopf brauten sich allerhand negative Interpretationen seines Verhaltens zusammen, und diese Unsicherheit verstärkte sich noch, sobald sich die Aufmerksamkeit auf ihn richtete.

Gelegentlich versuchte er, etwas zu sagen, fand aber nicht die richtigen Worte. Das war ihm dann peinlich, und er schämte sich sehr. Manchmal übte er vorher in Gedanken, was er sagen würde, doch dies verschlimmerte alles nur, denn was er sagte, klang künstlich und aufgesetzt. Bei jeder Ankündigung einer Mitarbeitersitzung wuchs seine Angst, je näher der Termin heranrückte, bis ins Unerträgliche. Vor allen Arten von Zusammenkünften verbrachte er zuweilen schlaflose Nächte und grübelte darüber nach, wie er sie bewältigen könnte. Die Erleichterung, die er hinterher verspürte, war immer kurzlebig, weil er das Erlebte dann im Geiste wieder und wieder durchkaute und hin und her überlegte, was die anderen wohl von ihm gedacht haben mochten. Seine Tendenz zu *nachträglichem Grübeln* führte zu der Schlussfolgerung, dass er sich wieder einmal blamiert hatte. Und dies wiederum festigte seine Überzeugung, dass er unter Menschen ein hoffnungsloser Fall war.

Martins Hauptbewältigungsstrategie bei intensiver sozialer Angst war die *Vermeidung.* Er vermied eine Reihe von zwischenmenschlichen Situationen, machte keine Termine, ging zu keinen Treffen, lud keine Freunde zu sich nach Hause ein, fing keine Gespräche an, sagte seine Meinung nicht, verabredete sich nicht und ging nicht ans Telefon. Er vermied auch Situationen, in denen er im Mittelpunkt stand, wie etwa in einer Sitzung das Wort zu ergreifen, ins Restaurant zu gehen, in vollen Geschäften einzukaufen, sich vor eine Gruppe von Menschen zu stellen und vor Publikum aufzutreten. Ließen sich diese Situationen nicht vermeiden, pflegte er so wenig wie möglich zu sagen und so früh wie möglich zu gehen. Er stellte fest, dass sich seine Angst etwas besserte, wenn er wenig Alkohol trank und für den Fall einer Panikattacke ein Beruhigungsmittel parat hatte.

Martin hat eine *Sozialphobie* (oder soziale Angststörung), eine der häufigsten Formen der Angststörung, von der etwa 15 Millionen erwachsene US-Amerikaner pro Jahr betroffen sind (6,8 Prozent).[40] Diese Erkrankung setzt oft schon in der Kindheit oder Jugend ein und kann jahrzehntelang bestehen bleiben. Sozialphobie kann ein Leben lang Enttäuschungen, Einsamkeit und Stress verursachen und hängt oft mit anderen Erkrankungen wie Depression, generalisierte Angststörung oder Alkoholerkrankungen zusammen.[5] Mildere Formen der Sozialphobie kommen in der Gesamtbevölkerung sogar noch öfter vor, und bei einer Reihe von Angststörungen ist die erhöhte Angst in zwischenmenschlichen Situationen eine häufige Beschwerde.

Vielleicht haben Sie ja trotz der Fortschritte im Laufe der Lektüre der letzten Kapitel das Gefühl gehabt, dass die soziale Angst, die bei Ihrer Störung nur eine Nebenrolle spielen mag, nicht ausreichend behandelt wurde. Daher konzentrieren wir uns in diesem Kapitel auf soziale Ängste und stellen Interventionen vor, die speziell zu ihrer Reduktion konzipiert sind.

10.1 „Was werden die Leute denken?"

Uns allen ist wichtig, was andere von uns denken. Es ist völlig normal, von anderen gemocht, anerkannt, akzeptiert und sogar bewundert werden zu wollen. Von Menschen, die uns etwas bedeuten, Komplimente, Lob und positive Rückmeldungen zu bekommen, fühlt sich toll an, während Kritik, Zurückweisung, Ablehnung und negative Rückmeldungen schrecklich sind. Am unangenehmsten, wenn nicht sogar traumatisch, ist das Gefühl der Beschämung. Jeder Mensch kennt diese Emotionen. Wir geben unser Bestes, um ja keinen schlechten Eindruck zu hinterlassen. Machen wir uns nichts vor – wir alle möchten dazugehören, uns angenommen fühlen, teilhaben.

Daher ist es völlig normal, nervös und angespannt zu sein, wenn man sich vorstellen, Gespräche führen und seine Meinung sagen muss, während man sich nach außen hin entspannt, selbstsicher oder sogar charmant und witzig gibt. Wir alle kennen diese Gedanken: „Wie stelle ich mich an?" „Ich frage mich, was die anderen von mir halten?" „Ich hoffe, ich habe nichts Dummes von mir gegeben!" „Ich bin hier echt fehl am Platze" „Ich kann es kaum abwarten, endlich hier rauszukommen!" Wir halten Ausschau nach Zeichen von den anderen, dass wir alles gut machen und uns angemessen verhalten. Wenn wir merken, dass die anderen uns langweilig oder uninteressant finden, schlimmer noch, dass sie genervt von uns sind, fühlen wir uns unbehaglich oder sogar beschämt. Sobald wir solche peinlichen Interaktionen hinter uns haben, kauen wir sie im Geiste wieder durch – wie wir „abgeschnitten haben", wie andere reagiert haben – und versuchen, eine Antwort auf die Frage zu finden: „Habe ich mich blamiert?"

Wenn Sie eine Sozialphobie haben, fühlen Sie sich durch das Beschriebene wahrscheinlich sehr angesprochen. Vielleicht sind auch Sie im Beisammensein mit anderen Menschen wie gelähmt, befürchten, einen negativen Eindruck zu hinterlassen. Die Möglichkeit, sich zu blamieren, wird zu einer Riesenkatastrophe, die Sie auf gar keinen Fall riskieren dürfen. Sie sind so überzeugt von Ihrer Unbeholfenheit und Ungeschicktheit, dass Sie jede Ihrer Bemerkungen und Gesten, auch die allerkleinsten, überwachen, um ja einen guten Eindruck zu hinterlassen. Doch mit der

Zeit scheinen Sie die Schlacht zu verlieren: Je mehr Sie sich bemühen, dazuzugehören, desto schlechter schneiden Sie in Ihren eigenen Augen ab. Sie sind sicher, dass Sie sich danebenbenommen haben, und schämen sich im Nachhinein über das scheinbar schlimmste Erlebnis Ihres Lebens. Irgendwann beschließen Sie, dass Sie sich dieser Folter nicht mehr aussetzen können: Lieber andere Menschen meiden, als solche Demütigungen erleiden! Also beginnen Sie, sich abzukapseln, ziehen sich in Ihre eigenen sicheren vier Wände zurück, verbarrikadieren sich vor dem Rest der Menschheit. Aber das hat seinen Preis: Sie fühlen sich häufig allein, zutiefst frustriert von Ihrer verminderten Lebensqualität. Ein weiterer Nachteil besteht darin, dass Sie weniger Übung in den „Künsten des zwischenmenschlichen Diskurses" bekommen und sich unter Menschen immer unbehaglicher fühlen. Sie stecken in einem Teufelskreis, aus dem es keinen Ausweg mehr zu geben scheint!

10.2 Drei Hauptmerkmale sozialer Angst

Folgende Leitsymptome der sozialen Angst werden von der kognitiven Therapie gezielt behandelt:

- *Angst vor negativer Bewertung* – die Angst, von anderen verurteilt zu werden und sich deren Zorn und Verachtung einzuhandeln; die Angst, dass andere einen für dumm, schwach, inkompetent oder sogar verrückt halten.
- *Übersteigerte Selbstwahrnehmung* – aufmerksame Beobachtung des eigenen Sozialverhaltens, der Wirkung auf andere, bis zu dem Punkt, wo man kaum noch hören kann, was die anderen sagen. Doch je mehr man versucht, jede Äußerung, jeden Gesichtsausdruck, jede Geste zu steuern und zu bewerten, desto unbeholfener wird man.
- *Ausgeprägte Vermeidung* – andere Menschen werden so weit es geht gemieden, bei unvermeidlichen Begegnungen wird bei der ersten Gelegenheit die Flucht ergriffen.

Kognitive Therapie gegen Sozialphobie zielt auf die drei Hauptsymptome ab: überstarke Furcht vor negativen Bewertungen, übertriebene Selbstwahrnehmung und weitläufige Vermeidung.

Martin packte die Furcht, dass andere seine Angst bemerken könnten. Er war überzeugt davon, dass ihnen sein errötetes Gesicht, seine zitternden Hände und sein Stocken auffallen und sie sich fragen würden, was mit ihm los war. Bestimmt dachten sie „Armer Kerl – sieht so verängstigt aus"; „Was für ein Jammerlappen, der kann ja noch nicht mal mit anderen kommunizieren" oder: „Sicher ist der psychisch ziemlich krank." Diese stark negative Sichtweise verunsicherte ihn so sehr, dass seine Angst sich verschlimmerte – gleichzeitig bewahrheiteten sich seine Zweifel an seinen Kommunikationsfähigkeiten, da er so unkonzentriert nicht richtig zuhören konnte und nicht verstand, was sie sagten. Schließlich war seine Angst so stark, dass er in solchen Situationen so bald wie möglich die Flucht ergriff, was ihm sogleich eine enorme Erleichterung verschaffte. Daher schwor er, sich niemals wieder solch einer Folter auszusetzen.

Sozialphobiker fürchten nicht nur die negative Bewertung anderer, sondern haben oft hohe Ansprüche an ihre eigene Sozialkompetenz, möchten unbedingt witzig und unterhaltsam oder völlig locker, ungezwungen und selbstsicher sein. Ansprüche, denen man unmöglich genügen kann, vergrößern natürlich nur die Angst und verstärken die Überzeugung, dass man „mit anderen Menschen einfach nicht kann“. Wie steht es mit Ihren Ansprüchen im zwischenmenschlichen Bereich? Welche negative Bewertung befürchten Sie? Notieren Sie beide Antworten in Arbeitsblatt 10.1.

10.3 Wann wird soziale Angst zum Problem?

Bei einer Umfrage gaben 40 Prozent der Befragten an, notorisch schüchtern zu sein.[41] Bei einer anderen Untersuchung an der Allgemeinbevölkerung hatten 7,5 Prozent der Erwachsenen ausgeprägte Symptome einer Sozialphobie.[42] Falls Sie sich also wieder einmal auf einer dieser gefürchteten Cocktailpartys befinden sollten, wo Sie kaum jemanden kennen – schauen Sie sich um. Von 50 Gästen fühlen sich aller Voraussicht nach mindestens 20 unwohl, und fünf haben ziemlich starke Angst. Sollte soziale Angst für Sie ein erhebliches Problem darstellen, das auch durch die Arbeit, die Sie in bereits Kapitel 1 bis 8 geleistet haben, noch nicht behoben werden konnte, empfehlen wir Ihnen die zusätzlichen Übungen dieses Kapitels. Falls Sie bei mehreren Fragen in Arbeitsblatt 10.2 „ja“ ankreuzen, ist die hier vorgestellte kognitive Strategie für Sie besonders relevant, da sie speziell für Menschen mit moderater bis schwerer sozialer Angst konzipiert wurde.

> In ungewohnten zwischenmenschlichen Zusammenhängen oder Situationen, in denen man von anderen beobachtet wird, etwa beim Halten einer Rede oder bei einem Auftritt vor Publikum, ist ein gewisses Maß an Angst und Unbehagen normal. Sollte Ihre Angst jedoch stärker sein, können die Interventionen dieses Kapitels helfen, sie so weit zu reduzieren, dass Sie damit umgehen können.

Arbeitsblatt 10.1

Der Idealeindruck der anderen von mir versus deren negative Bewertung

Anleitung: Beschreiben Sie im Folgenden kurz den Eindruck, den Sie im Idealfall bei anderen hinterlassen möchten: Welche Meinung sollen die anderen möglichst von Ihnen haben? Wie möchten Sie von anderen gesehen werden? Für wen sollen die anderen Sie halten (z. B. freundlich, witzig, intelligent, locker, kontaktfreudig)?

Der beste Eindruck der anderen von mir

____

____

____

____

____

____

Anleitung: Beschreiben Sie im Folgenden kurz den schlechtesten Eindruck, den Sie bei anderen hinterlassen könnten. Was ist das Schlimmste, was andere von Ihnen denken könnten? Vor welcher Negativbewertung (z. B. dumm, eigenbrötlerisch, ein Jammerlappen, schwach, unsicher, labil) fürchten Sie sich am meisten?

____

____

____

____

____

____

Arbeitsblatt 10.2 **1/2**

Checkliste Ihrer sozialen Angst

Anleitung: Lesen Sie sich jeden Punkt durch und beurteilen Sie, ob er auf Ihr derzeitiges Funktionieren im zwischenmenschlichen Bereich zutrifft. Wenn Sie bei mehr als fünf oder sechs Fragen mit „Ja" geantwortet haben, dann ist soziale Angst für Sie ein Thema.

Frage	Ja	Nein
1. Haben Sie meistens in verschiedenen alltäglichen zwischenmenschlichen Situationen Angst?		
2. Kommt bei Ihnen vor sozialen Ereignissen häufig Besorgnis auf?		
3. Vermeiden Sie soziale Verpflichtungen oder suchen Sie nach Ausreden, um ihnen zu entkommen?		
4. Versuchen Sie unvermeidliche Situationen, in denen Sie anderen Menschen begegnen, so schnell wie möglich zu verlassen?		
5. Neigen Sie zur Annahme, dass Sie bei anderen einen schlechten Eindruck hinterlassen oder dass sie Sie negativ bewerten (z. B. dass sie Sie für dumm, inkompetent oder gestört halten)?		
6. Befürchten Sie im Gespräch mit anderen, dass Sie etwas Peinliches oder Beschämendes sagen könnten?		
7. Geben Sie sich alle Mühe, im Kontakt zu anderen Menschen nicht ängstlich zu wirken?		
8. Versuchen Sie im Beisein anderer Menschen so wenig wie möglich zu sagen, um die Aufmerksamkeit nicht auf sich zu lenken?		
9. Achten Sie im Kontakt mit anderen genau auf Ihr Auftreten und neigen dazu, Ihre Wirkung auf andere zu „überanalysieren"?		
10. Verlassen Sie sich auf verschiedene Bewältigungsstrategien, um weniger Angst zu haben? Wie z. B. Blickkontakt zu vermeiden; vor dem Sprechen das einzuüben, was Sie sagen wollen; tief Luft zu holen.		

Arbeitsblatt 10.2 **2/2**

Frage	Ja	Nein
11. Hat die soziale Angst Sie in Beruf, Familie, Freizeit und Freundeskreis behindert?		
12. Gehen Sie nach einer sozialen Interaktion immer wieder durch, was Sie gesagt oder wie Sie sich verhalten haben?		
13. Haben Sie anscheinend ein besonders gutes Gedächtnis für schwierige oder peinliche Erlebnisse im Kontakt mit anderen Menschen?		
14. Haben Sie oft das Gefühl, nicht zu wissen, was Sie zu anderen sagen sollen?		
15. Glauben Sie, dass Sie im Beisein anderer Menschen besonders inkompetent oder unfähig sind ?		
16. Ist sich vor anderen zu blamieren ungefähr das Allerschlimmste, das Sie sich vorstellen können?		
17. Haben Sie Probleme damit, Ihre Meinung zu sagen oder sich durchzusetzen?		
18. Würden Menschen, die Sie gut kennen, sagen, dass Sie schüchtern oder ängstlich sind?		
19. Haben Sie das Gefühl, dass alle anderen Sie anschauen?		
20. Halten Sie sich im zwischenmenschlichen Bereich für ängstlicher als die Mehrheit der Leute?		
21. Waren Sie die meiste Zeit Ihres Lebens unter Menschen ängstlich?		
22. Haben Sie versucht, Ihre sozialen Ängste zu überwinden, waren aber nur begrenzt erfolgreich?		

10.4 Die Mentalität der sozialen Angst

Wie andere Angststörungen funktioniert auch soziale Angst als Teufelskreis. Erst sehen Sie geselligen Anlässen mit Bangen entgegen. Wenn Sie dann unter Menschen sind, kommen Ihnen Gedanken, die Ihnen gar nicht weiterhelfen, Sie tun Dinge, die Ihre Angst noch steigern, und grübeln anschließend angestrengt darüber nach, kauen es gründlich durch. Das vergrößert jedoch die Befürchtung, mit der Sie dem nächsten Beisammensein entgegensehen, bis ins Unermessliche. Diese drei Phasen sind in Abbildung 10.1 veranschaulicht.

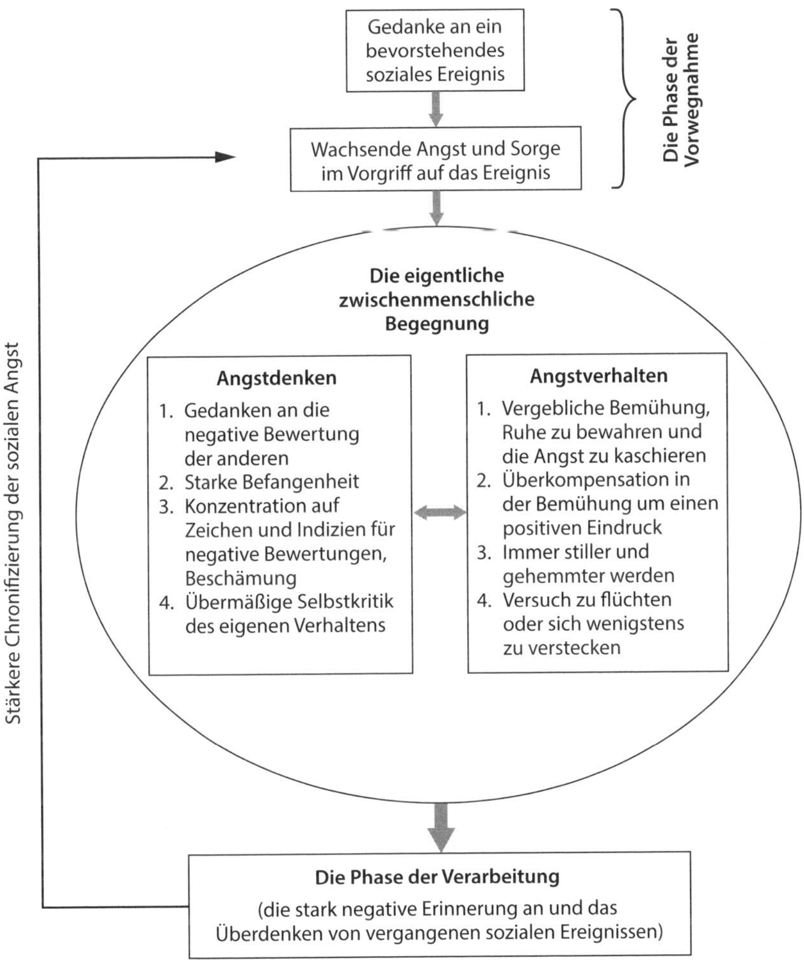

Abbildung 10.1 Das kognitive Modell der sozialen Angst

(Abdruck mit freundlicher Genehmigung aus *Cognitive Therapy of Anxiety Disorders* von David A. Clark und Aaron T. Beck, The Guilford Press 2010, S. 349).

10.4.1 Die Phase der Vorwegnahme

Obwohl man auch spontan und unerwartet mit Menschen zusammenkommen kann (beispielsweise eine Kollegin zufällig beim Einkaufen treffen), weiß man von Besprechungen, Vorstellungsgesprächen und Partys meistens im Voraus. Man hat also jede Menge Zeit, um darüber nachzudenken, alles gründlich abzuwägen und sich Sorgen zu machen. Dies ist die Phase der Vorwegnahme. Abhängig von der Art des zukünftigen Ereignisses kann die Angst im Vorgriff darauf drastisch anschwellen. Wenn Ihre Vorgesetzte Sie beispielsweise gebeten hat, auf der wöchentlichen Abteilungssitzung eine kurze Präsentation zu geben, wird die Angst vorher viel größer sein, als wenn Sie einfach so hingingen. Schon oft haben wir Klientinnen sagen hören, dass ihre Angst vor dem Ereignis stärker ist als währenddessen. Den Grad dieser Erwartungsangst beeinflussen zwei Dinge:

1. *Die Länge des Zeitraums vor dem Termin:* Je näher er rückt, desto intensiver die Angst, da sie in der Phase der Vorgwegnahme steigt.
2. *Übertriebene Gedanken der Bedrohung:* Aus dem Ereignis eine Katastrophe zu machen, zu denken, dass man sich wahrscheinlich blamieren oder schämen wird, vielleicht eine Panikattacke bekommt, oder in Erinnerung an frühere Ereignisse eine schlechte Leistung vorwegzunehmen wird ebenfalls zu einem Ansteigen der Angst beitragen.

Das Problem mit Erwartungsangst ist, dass sie schon vor der eigentlichen Situation den Weg für intensive Angst bereitet. Auf diese Weise erfährt man schon eine Niederlage, bevor man überhaupt angefangen hat! Wann immer Martin mit unbekannten Menschen zu tun haben würde, litt er schon vorher unter starker Erwartungsangst. Als eines Morgens ein Kollege bei ihm vorbeischaute und ihn einlud, zusammen mit anderen Kollegen und einer neuen Angestellten der Abteilung mittagessen zu gehen und Martin schlecht Nein sagen konnte, war ihm den ganzen Vormittag über bange zumute: „Was werde ich sagen? Ich bin doch so schlecht in Small Talk! Was ist, wenn ich richtig nervös und unsicher werde? Werden die anderen meine Angst bemerken und sich fragen, was mit mir los ist? Letztes Mal, als ich mit den anderen essen war, kam ich mir vor wie der letzte Depp, weil ich die ganze Zeit über stumm dasaß und den Mund nicht aufkriegte, während alle anderen erzählten und lachten.“ Nach diesem Vorfall hatte Martin den anderen mehrere Tage lang vor lauter Verlegenheit nicht ins Gesicht schauen können. All diese Angstgedanken hatten zur Folge, dass er sich kaum noch auf seine Arbeit konzentrieren konnte. Nun war es Mittag, und er hatte eine Riesenangst.

Noch vor der eigentlichen Zusammenkunft mit anderen Menschen kann man sich buchstäblich bis in einen Angstzustand hochpeitschen. Kognitive Therapie reduziert Erwartungsängste, indem sie Angst auslösende Erwartungen verändert.

10.4.2 *Phase der eigentlichen zwischenmenschlichen Begegnung*

In Abbildung 10.1, „Das kognitive Modell der sozialen Angst", sehen Sie Beispiele, was Sozialphobiker in der jeweiligen Situation denken und wie sie sich verhalten.

Negative Annahmen

Eine Sozialphobie führt dazu, dass im Kontakt mit anderen Menschen als Erstes die zugrunde liegenden negativen Annahmen über sich selbst und andere aktiviert werden. Die typischsten Annahmen sind in Tabelle 10.1 aufgeführt. Unterstreichen Sie diejenigen, die auf Sie zutreffen – sie bilden wichtige Ziele Ihres kognitiven Trainingsplans.

Art der Annahme	Beispiele
In Bezug auf die eigene Person	▪ „Ich bin anderen unsympathisch, ich bin für sie uninteressant und langweilig." ▪ „Andere Menschen mögen mich eher nicht." ▪ „Ich fühle mich unter Menschen unwohl; ich passe nicht dazu."
In Bezug auf die anderen	▪ „Die Leute sind meistens sehr kritisch." ▪ „Die anderen beurteilen mich immerzu, sie mustern einander genau und halten Ausschau nach den Schwächen und Fehlern der anderen."
In Bezug auf Kritik	▪ „Es ist furchtbar, wenn die anderen mich kritisieren." ▪ „Es wäre schrecklich, wenn die anderen mich für schwach oder inkompetent hielten." ▪ „Sich vor anderen zu blamieren ist eine persönliche Katastrophe." ▪ „Die anderen wollen mich nicht dabeihaben; sie würden mich gerne von Gruppenunternehmungen ausschließen."
In Bezug auf die eigene Leistung	▪ „Man darf anderen keine Anzeichen von Schwäche oder Verlust der Selbstbeherrschung zeigen." ▪ „Ich muss unter Menschen immer selbstsicher und kompetent im Umgang mit anderen wirken." ▪ „Ich muss immer intelligent klingen und für die anderen immer interessant oder unterhaltsam sein."

Art der Annahme	Beispiele
In Bezug auf Angst	■ „Angst ist ein Zeichen der Schwäche und des Kontrollverlusts.“ ■ „Wenn die anderen sehen, dass ich rot werde, schwitze, zittere etc., werden sie sich fragen, was mit mir nicht stimmt.“ ■ „Wenn ich Angst habe, werde ich unfähig sein, mich den anderen gegenüber richtig zu verhalten.“ ■ „Ich kann es nicht ertragen, im Zusammensein mit anderen Menschen Angst zu haben.“

Tabelle 10.1 Charakteristische Annahmen bei sozialen Ängsten
(Abdruck mit freundlicher Genehmigung aus *Cognitive Therapy of Anxiety Disorders* von David A. Clark und Aaron T. Beck, The Guilford Press 2010, S. 350).

Wenn Martin unter Menschen war, bekam er aufgrund seiner Annahmen noch mehr Angst. Er war überzeugt, ein Langweiler zu sein, mit dem nichts anzufangen war, fühlte aber die Notwendigkeit, die anderen charmant zu unterhalten und eine lockere Selbstsicherheit auszustrahlen. Es war ihm daher ungemein wichtig, seine Angst so gut es ging zu verbergen – nicht nur würden die anderen ihn streng beurteilen, wenn sie seine Nervosität bemerkten, viel schlimmer noch wäre das Gefühl der Scham. „Lieber andere Menschen so weit wie möglich meiden, als das Risiko der Beschämung oder Demütigung eingehen“, dachte er.

Gedanken über negative Wertungen

Wenn Sie eine Sozialphobie haben, denken Sie automatisch, das andere Menschen Ihre Angst bemerken, negativ über Ihr Verhalten urteilen und sich fragen, ob etwas mit Ihnen nicht in Ordnung ist. Vielleicht stellen Sie sich vor, dass sie denken: „Was ist denn mit der los?“ „Warum hat sie solch eine Angst?“ „Sie ist bestimmt psychisch gestört.“ „Das war ja blöd, was sie da gesagt hat.“ „Ist die aber inkompetent! Wenn sie doch nur den Mund halten oder verschwinden würde!“ Wie die anderen Angstgedanken kommen auch diese automatisch und klingen im Zustand erhöhter Angst sogar recht überzeugend. Und wenn Sie erst einmal so denken, dann fällt es Ihnen wahrscheinlich schwer, sich auf andere Dinge zu konzentrieren als auf den schlechten Eindruck, den Sie bei anderen hinterlassen. Das ist, als ob soziale Angst nur noch einen Gedanken zuließe: *Die anderen halten nichts von mir!*

Voreingenommenheit

Auch die Wahrnehmung ist bei einer Sozialphobie verzerrt. Zuerst einmal deshalb, weil man sich nur noch auf sich selbst konzentriert. Wissenschaftliche Untersuchungen haben gezeigt, dass Sozialphobiker sich quasi dauernd selbst auf dem Bildschirm haben und dabei ihre Körperempfindungen und Emotionen negativ bewerten, was die Angst zusätzlich steigert.[5] So kann es sein, dass Sie sich Sorgen machen, ob Ihr Gesicht rot anläuft und Ihre Hände zittern, ob Sie sich verständlich machen und fließend sprechen oder ob Sie Ihre Worte nur schwerfällig herausbringen und stottern. Natürlich hat diese starke Befangenheit einen negativen Effekt:

- Sie verstärkt die Angstsymptome und das Gefühl des Kontrollverlusts.
- Sie sind dadurch so mit sich selbst beschäftigt, dass Sie nicht richtig darauf achten, wie die anderen auf Sie reagieren.
- Sie wirkt sich störend auf Ihr Sozialverhalten aus.

Ferner ist der Fokus verengt und liegt nur noch auf inneren und äußeren Anzeichen für Bedrohung, Beschämung und negativer Wertung. Wenn Sie beispielsweise gerne etwas sagen wollen, Sie das aber nervös macht, nehmen Sie nur noch wahr, dass Ihre Gesprächspartnerin mit ihrem Smartphone beschäftigt ist oder woandershin blickt. Sofort interpretieren Sie dies als Zeichen der Langeweile und des Desinteresses. Wenn Sie sowieso schon Angst haben, wird Ihre Wahrnehmung sehr selektiv, Sie fixieren sich auf jeden Gesichtsausdruck, jede Geste, auf alles, was die andere Person tut und was auf eine negative Bewertung Ihrer selbst schließen lässt. Dabei übersehen Sie allerdings Hinweise darauf, dass die anderen sich für Sie interessieren und Ihnen wohlgesinnt sind. Dasselbe passiert auch mit inneren Erfahrungen: Die Aufmerksamkeit richtet sich auf das Hitzegefühl, das man als offenkundige Angst interpretiert. Dass man sich gleichzeitig verständlich ausdrücken kann und fließend spricht, wird jedoch ignoriert. In der kognitiven Therapie lehren wir unsere Klienten daher, ihre Voreingenommenheit zu korrigieren, damit sie ihre sozialen Ängste nicht weiter anheizen, sondern mindern.

Selbstkritische Gedanken

Wenn Sie sich intensiv auf das eigene Verhalten konzentrieren, gelangen Sie wahrscheinlich voreilig zu dem Schluss, dass Sie auf andere einen schlechten Eindruck machen oder dabei sind, sich in der Öffentlichkeit zu blamieren. Wahrscheinlich kommentieren Sie im Geiste laufend Ihr Sozialverhalten, was Sie kläglich scheitern lässt. So achtete Martin im Gespräch mit anderen immer besonders darauf, ob er errötete. Das Gefühl der Hitze oder des Rotanlaufens war ihm nur zu bewusst, schon die ersten Anzeichen dafür lenkten ihn von der eigentlichen Konversation ab. Seiner

Annahme nach war sein Erröten sichtbarer und ablenkender für die anderen, als es in Wirklichkeit der Fall war. Deshalb war sein Redestil unzusammenhängend und schwerfällig. Schnell gelangte er zu der Auffassung, dass er einen schrecklichen Eindruck hinterließ und sich vor den anderen richtiggehend blamierte.

Verhaltensweisen, die die Angst mindern oder kaschieren sollen

Vielleicht haben Sie schon eine Anzahl von Maßnahmen ausprobiert, um Ihre Angst zu mindern oder wenigstens zu kaschieren. Womöglich vermeiden Sie Blickkontakt, spannen Ihre Arme oder Beine an, um nicht zu zittern, tragen weit geschnittene Kleidung, damit man nicht sieht, dass Sie schwitzen, schminken sich zu stark, damit man nicht sieht, dass Sie erröten, oder lernen, wie Martin, das, was Sie sagen wollen, vorher auswendig.[43] Leider zieht man mit manchen dieser Sicherheitsmaßnahmen erst recht die Aufmerksamkeit auf sich. Im Glauben, dass übertrieben kontrolliertes Atmen sie beruhigte, atmete eine Klientin so laut und angestrengt, dass man es noch in einigen Metern Entfernung hören konnte, worauf sich andere fragten, ob sie gerade einen Asthmaanfall oder etwas Ähnliches hatte und man besser einen Notarzt holen sollte.

Kognitive Therapie ist darauf ausgerichtet, die Denkweise einer Sozialphobie zu korrigieren: die Annahme, negativ beurteilt zu werden, die Neigung, die eigene Leistung laufend als ungenügend zu kommentieren, die Schlussfolgerung, dass man sich blamiert hat. Diese Korrekturen reduzieren die Angst und bewirken ein effektiveres Verhalten in zwischenmenschlichen Situationen.

Überkompensation

Haben Sie sich schon einmal bemüht, einen positiven Eindruck zu hinterlassen, indem Sie das wahrgenommene Defizit Ihrer Sozialkompetenz ausgleichen wollten, dabei aber übertrieben haben? Vielleicht strengen Sie sich manchmal so sehr an, witzig, intelligent oder freundlich zu erscheinen, dass Sie unabsichtlich einen ungünstigen Eindruck hinterlassen? Als Martin sich seiner Gewohnheit, beim Reden zu Boden zu blicken, bewusst wurde, versuchte er, dies zu korrigieren, indem er andere direkt ansah. Er starrte sie dann aber dermaßen an, dass es ihnen unangenehm war.

Bemühungen, Ruhe zu bewahren, die Angst zu kaschieren, die soziale Gehemmtheit überzukompensieren können die größte Befürchtung wahr machen: negative Bewertung und Beschämung. Kognitive Therapie zielt darauf ab, diese Bewältigungsreaktionen zu verändern, damit Sie die Angst mit Ihrem Sozialverhalten eher reduzieren, statt sie zu intensivieren.

Gehemmtheit und Flucht

Die Vorwegnahme der Beschämung hemmt das Sozialverhalten, sodass man meint, hölzern oder steif zu erscheinen. Stottern Sie oder haben Sie Mühe, die richtigen Worte zu finden, um Ihre Gedanken auszudrücken? Wenn ja, wissen Sie, dass genau das, was Sie am meisten befürchten, in diesem Moment tatsächlich passiert. Kein Wunder, wenn Sie dann den Impuls zur Flucht verspüren! Da alle Versuche nach hinten loszugehen schienen, war Martin entschlossen, in Zukunft für sich zu bleiben oder, wenn es sich nicht vermeiden ließ, wenigstens so wenig wie möglich zu sagen.

10.4.3 *Die Phase der Verarbeitung*

In vielerlei Hinsicht ist soziale Angst „ein Geschenk, von dem man noch lange zehrt". Wohl spürt man nach Verlassen der Angst auslösenden Situation eine gewisse Erleichterung, doch diese ist für gewöhnlich nur kurzlebig. Bald schon kaut man das Erlebte im Geiste immer wieder durch und analysiert jeden einzelnen Moment: „Was habe ich für eine Figur abgegeben? Habe ich etwas Dummes, Unhöfliches oder Peinliches gesagt?" Man versucht sich daran zu erinnern, was die anderen gesagt haben, um herauszufinden, ob man einen guten oder einen schlechten Eindruck hinterlassen hat. Diese Art von posthumer Obduktion ist meist recht selektiv, da man sich ständig fragt, ob das Erlebnis ein peinliches Desaster war. Je mehr man darüber brütet, desto mehr Indizien, die für die Antwort mit „ja" sprechen, treten auf. Diese anschließende Verarbeitung kann Stunden dauern oder sogar Tage, je nach Wichtigkeit des Ereignisses. Der größte Teil spielt sich im Kopf ab, doch manchmal fragt man auch enge Freundinnen oder Familienangehörige nach deren Meinung. Aber egal, was die anderen sagen mögen – soziale Angst führt für gewöhnlich zu der Überzeugung: „Was für ein schreckliches Erlebnis, ich habe mich total blamiert, und jetzt halten mich bestimmt alle für einen Vollidioten!" Und am Ende? Wird die soziale Angst verstärkt, was zu ihrer Chronifizierung führt.

> Typisch für eine Sozialphobie ist es, das als peinlich wahrgenommene Erlebnis auf selektive Weise und sehr einseitig „wieder zu erleben", was zu einem übertriebenen Gefühl von Scham und Verlegenheit führt. Da dieses nachträgliche Verarbeiten ganz wesentlich zur sozialen Angst beiträgt, zielt die kognitive Therapie speziell darauf ab, um eine Veränderung zu bewirken.

Das nachträgliche Verarbeiten war für Martin ein erhebliches Problem. Tagelang analysierte er alles, was er bei einem Gespräch gesagt hatte, und wie die anderen darauf reagiert hatten. Je mehr er darüber nachdachte, desto überzeugter war er von der Offensichtlichkeit seiner Angst und der Unverständlichkeit seiner Worte, mit denen er seinen Gesprächspartner sicher so verwirrt hatte, dass dieser ihn nun für psychisch krank halten musste. Anschließend ging Martin dem Kollegen auf der Arbeit manchmal vor lauter Scham aus dem Weg und stellte sich vor, wie dieser mit den anderen Kollegen über ihn redete und ihnen erzählte, welch seltsames Gespräch er mit Martin geführt hatte.

10.5 Ihr Sozialangstprofil

Der erste Schritt zur Überwindung einer Sozialphobie besteht darin, das Problem von Grund auf zu verstehen. Sobald Sie verstanden haben, wie Sie sich selbst unnötig Angst machen, wenn Sie unter Leute gehen, werden Sie in der Lage sein, wichtige Veränderungen vorzunehmen, die schließlich die Angst reduzieren helfen. Die folgenden, auf dem kognitiven Modell in Abbildung 10.1 basierenden Schritte werden Ihnen ermöglichen, ein Profil Ihrer Sozialangst zu erstellen.

10.5.1 Schritt 1: *Eine Rangliste von Situationen und Zielen*

Schreiben Sie mithilfe der Konfrontationsliste aus Kapitel 7 (Arbeitsblatt 7.3) ca. 20 Situationen auf, in denen Sie mit anderen Menschen zu tun haben und Angst bekommen. Es sollte eine Reihe ganz verschiedener Aktivitäten sein, angefangen mit denen, die Ihnen nur leicht unangenehm sind, bis hin zu solchen, bei denen Ihre Angst massiv ist. Wählen Sie auch Situationen, die sich täglich oder wöchentlich wiederholen, nicht unbedingt jene, die Sie weniger oft erleben. Eine Rede zu halten könnte beispielsweise am meisten Angst auslösen, doch sofern Ihr Beruf das nicht erfordert, werden Sie selten Gelegenheit dazu bekommen und sollten diese Situation also besser nicht mit einschließen. Wenn Sie Ihre Liste zusammenhaben, ordnen Sie die einzelnen Punkte nach der Intensität der Angst, angefangen mit Situationen, die am wenigsten Angst auslösen, bis zu denen, wo die Angst am stärksten ist. Wir werden später darauf zurückkommen.

Bevor Sie an Ihrer Sozialphobie arbeiten, sollten Sie eine klare Vorstellung davon haben, was Sie verändern wollen. Was wollen Sie im Laufe dieses Kapitels erreichen? Wie würden Sie sich gerne fühlen und verhalten, wenn Sie unter Leute gehen? Wie kommen Sie am liebsten mit anderen Menschen zusammen? Nutzen Sie für diese Aufgabe Arbeitsblatt 10.3, wählen Sie einige der Situationen aus Ihrer Rangliste und beschreiben Sie kurz, wie Sie sich gerne dabei fühlen und verhalten würden. Das sind dann die Ziele für Ihr Therapieprogramm.

Arbeitsblatt 10.3

Ziele für Veränderungen im zwischenmenschlichen Bereich

Anleitung: Wählen Sie fünf Situationen aus Ihrer Rangliste, bei denen Sie im Kontakt mit anderen Menschen mittelschwere bis schwere Angst bekommen und die trotzdem wichtig sind für Ihre Lebensqualität. Schreiben Sie diese in die linke Spalte, und in die rechte Spalte, wie Sie gerne denken, sich fühlen und verhalten würden, wenn Sie in diesen Situationen nur wenig Angst hätten. Was wäre ein realistisches Ziel für Ihr Leistungs- oder Funktionsniveau in solchen Situationen? Dies sind dann Ihre Therapieziele, anhand derer Sie Ihre Fortschritte im Rahmen Ihres kognitiven Therapieprogramms abschätzen können.

Soziale Situationen	Ziele bezüglich der Sozialkompetenz
1.	1.
2.	2.
3.	3.
4.	4.
5.	5.

Arbeitsblatt 10.4

Analyse Ihrer sozialen Angst im Vorfeld eines Ereignisses

Befürchtete Situation Auslöser für Erwartungsangst	**Schweregrad** (0–100) **und Dauer** (Stunden, Tage, Wochen etc.) **der Angst**	**Erwartete Bedrohung** Was ist das Schlimmste, was passieren könnte? Worauf könnte es schlimmstenfalls hinauslaufen?	**Erinnerungen** Denken Sie an ähnliche Begebenheiten in der Vergangenheit, die mit großer Angst oder Beschämung endeten.

10.5.2 Schritt 2: Bewertung Ihrer Erwartungsangst

Denken Sie an etwas, das Sie kürzlich in der Kommunikation mit anderen erlebt haben und das bei Ihnen Angst ausgelöst hat (oder beziehen Sie sich auf Ihre Eintragungen in Arbeitsblatt 10.5). Verwenden Sie dafür Arbeitsblatt 10.4. Bewerten Sie die Intensität Ihrer Angst in den Stunden, Tagen oder Wochen vor dem Erlebnis und tragen Sie ein, ob die Angst immer schlimmer wurde, je näher der Termin rückte. Notieren Sie, was Sie darüber dachten – Ihre Befürchtungen, wie andere auf Sie reagieren oder wie Sie sich fühlen und verhalten könnten, wie gut Sie Ihren Umgang mit der Situation vorausgesehen haben und ob Sie an ähnliche Erlebnisse in der Vergangenheit dachten, die sich vielleicht wiederholen würden.

10.5.3 Schritt 3: Ihre Angstgedanken während der Interaktion mit anderen Menschen

Nicht nur Ihre Einstellung sich selbst und anderen gegenüber, sondern auch, wie Sie über Ihre Angst denken, bestimmt deren Stärke. Daher ist es wichtig, dass Sie Ihre Denkmuster erkennen, die im Kontakt mit anderen Menschen aktiviert werden.

SELBSTHILFEÜBUNG 10.1

Zeichnen Sie Ihre Interaktionen mit anderen Menschen auf

Halten Sie für die Dauer Ihres kognitiven Therapieprogramms alles fest, was Sie in der Begegnung mit anderen erleben. Nutzen Sie dafür das Formular für Beobachtungen Ihrer Sozialangst (Arbeitsblatt 10.5) und füllen Sie es direkt nach jeder Angst auslösenden Interaktion aus. Sie werden sehen, wie Ihre soziale Angst von Situation zu Situation variiert, und üben, Ihre Denkweisen und Bewältigungsstrategien, die die Angst entweder verschlimmern oder reduzieren, zu erkennen.

Stellen Sie sich bitte folgende Fragen:

- Negativ wertende Gedanken: Was, befürchte ich, haben die anderen Menschen in dieser Situation wohl von mir gedacht? Zu welchen negativen Meinungen oder Urteilen könnten sie über mich gelangen? Was, stelle ich mir vor, denken die anderen von mir?
- Einseitige Wahrnehmung von Zeichen einer Bedrohung: Was habe ich bei anderen Menschen bemerkt, das meine Angst verstärkt hat (z. B. bestimmte Gesichtsausdrücke, Verhaltensweisen, verbale Äußerungen)? Was hat meine Aufmerksamkeit gefesselt (z. B. die Art, wie die andere Person mich angesehen hat)?

- Erhöhte Selbstwahrnehmung: War ich viel zu sehr auf mich selbst fokussiert und daher befangen? Welche Körperempfindungen, Gedanken oder Verhaltensweisen standen im Mittelpunkt meiner Aufmerksamkeit? Was hat mich am meisten verunsichert?
- Negative Selbsteinschätzung: Habe ich mich zu selbstkritisch betrachtet? Was habe ich von meiner Leistung gedacht, von dem Eindruck, den ich bei anderen hinterlassen habe?
- Annahmen über das Kaschieren der Angst: Habe ich versucht, meine Angst vor den anderen geheim zu halten? Gab es ein bestimmtes Symptom, das ich unbedingt verbergen wollte (z. B. Erröten, Schwitzen, Zittern)? Habe ich gedacht, dass ich meine Angst erfolgreich kaschiere?

10.5.4 Schritt 4: Die automatischen Bewältigungsmechanismen Ihrer sozialen Ängste

Arbeitsblatt 10.5 zeigt, wie Sie in einer Situation, die bei Ihnen soziale Angst auslöst, denken und reagieren. Schreiben Sie Ihre Reaktionen auf ein leeres Blatt Papier und konzentrieren Sie sich dabei auf folgende Bereiche:

- Sicherheitsmaßnahmen: Wie versuche ich, meine Angst zu kaschieren oder Selbstbeherrschung zu fingieren (z. B.: vermeide Blickkontakt, trinke viel Wasser, studiere die Dinge, die ich sagen möchte, vorher ein)? Wie versuche ich, meine Angst zu mindern (z. B.: ich atme tief, gehe anderen aus dem Weg, trinke mir Mut an)?
- Andere beeindrucken wollen: Wie verhalte ich mich, um bei anderen einen vorteilhaften Eindruck zu hinterlassen (z. B.: ich rede zu viel über mich selbst, nicke und lächle zu oft), und wie erfolgreich bin ich darin?
- Verhaltenshemmung: Bin ich zu gehemmt oder benehme ich mich daneben? Tue ich etwas, das besonders peinlich wirkt (z. B.: ich stottere, finde nicht die richtigen Worte, es verschlägt mir die Sprache)?
- Flucht oder Vermeidung: Tendiere ich dazu, andere zu meiden? Rede ich sehr wenig oder gehe ich frühzeitig? Wo im Raum halte ich mich auf, um so wenig wie möglich Aufmerksamkeit zu bekommen?

Arbeitsblatt 10.5

Die Beobachtung Ihrer sozialen Ängste

Datum: von ______________ bis ______________

Anleitung: Nutzen Sie dieses Formular, um Ihre täglichen Erfahrungen in zwischenmenschlichen Situationen festzuhalten, die Ihnen Angst oder Stress bereiten, wo Sie etwas leisten, von anderen bewertet werden und/oder mit ihnen interagieren müssen. Sie sollten das Formular so bald Sie können im Anschluss an das Erlebnis ausfüllen, damit es möglichst akkurat ist.

Datum	**Situation** Was ist wo mit wem passiert und welche Rolle haben Sie dabei gespielt?	**Schweregrad der Angst im Vorfeld des Ereignisses** (0–100)	**Schweregrad der Angst während des Ereignisses** (0–100)	**Wichtigste Angstgedanken während der Interaktion** (z. B. negative Gedanken über die Bewertung der anderen, Selbstkritik, Schwarzmalerei)	**Schweregrad der Angst und der Schamgefühle nach dem Ereignis** (0–100)

NB: Bewerten Sie den Grad Ihrer Angst auf einer Skala von 0 (keine Angst) über 50 (mittelstarke Angst) bis 100 (extreme Angst, Panik). Beziffern Sie jede Panikattacke, die Sie vor oder während der Konfrontation erleben, mit PA (wenn Sie sich nicht sicher sind, schlagen Sie nach in Kapitel 9, S. 191, wo Panikattacken definiert sind.) Notieren Sie auch den Grad Ihrer Beschämung auf einer Skala von 0 (keine Beschämung) bis 100 (die peinlichste, demütigendste Erfahrung meines Lebens).

10.5.5 Schritt 5: Die nachträgliche Verarbeitung von Erlebnissen

Das persönliche Profil Ihrer Sozialphobie wird der Leitfaden Ihrer Therapie sein und zeigen, welche der drei Phasen Ihrer sozialen Angst Sie angehen sollten, um etwas zu verändern: die Angst vor dem Ereignis, währenddessen oder im Nachhinein.

Bei der letzten Komponente Ihres Sozialangstprofils geht es um die Verarbeitungsphase im Anschluss an die Interaktion. Damit Sie die Art und das Ausmaß Ihrer Grübeleien und deren kritischen Aspekte erkennen, sollten Sie die Fragen in Tabelle 10.2 schriftlich beantworten und Ihre Ängste beschreiben. Die wichtigste Frage lautet: Wie denken Sie im Nachhinein über ein Erlebnis, das Sie davon überzeugt, eine Blamage, Demütigung oder Beschämung erlitten zu haben?

Themenbereich	Frage
Überdenken einer kürzlich erlebten zwischenmenschlichen Erfahrung	■ „Warum bin ich jetzt noch mehr davon überzeugt, dass die anderen mich negativ beurteilt haben?“ ■ „Was denke ich über meine Verhaltensweisen oder Bemerkungen, mit denen ich bei anderen einen schlechten Eindruck hinterlassen habe?“ ■ „Warum bin ich überzeugt, dass ich mich blamiert oder eine Demütigung erlitten habe?“ ■ „Verschlimmern sich die Folgen der Interaktion, je mehr ich darüber nachdenke? Falls ja, wie? Welche Gedanken machen mich so sicher, dass ich etwas Schlimmes erlebt habe?“ ■ „Wie, glaube ich, habe ich diese Begegnung vermasselt?“ ■ „Wie intolerabel scheint die Angst im Nachhinein zu sein? Könnte sich so etwas Ähnliches wiederholen?“
Frühere Erinnerungen an schwierige Interaktionen	■ „Versetze ich mich in frühere Erlebnisse zurück, die besonders peinlich waren oder wo ich große Angst hatte? Falls ja – welche Erlebnisse kommen immer wieder hoch?“ ■ „Welche Aspekte habe ich dabei vor allem im Blick? Wie war die Reaktion der anderen? Wie war mein Verhalten, wie ging es mir damals?“ ■ „Welche Langzeitfolgen hatten diese peinlichen Erlebnisse?“ ■ „Tauchen diese Erinnerungen in meiner Vorstellung auf oder denke ich über das Erlebte nach?“

Themenbereich	Frage
Sorgenthemen	■ „Wenn ich über vergangene Begegnungen nachdenke, analysiere ich sie immer wieder gründlich durch: ■ wie viel Angst ich gehabt habe; ■ ob ich mich danebenbenommen habe, unhöflich war oder jemanden beleidigt habe; ■ ob andere gemerkt haben, wie viel Angst ich hatte; ■ wie ich so inkompetent, langweilig und gehemmt war; ■ wie ich von anderen ignoriert wurde und ihre Missbilligung wahrgenommen habe; ■ Beispiele für die kritischen Bemerkungen der anderen.“

Tabelle 10.2 Nachträglichen Grübeleien auf den Grund gehen

10.6 Die Veränderung negativer Erwartungen

In der kognitiven Therapie geht es vor allem darum, die negativen Gedanken und Annahmen, die eine Sozialphobie im Wesentlichen ausmachen, korrigieren zu lernen. Die in Kapitel 6 beschriebenen kognitiven Strategien können auch auf Angst auslösende Erfahrungen im zwischenmenschlichen Bereich angewandt werden und sind besonders hilfreich in der Vorwegnahme- sowie in der Verarbeitungsphase. Sobald Sie gelernt haben, Ihre Angstgedanken in diesen Phasen zu korrigieren, können Sie die Strategien auch in der Praxis anwenden.

Wie man über eine nahende Interaktion denkt, bestimmt, ob die Erwartungsangst nur leicht oder stark ist. Katastrophengedanken im Vorfeld werden die Dinge nur verschlimmern. Diese Art gedanklicher Übertreibung von Bedrohungen im Kontakt mit anderen Menschen verursacht starke Angst und führt zu einem Gefühl der Niedergeschlagenheit, noch bevor die Sache überhaupt begonnen hat. Daher ist die Korrektur dieser Denkprozesse für die Reduzierung von Erwartungsangst und den Aufbau von Selbstvertrauen im zwischenmenschlichen Bereich von wesentlicher Bedeutung.

Beginnen Sie, indem Sie drei Arten von Interaktionen nennen, vor denen Ihnen etwas bange ist. Schreiben Sie in die folgenden Leerzeilen etwas, das in den nächsten paar Tagen auf Sie zukommt, etwas, das in der nächsten Woche passieren wird, und schließlich etwas, das erst in einigen Wochen an der Reihe ist, vor dem Sie aber jetzt schon Angst haben. (Schlagen Sie noch einmal Arbeitsblatt 10.4 auf, um auf Ideen zu kommen.)

Erlebnis in wenigen Tagen: ______________________________

____

Erlebnis nächste Woche: ______________________________

____

Erlebnis in einiger Entfernung: ______________________________

____

Nehmen Sie sich zuerst die Situation vor, die als Nächstes ansteht. Welcher Gedanke macht Ihnen am meisten Angst? Verwenden Sie dafür Ihr Tagebuch der Gefahrenanalyse aus Kapitel 6 (Arbeitsblatt 6.2) und beantworten Sie die folgenden Fragen zu Ihren Befürchtungen:

- Was ist das Schlimmste, auf das diese Situation hinauslaufen könnte?
- Wie wird es mir im schlimmsten Fall ergehen oder wie werde ich mich verhalten?
- Vor welcher Katastrophe oder Bedrohung fürchte ich mich?
- Wie hoch sind in meinen Augen die Wahrscheinlichkeit und die Ernsthaftigkeit dieser Katastrophe?
- Rede ich mir selbst ein, dass die anderen schlecht von mir denken werden, ich mit dieser Situationen nicht zurechtkommen und es vor lauter Angst nicht aushalten können werde?

Bei Martin stand als Nächstes die allwöchentliche Abteilungssitzung an, bei der er eine kurze Präsentation halten musste. In den Tagen vorher wuchs seine Angst. Seine angstvollen Gedanken im Vorfeld hingen damit zusammen, dass alle anderen ihn ansehen, sein Erröten bemerken und denken würden: „Armer Martin, hat immer so viel Angst, der hat echt Probleme“, und dass er wahrscheinlich zu stottern anfangen, den Faden verlieren und vor Scham am liebsten in Grund und Boden versinken würde. Er erinnerte sich an seine letzte Präsentation, für die er sich noch Tage später geschämt hatte.

Bewerten Sie als Nächstes Ihre Befürchtungen mithilfe des Formulars zum Indiziensammeln aus Kapitel 6 (Arbeitsblatt 6.3). Liegen irgendwelche Indizien für gedankliche Übertreibungen vor? Wird die Angst wirklich so unerträglich sein? Werden die anderen wirklich so schlecht von Ihnen denken, wie Sie es sich vorstellen? Werden Sie sich wirklich so sehr blamieren, wie Sie glauben? Wird das Erlebnis Ihr Leben wirklich so „umkrempeln“, wie Sie sich das vorstellen? Oder messen Sie dem Ganzen viel zu viel Bedeutung bei, weil Sie denken, dass es nur um Sie geht und dass sich die Meinung, die andere von Ihnen haben, für alle Zeiten ändern wird? Für die Bewertung der kurz- und langfristigen Konsequenzen, die Sie mit dem Gefühl intensiver Angst verbinden, können Sie wieder Arbeitsblatt 6.4 verwenden. Übertreiben Sie die Wichtigkeit und Folgen des Ereignisses?

Mithilfe der Arbeitsblätter 6.3 und 6.4 konnte Martin erkennen, dass er das Ausmaß der Bedrohung und Wichtigkeit der Abteilungssitzung überschätzte. Ja, er hatte Angst, aber er würde es trotzdem schaffen. In der Sitzung ging es nicht ausschließlich um ihn, auch andere würden etwas vortragen. Seine Kollegen wussten um seine Redeangst, und mochte sein Vortrag auch holprig klingen – wahrscheinlich würden sie es Stunden oder Tage später vergessen haben. Martins Sozialphobie würde die Art, wie die anderen ihn behandelten, nicht beeinflussen. Offensichtlich war ihnen seine Angst viel weniger wichtig, als er dachte.

Bearbeiten Sie nach der Bewertung Ihrer Befürchtungen das Formular für alternative Interpretationen (Arbeitsblatt 6.5), um auf angemessenere, realistischere Alternativgedanken zu kommen. Denken Sie sich mithilfe von Arbeitsblatt 6.5 den schlimmsten Fall aus (z. B.: „Ich blamiere mich, und die anderen werden mich für total inkompetent halten"), dann den größten Wunsch (z. B.: „Ich bin völlig entspannt und selbstbewusst und beeindrucke die anderen") und schließlich das wahrscheinlichste und realistischste Ergebnis (z. B.: „Ich werde etwas Angst haben, gut durchkommen, und die anderen werden es schnell vergessen"). Schreiben Sie für alle Beispiele Indizien auf, um zu wissen, welche Folgen am wahrscheinlichsten sind.

Der letzte Schritt zur Veränderung der Art, wie Sie über bevorstehende Interaktionen denken, besteht in der Herstellung einer Normalisierungskarte (siehe den 8. Schritt in Kapitel 6). Wie sollten Sie am besten über das nahende Ereignis denken?

Martins Normalisierungskarte für die Sitzung sah folgendermaßen aus:

> Ich muss etwa zehn Minuten lang unsere neue Synchronisationssoftware vorstellen. Ich werde ziemliche Angst dabei haben und rot anlaufen, wahrscheinlich wird mir heiß sein, und vielleicht werde ich über ein paar Sätze stolpern. Es wird zwar nicht die beste Präsentation auf der Sitzung sein, aber die wichtigsten Punkte werde ich vermitteln können. Andere scheinen ja auch Angst vor Präsentationen zu haben, und trotzdem geht das Leben weiter. Den anderen ist meine Vortragskunst wahrscheinlich ziemlich egal, jedenfalls mehr, als ich glaube. Alle wissen von meiner Angst vor Präsentationen und verhalten sich mir gegenüber immer gleich. Ich habe noch nie etwas Peinliches oder Unangemessenes getan, außer mich sehr stark zu ängstigen. Ich kann mir vorher aufschreiben, was ich sagen will, und es üben. Auf diese Weise werde ich lernen, eine Rede zu halten, auch wenn mir angst

und bange dabei ist. Falls mir jemand eine Frage stellt, die ich nicht beantworten kann, werde ich sagen, dass ich später darauf zurückkommen werde, und sie mir notieren. Fazit: Ich werde Angst haben und dennoch fähig sein, die Präsentation zu halten. Dieses Erlebnis wird keine nachhaltigen Folgen haben, auch nicht in Bezug auf das, was die Kollegen von mir denken. Es hat sogar etwas Positives, weil es mir die Gelegenheit gibt, mich im Halten von Reden zu üben.

SELBSTHILFEÜBUNG 10.2

Korrigieren Sie negatives Vorausdenken

Bewerten und korrigieren Sie mithilfe der Arbeitsblätter 6.3, 6.4 und 6.5 Ihre negative Vorstellung von kurz-, mittel- und langfristig stattfindenden sozialen Ereignissen. Machen Sie für jede Situation eine Normalisierungskarte und arbeiten Sie während der ganzen Vorlaufphase daran, indem Sie Neues hinzufügen und Altes vertiefen. Auf diese Weise werden Sie Ihre gedanklichen Übertreibungen korrigieren und Ihre Angst reduzieren. Achtung: Ihre Normalisierungskarte ist nicht dafür gedacht, ignoriert zu werden. Arbeiten Sie kontinuierlich daran, wann immer Sie Angst verspüren, damit Sie Ihr Vorausdenken auch wirklich korrigieren.

Der konstruktivere Umgang mit sozialer Angst beginnt lange vor der eigentlichen Interaktion. Die beste Art, sich auf zukünftige Ereignisse vorzubereiten, ist, an Ihrer Erwartungsangst zu arbeiten, indem Sie das Denken korrigieren, das Ihre Angst anheizt.

Tipp

Manchen Menschen fällt es auch nach der Korrektur Ihrer übertriebenen Vorstellungen von einer zukünftigen Interaktion schwer, auf bessere Gedanken zu kommen. Da könnte es helfen, jemanden aus dem Freundeskreis oder der Familie zu fragen, wie er oder sie selbst im Vorfeld eines aufregenden Ereignisses denkt (z. B. vor einem Vorstellungsgespräch oder einem Abendessen, wo man fast niemanden kennt). Die alternative, abgeschwächte Denkweise sollte auch die Tatsache berücksichtigen, dass Sie während des Ereignisses Angst haben werden. Der Versuch, sich vom Gegenteil zu überzeugen, wird nicht helfen, weil diese Erwartung einfach unrealistisch ist.

10.7 Das Korrigieren der negativen gedanklichen Verarbeitung von Erlebnissen

Da die Rückschau auf soziale Begebenheiten Ihre Angst stark beeinflussen kann, sollten Sie Ihre Denkweise korrigieren. Neigen Sie dazu, im Anschluss an eine Situation, in der Sie mit anderen Menschen zu tun hatten, tagelang darüber nachzudenken? Gehen Sie das Erlebte häufig im Geiste noch einmal durch und versuchen herauszufinden, ob es so furchtbar und peinlich war, wie Sie glauben? Versuchen Sie sich einzureden, dass es doch gar nicht so schlimm war, ohne sich jedoch davon überzeugen zu können? Wächst im Gegenteil Ihre Überzeugung, dass Sie es wirklich „vermasselt" haben, und verlieren Sie das Vertrauen in Ihre Sozialkompetenz? Wenn Sie diese Fragen meist mit „ja" beantworteten, dann spielt das nachträgliche Verarbeiten von Erlebnissen eine entscheidende Rolle bei Ihrer Sozialphobie. Die Auseinandersetzung mit dieser Phase des Teufelskreises (Abbildung 10.1) sollte schon vor der eigentlichen Konfrontation mit Situationen im zwischenmenschlichen Bereich stattfinden. Meistens konzentriert man sich bei der nachträglichen Verarbeitung (Grübeln) auf vergangene Erfahrungen „traumatischer" Beschämung oder Demütigung sowie auf ein noch nicht lange zurückliegendes Erlebnis sozialer Angst.

10.7.1 Schritt 1: Traumatische Erfahrungen jüngeren und älteren Datums

Schreiben Sie im Folgenden ein oder zwei traumatische zwischenmenschliche Erfahrungen auf, die Ihnen beim Nachdenken über Ihre soziale Angst einfallen. Darunter sollte auch Ihr schlimmstes Erlebnis sein. Dies können Dinge sein, die vor Kurzem passiert sind, oder solche, die schon mehrere Jahre, vielleicht sogar bis in die Kindheit oder Jugend, zurückreichen. Für gewöhnlich handelt es sich bei dem „Schlimmsten, das je passiert ist" um die Erfahrung starker Verlegenheit, Demütigung oder sogar Scham.

Frühere soziale Erfahrungen, die am meisten Angst ausgelöst haben oder am peinlichsten waren:

____

____

____

____

Schreiben Sie nun etwas auf, das Ihnen vor Kurzem passiert ist und das Sie nicht aus dem Kopf kriegen. Es muss nicht unbedingt so extrem wie „das schlimmste soziale Erlebnis" sein, aber doch so angstbesetzt, dass Sie nicht aufhören können, daran zu denken, und ständig versuchen herauszufinden, ob es so schlimm war, wie Sie glauben, und warum Sie solch eine Angst hatten. Hauptsache, Sie konzentrieren sich auf etwas kürzlich Erlebtes, das Ihnen noch Tage oder sogar Wochen später im Kopf herumgeisterte.

Soziale Erlebnisse aus der jüngsten Vergangenheit:

____

____

____

____

Martins „traumatischste" soziale Erfahrung war die, als er in der neunten Klasse eine Rede halten musste. Er bezeichnete dies als den schlimmsten Tag seines Lebens. Er war so geschockt, dass er die Beherrschung verlor, zitterte und stotterte. Manche Mitschüler fingen an zu kichern, die Lehrerin unterbrach ihn und schickte ihn an seinen Platz zurück. Wenn Martin über seine Sozialphobie nachdenkt, lebt diese schreckliche Begebenheit wieder auf. Vor Kurzem hat er mehrere Dinge auf der Arbeit erlebt, zum Beispiel ein Mittagessen mit Kollegen, nach dem er sich bange fragte, ob er wohl etwas Dummes gesagt hatte, oder neulich der Termin bei seinem Vorgesetzten, nach dem er sich den Kopf zerbrach, ob er sich verständlich ausgedrückt oder inkompetent und schlecht vorbereitet gewirkt hatte.

Nachdem Sie die Erfahrungen erkannt haben, die Ihnen noch lange im Anschluss daran immer wieder durch den Kopf gehen, ist es wichtig, sich konstruktiv damit auseinanderzusetzen. Beginnen wir mit dem, was Sie zuletzt erlebt haben. Das Ziel ist es, herauszufinden, ob Sie die negativen Seiten der Erfahrung übertreiben, und die Erinnerung daran zu entkatastrophisieren, damit Sie realistischer und weniger extrem darüber denken. Sammeln Sie Indizien und suchen Sie nach alternativen Strategien zur Korrektur von Erinnerungen an kürzlich erlebte zwischenmenschliche Begegnungen. Konzentrieren Sie sich dabei auf drei Dinge:

1. Haben andere Menschen Sie wirklich so schlecht beurteilt, wie es in Ihrer Erinnerung scheint?
2. Waren Ihre Angst und Ihr Verhalten wirklich so furchtbar, wie es in Ihrer Erinnerung scheint?
3. Übertreiben Sie die Bedeutung und den langfristigen Einfluss dieser Erfahrung (d. h., katastrophisieren Sie)?

10.7.2 Schritt 2: Indizien sammeln für negative Bewertungen

Nutzen Sie das Formular für das Sammeln von Indizien (Arbeitsblatt 6.3), um herauszufinden, ob andere Sie schlecht beurteilt haben. Gehen Sie die Situation noch einmal im Geiste durch und notieren Sie alle Kommentare, nonverbalen Zeichen oder Verhaltensweisen, die Sie als Missbilligung interpretiert haben. Bewerten Sie Ihre Erinnerung neu und notieren Sie, was dafür spricht, dass die anderen einen guten oder wenigstens einen neutralen Eindruck von Ihnen hatten. Oder fragen Sie eine Freundin, die dabei war, nach deren Beobachtung, wie die anderen auf Sie reagiert haben. Geben Sie aber darauf acht, dass dieser Ausdruck des Bedürfnisses nach Rückbestätigung nicht zur Gewohnheit wird. Behalten Sie bei dieser Übung drei Dinge im Kopf:

1. Lob ist kurzlebig. Was man von jemandem denkt, ändert sich von Augenblick zu Augenblick. Die Einschätzung der anderen wird also unmöglich „dauerhaft sein“ oder garantiert positiv ausfallen. Sie kann sich ständig verändern, je nach Stimmung der einzelnen Person, deren Umstände und anderen Faktoren.
2. Menschen sind launisch. Glauben Sie wirklich, dass alle Menschen Sie positiv beurteilen können? „Nein, natürlich nicht“, sagen Sie. Wie viele Menschen müssen dann einen guten Eindruck von Ihnen haben, damit Sie mit sich selbst zufrieden sind? Reicht eine einfache Mehrheit von 51 Prozent? Die meisten Sozialphobiker haben diesbezüglich unrealistische Erwartungen: Selbst wenn 90 Prozent aller Menschen in einer jeweiligen Situation eine gute Meinung von ihnen haben, wiegen die ein oder zwei abweichenden Meinungen schwerer. Sind Sie auf diese

ein oder zwei fixiert? Oder würde Ihnen auffallen, dass weitaus mehr Anwesende einen positiven oder wenigstens neutralen (d.h. gutartigen) Eindruck von Ihnen hatten?

3. Die wahre Meinung wird verborgen. Selten erzählt man anderen, was man wirklich von ihnen denkt. Wir nicken, lächeln und stellen Blickkontakt her, damit die anderen glauben, dass wir sie interessant finden. Doch im Geheimen denken wir: „Wie langweilig! Wenn sie doch nur aufhören würde zu reden!“ Oder: „Wie kann man nur so dumm sein!” Wir können eben nie genau wissen, was die anderen wirklich von uns denken. Man geht ja auch nicht herum und sagt den anderen, was man in Wahrheit von ihnen hält. Das würde nur Chaos verursachen und das Leben extrem anstrengend machen. Daher behalten wir unsere Gedanken über die anderen für uns. Weil man also nie genau weiß, was die anderen von einem denken, versucht man diese Lücke mit Vermutungen und vorgefassten Annahmen zu füllen. Bei einer Sozialphobie sind diese negativ – und das ist das Problem.

Was spricht nach diesen Überlegungen nun dafür, dass alle anderen in einer bestimmten Situation schlecht von Ihnen gedacht haben? Welche Indizien sprechen gegen Ihre negative Annahme? Könnte es sein, dass sie übertrieben ist?

10.7.3 Schritt 3: Indizien für ein vermeintliches Fiasko überprüfen

Bei Sozialphobie neigt man dazu, die Angst bei kürzlich Erlebtem im Rückblick darauf wie durch eine Lupe zu betrachten. Man konzentriert sich dann nur auf die ineffektiven, schwachen oder sogar peinlichen Aspekte. Greifen Sie wieder zu Arbeitsblatt 6.3, um Argumente für und wider die Ansicht zu sammeln, dass Ihre Angst in dieser Situation intolerabel und offensichtlich war. Sind Sie bei der Erinnerung an die Situation auf die Angstsymptome fixiert? Gibt es Indizien dafür, dass Sie Ihre Angst besser bewältigt haben, als Sie denken? Woran sehen Sie, ob die anderen Ihre Angst bemerkt haben oder nicht, oder ob es ihnen egal war (z.B. an Kommentaren oder Blicken)? Was können Sie daraus über den Umgang mit ähnlichen Situationen lernen? Was würden Sie beim nächsten Mal anders machen?

10.7.4 Schritt 4: Entkatastrophisieren

Finden Sie mithilfe der Kosten-Nutzen-Analyse (Arbeitsblatt 6.4) heraus, ob Sie den Einfluss bzw. die Langzeitfolgen des Erlebnisses übertreiben. Angenommen, es war tatsächlich „ein Albtraum“. Die anderen haben bemerkt, dass Sie extreme Angst haben, und fanden Sie daneben, unfähig, fehl am Platz oder irgendwie gestört. Wie hat das Ihr Leben verändert? Behandeln Ihre Kollegen, Freundinnen oder Ihre Familie Sie nun anders? Falls das „Fiasko" im Beisein von Unbekannten passiert ist – wie kann es Ihr Leben verändern? Was Sie lernen müssen, ist, zwischen den Folgen Ihrer sozialen Angst und denen des Ereignisses zu unterscheiden. Im Moment geht es nur um Letztere. Selten, außer vielleicht bei Vorstellungsgesprächen oder anderen Prüfungssituationen, ist der Eindruck, den wir bei anderen hinterlassen, von Dauer. Verlegenheit oder Angst in Alltagssituationen haben meist nur minimale Folgen. Das Problem bei einer Sozialphobie ist nur, dass jede Alltagssituation, wie z. B. eine beiläufige Unterhaltung, behandelt wird, als ginge es um „Leben und Tod". Und genau diese Tendenz zur Übertreibung der Bedeutung und Wirkung zwischenmenschlicher Begegnungen treibt die Angst in die Höhe. Die Kosten-Nutzen-Analyse bietet eine gute Gelegenheit, die Wichtigkeit einer Interaktion neu abzuwägen und diese als das zu sehen, was sie ist: nur eine von Dutzenden, die wir normalerweise Tag für Tag erleben.

10.7.5 Schritt 5: Alternativen überlegen

Nachdem Sie das Erlebte betrachtet und entschieden haben, dass Sie das Schlimmste angenommen haben, ist es Zeit für eine realistischere Darstellung. Wie sähe die beste, realistischste Perspektive aus? Konzentrieren Sie sich darauf,

- ein neues Verständnis von der Interaktion zu bekommen,
- daraus zu lernen, damit Sie in einer ähnlichen Situation anders denken.

Beim Entwickeln einer alternativen Perspektive ist es wichtig, sich auf die Fakten zu konzentrieren, die Indizien, also darauf, was wirklich passiert ist, statt darauf, wie Sie sich gefühlt haben. Bleiben Sie ungeachtet Ihrer Angst bei den Tatsachen. An welche Einzelheiten erinnern Sie sich? Was haben die anderen zu Ihnen gesagt, wie haben sie auf Sie reagiert und wie haben Sie sich verhalten? Geben Sie auf der Grundlage dieser Beobachtungen eine alternative Darstellung des Erlebnisses ab und nutzen Sie dafür Arbeitsblatt 10.6, „Erlebnisse von sozialer Angst neu bewerten".

Wenn Sie mit der Verarbeitung kürzlich erlebter Interaktionen fertig sind, wiederholen Sie alle fünf Schritte für das traumatischste soziale Ereignis. Da dieses Erlebnis schon lange zurückliegt und mit vielen Emotionen verbunden ist, könnte diese Aufgabe eine größere Herausforderung darstellen. Trotzdem ist es wichtig, auch diese Erfahrungen neu einzuordnen. Finden Sie gemäßigtere Alternativen und üben Sie, die angstbeladene Erinnerung damit zu ersetzen. Dies wird die Angst zerstreuen, Ihnen Vertrauen für zukünftige Begegnungen geben und das nachträgliche Grübeln, das der sozialen Angst noch Zunder gibt, effektiv reduzieren.

SELBSTHILFEÜBUNG 10.3

Korrigieren Sie negative Erinnerungen

Benennen Sie ein paar kürzlich erlebte und eventuell traumatische Interaktionen, die Sie beunruhigen. Arbeiten Sie sich durch das oben beschriebene Fünf-Schritte-Programm und verwenden Sie die Ergebnisse Ihrer kognitiven Analyse, um auf eine realistischere, konstruktive Erklärung für vergangene soziale Erfahrungen zu kommen. Greifen Sie jedes Mal, wenn Sie anfangen, darüber nachzugrübeln, zu Ihren Arbeitsblättern, auf denen Sie Indizien gesammelt haben, sowie zu Arbeitsblatt 10.6 und arbeiten Sie an Ihrer alternativen Interpretation. Schreiben Sie auf, warum dies die vernünftigste Art ist, das Geschehene zu erklären. Üben Sie, Ihre ängstlichen Erinnerungen durch realistische Alternativerklärungen zu ersetzen.

Auch bei Martins Sozialphobie spielte die Verarbeitungsphase eine große Rolle. Auf S. 254 können Sie sehen, wie er das Arbeitsblatt 10.6 ausgefüllt hat. Wie Sie sehen, ist seine Alternativerklärung nicht einfach *positiver*, sondern die *realistischste* aller Interpretationen dieser Situation. Wann immer er anfing, darüber nachzugrübeln, was er zu seinem Vorgesetzten gesagt hatte, zog er das Arbeitsblatt hervor und addierte weitere Indizien, die für die alternative Interpretation sprachen, sowie die Gründe, sich eher auf diese zu konzentrieren statt auf die unrealistische ängstliche Erklärung.

Tipp

Manchmal kann die Angst kurz nach einem Erlebnis so stark sein, dass man beinahe den ganzen Tag lang darüber nachgrübelt. Falls es Ihnen so geht, versuchen Sie nicht, Ihre Angst zu beherrschen und zu unterdrücken. Lassen Sie sie ganz natürlich kommen und gehen, während Sie Ihre Alltagsaufgaben erledigen. Notieren Sie Ihre Erinnerungen an die Interaktion und planen Sie eine zusätzliche 30- bis 60-minütige „Sorgensitzung" abends zu Hause. Schauen Sie sich tagsüber Ihre Notizen an und arbeiten Sie mithilfe des oben beschriebenen Fünf-Schritte-Programms daran.

Arbeitsblatt 10.6

Erlebnisse von sozialer Angst neu bewerten

Anleitung: Notieren Sie zuerst das Vorkommnis und Ihren automatischen Angstgedanken daran. Überlegen Sie sich dann, auf der Grundlage der gesammelten Indizien und der Übungen zur Kosten-Nutzen-Analyse eine alternative, konstruktivere und angemessenere Interpretation oder Erklärung. Zählen Sie ein paar Dinge auf, die Sie aus dieser Erfahrung lernen können.

1. Vergangene soziale Erfahrung: ______________________________

   ____

2. Erste ängstliche Interpretation der Situation: ______________________________

   ____

   ____

   ____

   ____

3. Alternative, konstruktivere Interpretation der Situation: ______________________________

   ____

   ____

   ____

   ____

4. Was ich aus der Situation gelernt habe:

   a. ______________________________

   ____

   b. ______________________________

   ____

   c. ______________________________

   ____

Martins Neubewertung eines Erlebnisses von sozialer Angst

1. Vergangene soziale Erfahrung: *Ich denke immer noch an den letzten Termin bei meinem Vorgesetzten (Herrn Schmidt) und mache mir Sorgen um die Vorstellung, die ich da abgegeben habe, und um die Meinung, die er jetzt von mir hat.*

2. Erste ängstliche Interpretation der Situation: *Es fiel mir schwer, mich auszudrücken; bestimmt hat Herr Schmidt gemerkt, dass ich rot wurde, dass meine Hände zitterten und dass ich mich nicht klar ausdrücken konnte. Wahrscheinlich fragt er sich jetzt, was mit mir los ist, warum ich so nervös war. Er stellte mehrere Fragen, was bedeutet, dass ich mich nicht verständlich gemacht habe. Es ist mir so peinlich; wahrscheinlich fragt er sich, ob ich für diesen Job überhaupt geeignet bin.*

3. Alternative, konstruktivere Interpretation der Situation: *Wahrscheinlich hat er meine Nervosität nicht bemerkt, wusste aber, dass ich schüchtern bin und unter Angst leide. Er teilt mir viele Aufgaben zu und bittet mich häufig um Rat. Aus der Art seiner Fragen kann ich mit einiger Sicherheit schließen, dass er mich verstanden hat. Seit unserer Besprechung hat sich sein Verhalten mir gegenüber nicht geändert, er teilt mir immer noch Aufgaben zu und fragt mich weiterhin nach meiner Meinung. Also hält er mich wohl nicht für inkompetent, sondern für kompetent und begabt und vielleicht sogar für einen netten Menschen. Wahrscheinlich vermutet er, dass ich unter Angst leide, und akzeptiert das besser als ich selbst.*

4. Was ich aus der Situation gelernt habe:
   a. *Dass ich erwarte, in sozialen Situationen Angst zu haben; dass ich die Angst akzeptiere und damit arbeite, statt sie vor anderen zu verbergen oder zu unterdrücken.*
   b. *Dass ich langsamer spreche; wenn ich Angst habe, rede ich immer wie ein Wasserfall, weil ich es schnell hinter mich bringen will; das macht es aber nur schlimmer, außerdem können die anderen mir kaum folgen.*
   c. *Dass ich Herrn Schmidt nächstes Mal vorher nach dem Grund der Besprechung frage, um mir schon vor dem Termin ein paar Notizen zu machen, auf die ich während des Gesprächs zurückgreifen kann.*

10.8 Soziale Herausforderungen annehmen

Die gerade beschriebene kognitive Arbeit hat Ihnen geholfen, sich mit den Gedanken auseinanderzusetzen, die Sie vor und nach Interaktionen haben und die zu einer Sozialphobie beitragen. Jetzt müssen Sie jedoch in die Welt hinausgehen und neue Indizien sammeln, die dafür sprechen, dass viele der Situationen, in denen Sie Angst gehabt haben, nicht so bedrohlich sind, wie Sie glauben. Wiederholtes, vielleicht sogar tägliches Üben von Interaktionen trägt ganz entscheidend zur Heilung einer Sozialphobie bei. Vor Beginn dieser Verhaltensänderung wäre es empfehlenswert, sich noch einmal Kapitel 7 anzuschauen.

Verhaltensänderungen zur Reduzierung von sozialer Angst und Verbesserung der zwischenmenschlichen Interaktion geschehen in vier Schritten.

In der kognitiven Therapie verwenden wir zur Reduzierung der nachträglichen negativen gedanklichen Verarbeitung Methoden wie Indiziensammeln, Kosten-Nutzen-Analysen und Alternativperspektiven. Aber das reicht nicht: Sie müssen sich mit neuen sozialen Erfahrungen konfrontieren und neue Indizien sammeln, um Ihre Angstgedanken infrage zu stellen und die Alternative durchzusetzen.

10.8.1 *Schritt 1: Ein Plan für Ihr Sozialleben*

Zu den konkreten Schritten, die zur Überwindung einer Sozialphobie unternommen werden, gehört als Erstes die mutige Konfrontation mit der Quelle der Angst: der Furcht vor anderen Menschen. Wir können nicht genug betonen, wie wichtig die Anwendung der Verhaltensstrategien aus Kapitel 7 in sozialen Angstsituationen im Rahmen einer kognitiven Verhaltenstherapie gegen Angst ist.

SELBSTHILFEÜBUNG 10.4

Erstellen Sie einen Plan für Ihr aktives Sozialleben und setzen Sie ihn um

Wenn Ihre Konfrontationsrangliste aus Kapitel 7 (Arbeitsblatt 7.3) auch zwischenmenschliche Situationen enthält, sollten Sie dieses Formular als ersten Schritt zur Erstellung eines Sozialangstprofils betrachten. (Sollten Sie Arbeitsblatt 7.3 nicht ausgefüllt haben, holen Sie dies bitte jetzt nach, bevor Sie weitermachen.) Wählen Sie die dritt- oder viertletzte Situation, d. h. eine, in der die Angst leicht bis mittelstark ist und etwa zwei- bis dreimal pro Woche auftritt. Machen Sie dann mithilfe der in Kapitel 7 behandelten fünf Schritte (siehe S. 154) einen Konfrontationsplan und schreiben Sie ihn nach dem Muster von Arbeitsblatt 10.7 auf.

Martin wählte als erste Konfrontationsübung: „Während der Kaffeepause mit Kollegen plaudern“. In Arbeitsblatt 10.7 notierte er die Einzelheiten seiner Konfrontation: „Ich gehe mindestens dreimal die Woche zur Kaffeepause um 10.30 Uhr und setze mich für mindestens 15 Minuten zu den Kollegen an den Tisch und höre hauptsächlich zu. Ich überlege mir einen Kommentar, den ich zum Gesprächsthema beitragen kann.“ Seine typischen Ängste waren: „Alle schauen mich an“, „Sie werden merken, dass ich rot werde“ und „Sie halten mich wahrscheinlich für einen Versager, weil ich so still bin“. Als Alternative notierte er: „Diese Leute kennen mich schon gut, also ist es egal, was ich während der Kaffeepause sage oder nicht sage – es wird ihre Meinung von mir nicht nennenswert ändern.“ „Es ist okay, ein stiller Mensch zu sein, der wenig Worte macht – es gibt auch noch andere in der Firma, die so sind wie ich.“ Und: „Ich werde einfach nur ich selbst sein – ein stiller und etwas nervöser Typ – weil alle mich schon so kennen und mich zu akzeptieren scheinen; ich habe in diesem Punkt wirklich nichts zu verlieren.“ In Bezug auf Sicherheitsmaßnahmen nahm Martin sich vor, daran zu arbeiten, Blickkontakt herzustellen und nicht immer zu Boden zu schauen. Außerdem beschloss er, seine Wasserflasche an seinem Schreibtisch zu lassen und sich stattdessen zum Kaffeetrinken zu den anderen zu setzen. Als Bewältigungsstrategie würde er darauf achten, was die anderen sagten und ob jemand außer ihm ängstlich wirkte. Bevor er ansetzte, etwas zu sagen, würde er ein paarmal entspannt atmen und bequeme Kleidung tragen, da ihm, wie er ja wusste, vor Angst heiß wurde.

Nachdem er seinen detaillierten Konfrontationsplan fertig hatte, ging Martin mindestens dreimal in der darauffolgenden Woche zur Kaffeepause. Er notierte jede Konfrontation auf dem Konfrontationsübungsformular (Arbeitsblatt 7.4) und stellte fest, dass die Angst mit der Zeit merklich nachließ. Nach drei Wochen hatte er während der Kaffeepausen nur noch leichte Angst und konnte kaum glauben, dass er damit noch vor ein paar Wochen solche Schwierigkeiten gehabt hatte.

Tipp

Die ersten Konfrontationen sind meist die schwierigsten. Manchmal beginnt man mit Situationen, die zu leicht sind. Da man dann nur das tut, was man wahrscheinlich sowieso tun würde, sind die Fortschritte kleiner. Das andere Extrem sind Aufgaben, die zu schwierig sind. Dann ist die Angst überwältigend, man verliert den Mut und gibt auf. Damit Sie Ihre Konfrontationen mit der maximalen Aussicht auf Erfolg starten, sollten Sie sich mit Ihrer Therapeutin, Ihrem Partner, einer nahen Freundin oder einem Familienangehörigen besprechen. Fragen Sie jemanden, der von Ihrer Sozialphobie weiß, was Sie am besten zuerst machen sollten, welche Aufgabe am realistischsten sein könnte. Es sollte eine Herausforderung sein, aber nicht überfordern. Sie wollen ja keine Niederlage erleben, bevor Sie überhaupt richtig angefangen haben.

Arbeitsblatt 10.7

Konfrontation mit sozialer Angst

Anleitung: Füllen Sie dieses Formular aus und folgen Sie dabei den Schritten zur Erstellung eines Konfrontationsplans, wie in Kapitel 7 beschrieben.

Beschreibung des Konfrontationsplans:

Typische Angstgedanken, die ich verändern will:

Alternative bzw. korrigierte Gedanken:

Zu beseitigende kontraproduktive Kontroll- und Sicherheitsmaßnahmen:

Konstruktive Bewältigungsstrategien:

10.8.2 Schritt 2: Die Korrektur unrealistischer Erwartungen

Üben Sie das Korrigieren von Angst erhaltenden Fehlannahmen und Verhaltensweisen in der Konfrontation mit Ihrer sozialen Angst. Schreiben Sie Ihre Konfrontationsaufgaben erst auf und führen Sie sie dann über die kommenden Wochen regelmäßig aus.

Negatives Denken und unrealistische Erwartungen können alle Mühe, die Sie sich bei der Konfrontation geben, zunichtemachen. Lesen Sie sich die folgende Liste durch und kreuzen Sie alle Dinge an, die Sie sich von der Konfrontation erhoffen. Sie können auch eigene Erwartungen hinzufügen, die den Erfolg Ihrer Konfrontation beeinträchtigen könnten.

- Ich sollte mich während einer Konfrontation nicht mehr fürchten, nachdem ich die Aufgaben dieses Buches durchgearbeitet habe. Ich sollte fähig sein, die Angst zu unterdrücken und meine Nervosität vor anderen zu verbergen.
- Sicher merken die anderen, dass ich nervös bin und mich komisch verhalte, und werden mich für inkompetent, ungeschickt oder irgendwie gestört halten.
- Ich muss einen guten Eindruck bei anderen hinterlassen, damit sie mich für interessant, geistreich oder witzig halten.
- Ich sollte viel selbstsicherer und selbstbewusster auftreten.
- Es liegt an mir, das Gespräch am Laufen zu halten.
- Meine Kommunikation mit anderen muss klar, präzise und effektiv sein.
- Ich muss das Gefühl haben, immer alles unter Kontrolle zu haben.
- Damit eine Konfrontationsübung erfolgreich ist, muss ich mir sicher sein und ein gutes Gefühl mir selbst gegenüber haben.
- Um von einer zwischenmenschlichen Konfrontation zu profitieren, muss ich das Gefühl haben, dass ich bei anderen Menschen Erfolg habe oder dass die Übung sehr erfolgreich war.
- Um von einer zwischenmenschlichen Konfrontation zu profitieren, brauche ich Zeichen der Anerkennung oder der Zustimmung von anderen.
- Ich brauche das Gefühl, dass die anderen mich akzeptieren und dabeihaben wollen.

Was wäre also die hilfreichste alternative Einstellung gegenüber der Konfrontation? Machen Sie sich bewusst, dass Sie während der Konfrontation Angst haben und wahrscheinlich bei anderen nicht so gut ankommen werden, wie Sie das gerne hätten. Manchen wird nicht ganz wohl zumute sein. Vielleicht sind Sie auch nervös. Sie werden sich vermutlich komisch und fremd vorkommen und sich nicht besonders willkommen fühlen. Zweifellos werden Sie befangen sein, weil Sie innerlich von der Interaktion abschweifen und sich Ihrer Kommunikationsschwächen bewusst werden. Das Wichtige ist jedoch, in Erinnerung zu behalten, dass Sie Ihrer sozialen Angst ins Gesicht schauen und Sie überwinden, indem Sie ÜBEN, ÜBEN, ÜBEN. Bleiben Sie in Bezug auf Ihre Erwartungen an die Konfrontation unbedingt realistisch. Sind sie unrealistisch, werden Sie schnell von Ihren Konfrontationsversuchen enttäuscht sein und das Handtuch werfen. Überprüfen Sie daher Ihre Erwartungen vor jeder Konfrontation. Sie werden sich wundern, wie leicht diese unrealistischen Erwartungen und Wünsche sich wieder in Ihr Denken einschleichen. Sollten Sie merken, dass Sie auf einen unrealistischen Ablauf der Konfrontation hoffen, korrigieren Sie dies durch eine Realitätsprüfung und rufen Sie sich Ihre alternative Perspektive wieder ins Gedächtnis (dass Sie Angst haben werden etc.), die praktischer orientiert und fest in der Realität verankert ist.

Unrealistische Erwartungen können Ihre Bemühungen bei einer Konfrontation leicht untergraben. Daher sollten Ihre Ziele dafür immer praktisch und realistisch sein. Sehen Sie diese als Chance zur Begegnung mit der Angst vor einer bestimmten sozialen Situation, korrigieren Sie falsche Überzeugungen, die die Angst aufrechterhalten, und lernen Sie, Ihre Sozialkompetenz zu verbessern.

10.8.3 Schritt 3: Kognitive Strategien

Es gibt mehrere kognitive Strategien zur Bewältigung Ihrer Angst, die Sie während einer Konfrontation mit einer gefürchteten zwischenmenschlichen Situation anwenden können.

Konzentrieren Sie sich auf Ihr äußeres Umfeld

Um mit der Gewohnheit zu brechen, sich zu sehr mit Ihrem inneren emotionalen Zustand und Ihrer Gefühlswelt zu beschäftigen, sollten Sie Ihre Wahrnehmung bewusst und absichtlich auf die anderen richten. Achten Sie auf das, was sie sagen. Vielleicht sollten Sie es wiederholen, um sicherzugehen, dass Sie alles richtig mitbekommen.

Halten Sie Ausschau nach positiven Signalen

Um Ihrer Sensibilität auf Zeichen der Bedrohung oder Missbilligung etwas entgegenzusetzen, halten Sie bewusst nach positiven Signalen Ausschau. Konzentrieren Sie sich auf jemanden, der oder die interessiert wirkt, einen positiven Gesichtsausdruck hat und Ihren Worten Aufmerksamkeit schenkt. Wir, die Autoren, haben in unserer Funktion als Professoren schon Hunderte von Vorlesungen und Vorträgen gehalten. Daher wissen wir, dass man dabei schnell lernt, ein oder zwei Studenten zu fokussieren, die den Vortrag interessiert verfolgen, und sich so wenig wie möglich auf diejenigen zu konzentrieren, die schlafen, SMS-Nachrichten schreiben oder völlig gelangweilt schauen. Dies ist der Überlebenstipp Nummer eins für professionell Vortragende!

Machen Sie weniger Denkfehler

Viele der in Kapitel 3 besprochenen Denkfehler dominieren in Konfrontationen mit der sozialen Angst. Häufige Fehler sind Gedankenlesen (die Annahme zu wissen, was die anderen denken), voreilige Rückschlüsse, Tunnelblick und Alles-oder-nichts-Denken. Diese Fehler erkennen zu lernen und daran zu denken, dass Sie die Situation wahrscheinlich einseitig und überwiegend negativ betrachten, ist eine wichtige Therapiestrategie, die Sie üben müssen. Und das Allerwichtigste: Niemand kann sicher wissen, was die anderen von einem denken, oder Einfluss darauf nehmen. Es gilt zu akzeptieren, dass man im Zusammensein mit anderen Menschen vieles nicht weiß und nicht beeinflussen kann. Mutmaßungen anzustellen darüber, was andere Menschen wirklich von einem denken, bildet einen fruchtbaren Boden für Denkfehler, aufgrund derer es zu falschen Schlüssen kommt.

Korrigieren Sie übertriebene Einschätzungen von Bedrohungen

Die Angst vor anderen Menschen lässt sich sehr gut überwinden, indem man die einseitige und beängstigende Vorstellung von der Missbilligung und Ablehnung der anderen infrage stellt.

Ein ängstlicher Mensch wird im Kontakt mit anderen Menschen die Wahrscheinlichkeit und Ernsthaftigkeit der Ablehnung, Zurückweisung oder Missbilligung für größer halten, als in Wirklichkeit der Fall ist. Zu erkennen, dass man dazu neigt, Negatives überzubewerten, zu lernen, dies zu regulieren und sich der Realität zu nähern, wird erheblich zu einem Rückgang Ihrer Angst beitragen.

SELBSTHILFEÜBUNG 10.5

Üben Sie in Situationen, die weniger Angst auslösen

Bei intensiver Angst kann die Anwendung kognitiver Strategien zur Korrektur voreingenommener Gedanken sehr schwierig sein. Eine Lösungsmöglichkeit besteht darin, sie in Situationen zu üben, die gar nicht oder nur etwas unangenehm sind. Sie können üben, Ihre Aufmerksamkeit auf andere Menschen zu richten, auf die positiven Signale Ihres sozialen Umfelds zu achten, Denkfehler zu erfassen und das Vorwegnehmen einer Bedrohung zu korrigieren. Wenn Sie dies ein Dutzend Mal geübt haben, werden die kognitiven Strategien immer automatischer, sodass Sie sie dann auch in Situationen anwenden können, in denen die Angst stärker ist.

Tipp

Wenn es Ihnen schwerfällt, Ihr Angstdenken im Kontakt mit anderen Menschen zu korrigieren, versuchen Sie, das Problem herunterzubrechen. Arbeiten Sie nicht an allen Angstgedanken gleichzeitig, sondern jeweils nur an einem (z. B.: „Ich ziehe die Aufmerksamkeit auf mich"). Entscheiden Sie sich dann für eine kognitive Strategie, mit der Sie diesem Angstgedanken beikommen wollen, und üben Sie sie. Sobald Sie Fortschritte damit gemacht haben, können Sie sich einen anderen Angstgedanken vornehmen und eine andere kognitive Strategie ausprobieren.

10.8.4 Schritt 4: Verhaltensstrategien

Die Angst in zwischenmenschlichen Situationen kann ohne tiefgreifende Verhaltensänderungen nicht überwunden werden. Sie müssen sich wiederholt den von Ihnen gefürchteten Situationen aussetzen und dabei verschiedene neue Angst reduzierende Verhaltensstrategien anwenden. Die folgende Liste enthält Verhaltensstrategien zur Reduktion der Angst, zur Stärkung des Selbstvertrauens und zur Verbesserung der Sozialkompetenz.

- Üben Sie Ihr Verhalten vor der eigentlichen Konfrontation mithilfe eines Rollenspiels.
- Nehmen Sie diese Rollenspiele auf Video auf und bewerten Sie Ihr Verhalten.
- Erkennen Sie Ihre nach Sicherheit strebenden Verhaltensweisen und legen Sie sie allmählich ab.
- Verfeinern Sie Ihre verbalen Kommunikationsfähigkeiten.
- Verändern Sie problematische nonverbale Verhaltensweisen.
- Üben Sie, sich durchzusetzen.
- Lernen Sie, mit Konflikten, Kritik und mit dem Ärger anderer Menschen umzugehen.

Rollenspiel

Kognitive Therapeuten nutzen in der Behandlung von Angst oft Rollenspiele, die verschiedene Alltagssituationen der Klienten zum Thema haben. Hier können nicht nur neue Möglichkeiten der Interaktion ausprobiert werden, sondern auch Katastrophenszenarien, in denen man kritisiert, mit der Wut anderer konfrontiert oder beschämt wird. Rollenspiele eignen sich auch hervorragend, um den Klienten automatische Angstgedanken zu entlocken, die auf der Stelle korrigiert werden können. Auch wenn Sie eine Therapie machen, können Sie sich im Rollenspiel auf beängstigende zwischenmenschliche Situationen vorbereiten, beispielsweise mit Ihrem Partner oder jemandem aus Ihrer Familie oder Ihrem Freundeskreis. Zwei oder drei Personen dabeizuhaben ist abwechslungsreicher und daher effektiver. Martin wollte sich zum Beispiel gerne mit einer Kollegin verabreden, doch schon der Gedanke daran ließ ihn vor Angst erstarren. Also arbeitete er mit seinem Therapeuten daran, wie er mit der Kollegin ins Gespräch kommen könnte. Eine ganze Zeit lang spielten sie immer wieder den Anfang einer beiläufigen Unterhaltung durch, arbeiteten an Martins Kommunikationsfähigkeiten und fanden Strategien, um auch bei starker Angst mit anderen interagieren zu können.

Videoaufnahmen zur Selbstbewertung

Videoaufnahmen können das Rollenspiel noch effektiver machen, und zwar in zweierlei Hinsicht: Erstens bekommen Sie dadurch sofort ein Feedback zu Ihrem Verhalten und können so gezielt an bestimmten Dingen arbeiten, wie zum Beispiel mehr Blickkontakt herzustellen, lauter zu sprechen oder nonverbale Zeichen der Aufmerksamkeit zu geben (zustimmendes Nicken etc.). Zweitens können Sie mithilfe des Videos voreingenommene negative Bewertungen Ihres Verhaltens und Ihrer vermeintlichen Wirkung auf andere korrigieren. Professor David M. Clark (kein Verwandter), Spezialist für Sozialphobie am Londoner Institut für Psychiatrie, bittet seine Klienten, beim Anschauen von Rollenspielvideos eine Einschätzung abzugeben, wie sie auf andere gewirkt haben.[43] Diese wird dann besprochen und im Fall übermäßiger Negativität oder Pessimismus korrigiert. Auf dem Video der Unterhaltung, fand Martin, habe er „ausgesehen wie ein totaler Blödmann. Die Leute halten mich sicher für psychisch labil." Diese offensichtlich einseitige, voreingenommene und ungenaue Denkweise bewirkte, dass Martin noch mehr Angst davor hatte, etwas zu sagen. Zusammen mit seinem Therapeuten und mithilfe des Videos konnte er diese Fehlinterpretationen jedoch korrigieren. Aber auch wenn Sie keine Therapie machen, können Sie mit Rollenspielen arbeiten und diese aufzeichnen. Schauen Sie sich das Video an, überlegen Sie dabei, was die andere Person wohl von Ihnen halten mag, und schreiben Sie es auf. Geben Sie dann jemand anderem aus Ihrem Freundeskreis oder Ihrer Familie das Video zur Ansicht, fragen Sie diese Person nach ihrer Meinung, notieren Sie sie und vergleichen Sie die Beobachtungen der anderen Person mit Ihren eigenen. Denken Sie zu negativ über sich selbst und Ihre Wirkung auf Gesprächspartner? Falls ja, ist es wichtig, diese Interpretation zu korrigieren, bevor Sie sich der tatsächlichen Begegnung aussetzen.

Sicherheitsbestrebungen eliminieren

Verhaltensweisen wie zu Boden schauen, nuscheln, eine steife Körperhaltung, der Griff zu Alkohol, tiefes Atmen, den Blick auf die Notizen geheftet halten, wiederholtes Räuspern oder sich hinter einer Sonnenbrille verstecken können einem kurzfristig die Illusion verleihen, dass man die Angst im Griff hat, sind jedoch nur Zeichen der Gehemmtheit. Oft ist man dann noch gehemmter und befangener und zieht erst recht die Aufmerksamkeit auf sich. So holte Martin zur Entspannung immer tief Luft, was jedoch klang, als ob er seufzte, und den anderen auf die Nerven ging. Sollten Sie Schwierigkeiten beim Erkennen Ihrer Sicherheitsmaßnahmen haben, bitten Sie eine Freundin oder einen Freund, Sie im Umgang mit anderen Menschen zu beobachten und alles aufzuschreiben, was Sie vielleicht automatisch tun und was den Fluss der Interaktion unterbricht. Falls Sie eine Therapie machen, wird Ihre Therapeutin sicher mit Ihnen an der Reduktion von Sicherheitsmaßnahmen arbeiten.

Verhaltensprobe

Die übrigen Verhaltensstrategien in der Liste oben drehen sich alle um bestimmte Techniken zur Verbesserung der verbalen Kommunikation, zur Stärkung des Selbstbewusstseins und zur Verbesserung des Umgangs mit Ärger, Konflikten oder Kritik vonseiten anderer. All diese Dinge helfen, soziale Angst abzubauen. Auch hier sind Rollenspiele und Videoaufnahmen notwendig, um Schwächen in der eigenen Sozialkompetenz zu erkennen und neue Fähigkeiten einzuüben. Nehmen Sie jedoch nicht zu viel auf einmal in Angriff, sondern wählen Sie nur ein oder zwei Ziele, wie z. B. mehr Blickkontakt aufzunehmen, lauter zu sprechen oder andere höflich zu unterbrechen, um bei einem Gespräch nicht außen vor zu bleiben. Arbeiten Sie an diesen Veränderungen und geben Sie sich selbst genügend Chancen, sie in der Praxis zu üben, bevor Sie zur nächsten Aufgabe schreiten. Probieren Sie diese neuen Verhaltensweisen außerdem immer wieder in Rollenspielen und angstfreien zwischenmenschlichen Situationen aus, damit Sie sie in Situationen starker Angst automatisch anwenden können. Und vor allem: *Seien Sie freundlich zu sich selbst.* Erwarten Sie nicht zu viel zu schnell. Verhaltensänderungen benötigen Zeit und Übung. Viele Gewohnheiten haben Sie Ihr Leben lang begleitet. Erwarten Sie nicht, dass Sie sie innerhalb von ein paar Wochen loswerden können. Seien Sie realistisch und loben Sie sich für die Veränderungen, die Sie bewerkstelligt haben, und dafür, dass Sie Ihre Ängste in Angriff nehmen.[29]

SELBSTHILFEÜBUNG 10.6

Üben Sie Ihre Sozialkompetenz im Rollenspiel

Wählen Sie aus Ihrer Rangliste eine zwischenmenschliche Situation mit moderater Angst aus. Bitten Sie Ihren Partner oder eine Freundin, mit Ihnen ein Rollenspiel für diese Situation durchzuführen (ein Vorstellungsgespräch, in einer Sitzung das Wort zu ergreifen etc.), und wiederholen Sie das unbedingt mehrmals pro Woche. Bitten Sie Ihre Rollenspielpartnerin um Feedback zu Ihrem Verhalten. Korrigieren Sie übertrieben negative Gedanken und üben Sie ein oder zwei bestimmte Kommunikationstechniken. Erstellen Sie eine Normalisierungskarte für den Umgang mit dieser Situation. Begeben Sie sich nach mehreren Rollenspieldurchgängen in die tatsächliche Situation und halten Sie das Ergebnis auf dem Formular „Die Beobachtung Ihrer sozialen Ängste" fest (Arbeitsblatt 10.5).

Am besten lassen sich soziale Ängste mithilfe von Rollenspielen überwinden, die man vor einer Interaktion ausführt, und indem man sich der eigentlich Situation wiederholt aussetzt. Am Ende werden Ihre Konfrontationserfahrungen in echten Angst auslösenden sozialen Situationen Ihre Angst radikal verändern und Ihnen mehr Selbstvertrauen geben, wenn Sie unter Menschen sind.

Tipp

Rollenspiel ist wie Theaterspielen. Manchen Menschen fällt es jedoch sehr schwer, so zu tun, als seien sie jemand anderes. Statt ihre Rolle zu spielen, kommentieren sie ihre Rolle (d.h., sie sprechen darüber, was sie sagen sollten, statt so zu tun). Falls es Ihnen genauso geht, schreiben Sie zuerst einen Dialog, wie bei einem Drehbuch. Versuchen Sie dann, diesen Text zu sprechen, als ob Sie sich tatsächlich in der gefürchteten Situation befinden würden. So werden Sie allmählich immer spontaner, bis Sie beim Rollenspiel keine Vorlage mehr benötigen.

Zusammenfassung

- Soziale Angststörungen zeichnen sich durch (1) Furcht vor der negativen Bewertung durch andere Menschen, (2) erhöhte Konzentration auf Symptome der Angst und das eigene Verhalten sowie (3) weitgehende Vermeidung von zwischenmenschlichen Situationen aus.
- Ein gewisses Maß an Angst oder Unwohlsein ist in ungewohnten Situationen oder vor Publikum, etwa beim Halten einer Rede, ganz normal. Wenn die Angst jedoch so intensiv und dauerhaft ist, dass dadurch gewöhnliche und alltägliche soziale Erfahrungen vermieden werden und die Lebensqualität darunter leidet, hat sie sich zu einer psychischen Störung ausgeweitet, die man mit kognitiver Verhaltenstherapie behandeln kann.
- Soziale Angst besteht aus drei Phasen – Angst vor dem Erlebnis, währenddessen sowie in der anschließenden Erinnerung – aufgrund von einseitig vorbelastetem Denken, das (1) die Wahrscheinlichkeit und Ernsthaftigkeit der negativen Bewertung vonseiten anderer Menschen übertreibt, (2) sich zu sehr um die eigene Person, die Angstsymptome und deren Verbergen dreht, (3) zur Unterdrückung der Angst nach Sicherheit strebt und (4) die mit dem eigenen Verhalten in zwischenmenschlichen Situationen verbundenen Gefühle der Blamage, Scham und Demütigung überschätzt.
- Der Abbau von sozialer Angst beginnt mit der Erarbeitung eines Sozialangstprofils, bestehend aus: einer Rangliste der Situationen, der Beobachtung von Angstdenken vor und während der Konfrontation mit sozialen Erfahrungen, dem Aufdecken automatischer Mechanismen zur Bewältigung der Angst sowie der Erkenntnis, an welche Art von Erfahrungen man sich später erinnert und wie man diese im Nachhinein interpretiert.
- Das Korrigieren von einseitig vorbelasteten Gedanken und Erwartungen im Vorgriff auf Interaktionen zu lernen ist eine der ersten Aufgaben der kognitiven Therapie der Sozialphobie. Man braucht realistische Erwartungen zur angemessenen Vorbereitung auf die jeweilige Situation.
- Die Korrektur einseitiger Erinnerungen und falscher Interpretationen weit zurückliegender wie kürzlich erlebter „traumatischer" sozialer Erfahrungen ist entscheidend für den Aufbau von Selbstvertrauen und den Abbau von sozialer Angst in ähnlichen Situationen in der Zukunft. Erkennen, Indiziensammeln, Entkatastrophisieren und Alternativperspektiven sind kognitive Strategien zur realistischeren Betrachtung früherer sozialer Erfahrungen.
- Zur Reduzierung von Angst und zur Stärkung des Selbstvertrauens in realen Situationen werden Handlungspläne entworfen, unrealistische Erwartungen korrigiert, angemessene Alternativstrategien sowie verschiedene Verhaltensinterventionen wie Rollenspiele und Videoaufnahmen angewandt und Sicherheitsmaßnahmen beiseitegelassen.

- Die Überwindung von sozialen Angststörungen braucht viel Zeit, um die in diesem Kapitel vorgestellten Strategien schrittweise einzuüben. Seien Sie während dieses Prozesses freundlich zu sich selbst, loben Sie sich für Ihre Fortschritte und versuchen Sie, aus Ihren Fehlern zu lernen. Die Furcht vor anderen Menschen macht handlungsunfähig, doch im Laufe der Jahre haben Tausende von Betroffenen ihr Leben neu in Angriff nehmen können, weil sie ihre Sozialphobie mithilfe der wissenschaftlich fundierten kognitiven Verhaltensstrategien dieses Kapitels besiegen konnten.

11. Chronische Sorge

Lesen Sie dieses Kapitel vor allem dann, wenn:

- Ihre Angst sich überwiegend als Sorge bemerkbar macht und ein dauerhaftes Problem ist, obwohl Sie, wie in Kapitel 8 vorgegeben, an der Reduktion Ihrer Angst gearbeitet haben;
- Sie sich immerzu Sorgen über alle möglichen Dinge machen;
- Sie die meisten Diagnosekriterien einer generalisierten Angststörung erfüllen;
- Sie vor lauter Sorge (d. h. kreisenden Gedanken) nicht einschlafen können.

Sylvia „sieht überall Gespenster", zumindest ist das ihr Ruf in ihrem Freundes- und Kollegenkreis und innerhalb der Familie. Sie ist 57, verheiratet, Mutter zweier erwachsener Söhne, Seniorpartnerin einer Buchhaltungsfirma, politische Aktivistin und werdende Großmutter ihres ersten Enkelkindes – und trotzdem bezeichnet sie sich selbst als ängstliche Person mit einer Vorliebe zum Pessimismus. Schon seit der Oberschule beschleicht sie das Gefühl, es könnte ihr ein Unheil drohen. Inzwischen sorgt sie sich um alles und jeden, ihre Gesundheit und die ihres Mannes, die kürzliche Wertminderung ihrer Geldanlagen und die düstere Aussicht auf ihre Rente, ihre Arbeitsleistung, die Schwangerschaft ihrer Schwiegertochter, die Stellensuche ihres Sohnes, die Umbaupläne für ein Badezimmer, ja sogar die Erledigung des Haushalts. Im Laufe der Jahre hat sie schon einiges ausprobiert, angefangen bei Antidepressiva, Beruhigungsmitteln und verschiedenen Psychotherapien bis hin zu Yoga, Meditation, Ernährungsprogrammen, Aerobic und Ähnlichem. Doch nichts scheint zu helfen. Im Gegenteil – sie macht sich immer mehr Sorgen und fühlt sich wie gefangen: Die Sorge raubt ihr, wie sie meint, „die besten Jahre meines Lebens".

Sylvia leidet unter dem pathologischen Zwang zur Sorge, dem Hauptsymptom der generalisierten Angststörung (GAS). Die meisten Menschen machen sich Sorgen, doch die übertriebenen Sorgen der GAS sind mehr als „normale Befürchtungen". Es handelt sich um ein ernst zu nehmendes, dauerhaftes und schwer kontrollierbares Problem, das über Stunden andauert, beinahe täglich auftritt und sich meist um verschiedene Themen dreht. Für gewöhnlich ist der Verlauf chronisch, die Beschwerden bestehen mehrere Monate, öfter jedoch jahre- wenn nicht sogar jahrzehntelang. Aufgrund ihrer generellen Angst sind die Betroffenen oft müde, frustriert, angespannt, zerstreut, ruhelos und leiden unter Schlafmangel, was das Alltagsleben natürlich sehr stark beeinträchtigt.

In den letzten 20 Jahren haben Psychologen und Psychiater viele neue Erkenntnisse zu diesem Thema gewonnen und auf deren Grundlage eine modifizierte Art der kognitiven Therapie entwickelt, die denen, die im Griff übertriebener und unproduktiver Sorge gefangen sind, neue Hoffnung bietet. In diesem Kapitel werden wir die Faktoren bestimmen, die für dauerhafte Sorge verantwortlich sind, und kognitive Verhaltensstrategien vorstellen, mit deren Hilfe Sie das Problem immer besser unter Kontrolle bekommen können. Arbeiten Sie zusätzlich zu den ersten acht Kapiteln auch dieses Kapitel durch, und Sie werden Ihre Sorge verstehen lernen und in der Lage sein, diesen Prozess effektiver zu steuern.

11.1 Die generalisierte Angststörung

Die generalisierte Angststörung ist sehr verbreitet. In den USA sind davon mehr als 700.000 Erwachsene (3,1 Prozent) pro Jahr[1] betroffen. Viele Betroffene haben sich schon immer für einen ängstlichen und nervösen Menschen gehalten und betrachten die Sorge als ein Merkmal ihrer Persönlichkeit. Deswegen ist dieses Problem auch so schwer behandelbar und wird oft chronisch. Medikamentöse und psychotherapeutische Behandlungen sind nur in der Hälfte der Fälle erfolgreich[44], obwohl die Zahlen dafür von Studie zu Studie sehr unterschiedlich ausfallen und nur begrenzt Informationen zur Langzeitwirkung von Behandlungen vorliegen. Manche Medikamente helfen sogar – jedoch nur kurzfristig. Nach ein paar Wochen lässt ihre Wirkung wieder nach. Außerdem machen sie abhängig und lassen sich daher nur schwer wieder absetzen.[45] Auch Antidepressiva können helfen und sind bei einer GAS wahrscheinlich sogar das Mittel der Wahl, weisen allerdings sechs Monate nach Behandlungsende eine Rückfallrate von fast 50 Prozent auf.[45] Trotzdem gibt es auch Fortschritte, die Mut machen, z. B. in Form von Beweisen für die Wirksamkeit[46] der hier vorgestellten kognitiven Therapie, die auf die spezifischen Merkmale der GAS zugeschnitten ist und das Absetzen der Psychopharmaka unterstützt.[47]

11.2 Warum macht man sich Sorgen?

Um das Problem in den Griff zu bekommen, muss man zuerst verstehen, was mit Sorge gemeint ist. Wir verstehen darunter Folgendes:

eine sich permanent wiederholende, unkontrollierbare Folge von Gedanken, die sich hauptsächlich auf ein eventuell in der Zukunft drohendes Unheil konzentrieren und in denen die Betroffenen verschiedene Problemlösungen durchspielen, was die starke Unsicherheit angesichts der möglichen Bedrohung jedoch nicht reduziert.

Sorgen kann man sich um alles Mögliche, angefangen bei belanglosen Alltagsdingen (wie rechtzeitig einen Friseurtermin zu bekommen) bis hin zu großen persönlichen Tragödien (etwa eine unheilbare Krankheit) und globalen Katastrophen (wie z. B. den Folgen des Klimawandels). Keine zwei Menschen teilen dieselbe Sorge, doch wie man bei Sylvia sieht, kann es dabei um ernste Themen wie Gesundheit, die Möglichkeit der Verletzung oder gar den Tod eines Nahestehenden, um die Finanzen, den Beruf oder den Zustand der Welt gehen. Doch man sorgt sich auch um allerlei triviale Dinge wie die Logistik des täglichen Terminplans und Routineaufgaben. Verwenden Sie Arbeitsblatt 11.1 und schreiben Sie dort alle aktuellen und wiederkehrenden Sorgenthemen verschiedener Lebensbereiche auf.

Wie bei jeder anderen Art von Angst ist auch bei der Sorge ein gewisses Maß normal. Wodurch wird sie zum Dauerzustand? Warum können manche Menschen ihre Sorge besser beherrschen als jene mit einer GAS, die vor lauter Sorge wie gelähmt sind? Es folgen einige Merkmale exzessiver Sorge, die erklären, warum sie so hartnäckig und unkontrollierbar ist.

- Katastrophisieren: Ausschließlicher Fokus auf die Möglichkeit einer überaus negativen oder gefährlichen Belastung in der Zukunft.
- Erhöhte Angst: Die mit der Sorge verbundene Angst oder Nervosität zeichnet sich durch Symptome wie etwa Muskelverspannung, Gereiztheit oder Unruhe aus.
- Intoleranz gegenüber Ungewissheit: Die Ungewissheit zukünftiger Ereignisse wird nur schwer akzeptiert, weshalb man sich gegen die befürchtete Katastrophe absichern will.
- Schwierigkeit im Umgang mit Risiken: Man versucht, die Wahrscheinlichkeit zukünftiger Gefahren, Enttäuschungen oder Fehlschläge zu verringern.
- Vergebliches Problemlösen: Es werden wiederholt Anstrengungen unternommen, um sich gegen eine vorgestellte Katastrophe zu wappnen, doch keine Lösung erscheint optimal.
- Perfektionismus: Für das vorgestellte negative Ereignis wird die perfekte Lösung gesucht, die für Erleichterung und ein Gefühl der Sicherheit oder Gewissheit sorgen soll.
- Unkontrollierbarkeit der Sorge: Wiederholte Bemühungen, das Grübeln einzustellen, misslingen und verstärken die Sorge sogar noch.
- Kontraproduktive Annahmen im Zusammenhang mit der Sorge, ihre positiven und negativen Folgen sowie ihre Unkontrollierbarkeit sind problematisch und geben möglicherweise weiteren Grund zur Sorge.
- Sorge um die Sorge: Das Sorge über die eigene Unfähigkeit, das Grübeln unter Kontrolle zu bekommen, kann den ganzen Prozess verstärken.

Arbeitsblatt 11.1

Sorge in verschiedenen Lebensbereichen

Anleitung: Schreiben Sie alle wichtigen Dinge auf, die Ihnen in verschiedenen Lebensbereichen momentan Sorgen bereiten. Wo Sie sorgenfrei sind, lassen Sie die Zeile frei.

1. Gesundheit (eigene): ____________________

   ____
2. Gesundheit (Familie und Freundeskreis): ____________________

   ____
3. Sicherheit (eigene, Kinder, Familie): ____________________

   ____
4. Arbeit, Studium oder Ausbildung: ____________________

   ____
5. Finanzen: ____________________

   ____
6. Enge Beziehungen: ____________________

   ____
7. Andere Beziehungen (Familie, Freundeskreis, Arbeit): ____________________

   ____
8. Dinge von geringer Bedeutung (z. B. Termine, Haushalt): ____________________

   ____
9. Umwelt (z. B. globale Erwärmung, Terroranschläge): ____________________

   ____
10. Spiritualität: ____________________

    ____

Einmal angenommen, Sie arbeiten für eine Firma, der es wirtschaftlich schlecht geht und die schon viele Mitarbeiter entlassen hat. Da wäre es völlig normal und realistisch, wenn Sie sich besorgt fragten: „Bin ich als Nächstes dran? Werde auch ich meine Stelle verlieren?“ Doch ob die normale Sorge in einen permanenten und unkontrollierbaren Angstzustand umkippt, der erheblichen Stress verursacht und das Leben beeinträchtigt, hängt ganz allein von Ihrer Einstellung ab.

Mit dem Augenmerk auf die eskalierenden Hauptmerkmale des Sorgenprozesses vermittelt kognitive Therapie Strategien zur besseren Kontrolle.

Auf der Grundlage der obigen Liste ursächlicher Faktoren könnte Ihre Art, wie Sie über die Möglichkeit der Arbeitslosigkeit nachdenken, zu einer permanenten und unkontrollierbaren Sorge werden. Vielleicht liegt es an Ihrer pessimistischen Einstellung, dass Sie nur an die 20 Prozent der Mitarbeiter denken, die ihre Stelle verloren haben, und die 80 Prozent übersehen, die geblieben sind. Vielleicht können Sie einfach nicht akzeptieren, dass die Zukunft ungewiss und unsicher ist, dass sowohl gute also auch schlechte Dinge passieren, dass all dies aber nicht voraussehbar ist. Vielleicht müssen Sie ständig daran denken, wie sehr Sie Risiken verabscheuen, und stellen sich immer wieder vor, wie Sie arbeitslos werden und damit nicht zurechtkommen. Natürlich erscheint Ihnen alles, was Ihnen dazu einfällt, zu gefährlich und unbefriedigend, also drehen Sie sich weiter im Kreis. Sie strengen sich an, nicht besorgt zu sein, aber es hört nicht auf, und am Ende haben Sie noch mehr Angst und fühlen sich mutloser denn je. Sie glauben, dass Sie sich Sorgen um Ihre Arbeit machen sollten, dass es besser wäre, auf das Schlimmste vorbereitet zu sein, als blind hineinzurasen, doch die Sorge ist gnadenlos, und nun haben Sie Angst, dass sie sich negativ auf Ihre Gesundheit und Ihre Leistung auswirkt. Sie machen sich also Sorgen um Ihre Sorge. Das führt Sie zu dem, was Sie am meisten befürchten: den Verlust Ihrer Arbeit. Und so sitzen Sie im pathologischen Prozess Ihrer Sorge fest.

11.3 Machen wir uns Sorgen, weil das manchmal produktiv ist?

Psychologen sind sich einig: Meistens nützt es nichts, sich Sorgen zu machen, im schlimmsten Fall ist es sogar kontraproduktiv. Man verliert so viel Zeit, leidet Qualen und kann sich gar nicht mehr an der Gegenwart erfreuen – und dabei tritt das Befürchtete meist noch nicht einmal ein. Andererseits kennen wir unendlich viele abschreckende Beispiele, in denen man sich keine „Sorgen“ um die Zukunft gemacht hat und vorhersehbaren Herausforderungen unvorbereitet gegenüberstand. Wo liegt also die Grenze zwischen konstruktiver und nicht konstruktiver Sorge? Tabelle 11.1 enthält eine Reihe von Hauptunterschieden.

Nicht produktive Sorge	Produktive Sorge
Fokus auf weit entfernte, in der Vorstellung existierende „Was-ist-wenn"-Szenarien	Fokus auf näher liegende, reale Probleme
Fokus auf die in der Vorstellung existierenden Probleme außerhalb der eigenen Kontrolle, auf die man wenig Einfluss hat	Fokus auf bevorstehende Probleme innerhalb der eigenen Kontrolle, auf die man Einfluss hat
Fokus auf den Schock, den man beim tatsächlichen Eintreten des Befürchteten erleben würde	Fokus auf das Lösen von Problemen, um die man sich Sorgen macht
Kann keine Problemlösung akzeptieren, weil nichts zu einem garantierten Erfolg führt	Kann auch Problemlösungen, die nicht perfekt sind, ausprobieren und in Betracht ziehen
Unermüdliches Streben nach Sicherheit und Gewissheit in Bezug auf das vorgestellte Ergebnis	Bereitschaft zur Toleranz von vernünftigen Risiken und Ungewissheit
Ein sehr enger und übertrieben starker Fokus auf eingebildete Bedrohungen und Szenarien des schlimmsten Falles (d. h. Katastrophisieren)	Ein weiterer, ausgeglichener Fokus auf alle Aspekte eines Problems; die Fähigkeit, negative wie auch positive Aspekte der Situation anzuerkennen
Ein Gefühl der Hilflosigkeit im Umgang mit der problematischen Situation	Ein gewisses Maß an Selbstvertrauen in die eigene Fähigkeit, die problematische Situation zu bewältigen
Viel Angst oder Stress	Wenig Angst oder Stress

Tabelle 11.1 Merkmale produktiver und nicht produktiver Sorge

(Abdruck mit freundlicher Genehmigung aus *Cognitive Therapy of Anxiety Disorders* von David A. Clark und Aaron T. Beck, The Guilford Press 2010, Tabelle 10.6, S. 427)[5]

Schauen wir uns einmal Sylvias Sorge wegen des Umbaus ihres Badezimmers an. Wenn sie darüber nachdenkt – und das tut sie täglich –, ist sie ganz auf die allerschlimmsten Szenarien fixiert, nach dem Muster: „Was ist, wenn die Handwerker, die wir beauftragt haben, inkompetent sind und pfuschen?" „Was ist, wenn sie unsere Anweisungen nicht befolgen und wir uns nachher über das Ergebnis ärgern?" „Was ist, wenn sie anfangen und die Arbeiten dann aber wochenlang unterbrechen, weil sie anderes zu tun haben?" „Was ist, wenn wir unser Budget überschreiten?" Sie überlegt sich verschiedene Arten, wie sie mit den Handwerkern umgehen kann, damit diese sich garantiert an den Zeitplan halten, alle Arbeiten zu Sylvias Befriedigung ausführen und die Kosten nicht in die Höhe treiben. Aber nichts scheint zu helfen, am Ende bleibt immer dieses flaue Gefühl im Magen, dass das ganze Projekt ein Desaster wird. Sie versucht, sich keine Sorgen zu machen und daran zu denken, dass sie ja nur das Badezimmer renovieren will und alles gut werden wird, kann sich aber nicht davon überzeugen. Dann macht sie sich Sorgen, dass ihre unkontrollierte Sorge über die banalsten Dinge ihrer Gesundheit schaden wird und sie von all dem Stress schließlich einen „Nervenzusammenbruch" oder einen Herzinfarkt bekommt.

Wollte Sylvia sich über die Badezimmerrenovierung auf „produktive Weise sorgen", sähe der Denkprozess ganz anders aus. Sie hätte eine Checkliste, anhand derer sie nachprüfen könnte, was sie getan hat, um die kompetentesten Handwerker zu engagieren (z. B.: Referenzen eingeholt, detaillierten Kostenvoranschlag geprüft, Vertrag unterschrieben). Sie würde mit Freunden darüber reden, die so etwas Ähnliches schon einmal gemacht haben, und sich daran gewöhnen, mit dem Risiko und der Ungewissheit in Bezug auf die Handwerker zu leben. Sie könnte sich daran erinnern, dass sie sich schon mit vielen Dingen in ihrem Haus, die sie eigentlich gerne ändern würde, abgefunden hat, und das auch mit dem Badezimmer tun wird, sollte sie nicht hundertprozentig mit der Renovierung zufrieden sein. Sie würde sich des Weiteren auf die Tatsache konzentrieren, dass jede Verbesserung besser wäre als das jetzige Badezimmer, mit dem sie schon seit Jahren lebt. Wenn die Handwerker sich nicht an den Vertrag halten, kann sie das auf legalem Wege regeln. Und schließlich wird sie diese Angelegenheit von Grund auf umformulieren und sich sagen, dass ein neues Badezimmer wenig Bedeutung und Einfluss auf ihre Lebenszufriedenheit hat. Selbst wenn ihr etwas bange dabei ist, demnächst die Badezimmerrenovierung in Angriff zu nehmen, wird sie diese Gefühle normalisieren und akzeptieren, weil sie einsieht, dass den meisten Menschen beim Ausgeben einer erheblichen Geldsumme unwohl zumute ist.

> Kognitive Therapie kann Sie lehren, die exzessive, unproduktive Art der Sorge, die das Hauptproblem bei einer generalisierten Angststörung darstellt, in eine produktivere, realistischere Denkweise über mögliche zukünftige Probleme oder Schwierigkeiten zu verwandeln.

Arbeitsblatt 11.2 enthält zehn Aussagen über sorgenvolles Grübeln, mithilfe derer Sie bestimmen können, ob Ihre Sorgen unproduktiv sind. Falls die Mehrzahl auf Sie zutrifft, machen Sie sich wahrscheinlich zu viele nicht produktive Sorgen und sollten mehr Zeit in die Aufgaben dieses Kapitels investieren.

Arbeitsblatt 11.2

Checkliste für chronische Sorge

Anleitung: Lesen Sie sich noch einmal Ihre Sorgenthemen in Arbeitsblatt 11.1 durch und dann die folgenden Punkte. Wie sorgen Sie sich darum? Markieren Sie „Ja“ bzw. „Nein“, je nachdem, ob die Aussage auf Sie zutrifft oder nicht. Wenn Ihre Antwort überwiegend „Ja“ lautet, leiden Sie wahrscheinlich unter kontraproduktiver chronischer Sorge.

1. Wenn ich mir Sorgen mache, bleibe ich bei der schlechtesten Möglichkeit (dem „Was ist, wenn“) hängen.	Ja	Nein
2. Wenn ich mir Sorgen mache, denke ich daran, wie schlecht es mir gehen wird, wenn das Befürchtete wirklich eintritt.	Ja	Nein
3. Wenn ich mir Sorgen mache, versuche ich herauszufinden, was ich tun kann, um das Schlimmste zu vermeiden.	Ja	Nein
4. Wenn ich mir Sorgen mache, versuche ich mir einzureden, dass das Schlimmste nicht eintreten wird, fühle mich aber trotzdem nie sicher oder überzeugt, dass alles gut wird.	Ja	Nein
5. Wenn ich mir Sorgen mache, fallen mir verschiedene Antworten oder Lösungsmöglichkeiten ein, doch am Ende lehne ich alle ab, weil sie mir nicht gut genug scheinen.	Ja	Nein
6. Wenn ich mir Sorgen mache, quält mich am meisten, „nicht zu wissen“, was die Zukunft mit sich bringt.	Ja	Nein
7. Während ich grüble, fühle ich mich hilflos und schlecht vorbereitet, um mit den Schwierigkeiten des Lebens fertigzuwerden.	Ja	Nein
8. Trotz all meiner Bemühungen bin ich am Ende frustriert und entmutigt, weil ich nicht aufhören kann, mir Sorgen zu machen.	Ja	Nein
9. Wenn ich mir Sorgen mache, versuche ich herauszufinden, was in dieser Situation am wahrscheinlichsten passieren wird, bin mir am Ende aber immer unklar darüber.	Ja	Nein
10. Ich denke oft darüber nach, wie elend mein Leben sein wird, wenn ich diese ewige Sorge nicht in den Griff kriege.	Ja	Nein

11.4 Die Mentalität der Sorge

Jedem wird einleuchten, dass die Sorge nur von der Art zu denken abhängt, daher ist es keine Überraschung, dass kognitive Therapie hier helfen kann. Damit Sie von diesem Ansatz profitieren, müssen Sie verstehen, wie die Mentalität der Sorge funktioniert. Schauen Sie sich dazu einmal Abbildung 11.1 an:

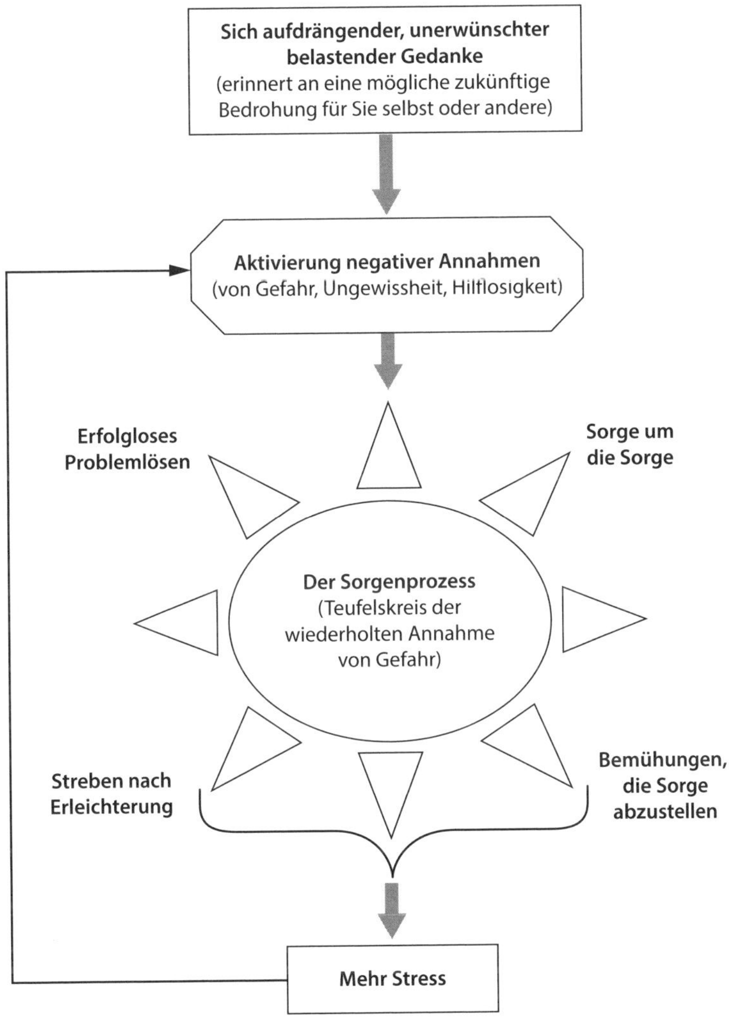

Abbildung 11.1 Das kognitive Modell der Sorge

(Abdruck mit freundlicher Genehmigung aus *Cognitive Therapy of Anxiety Disorders* von David A. Clark und Aaron T. Beck, The Guilford Press 2010, Abb. 10.1, S. 400)

Die Sorge verläuft in drei Phasen: (1) das Eindringen belastender Gedanken, (2) die Aktivierung negativer Annahmen und (3) der eigentliche Sorgenprozess. In der kognitiven Therapie geht es vor allem um die negativen Annahmen und die kritischen Merkmale des Sorgenkreislaufs (die Sorge um die Sorge, erfolgloses Problemlösen, mentale Kontrollbemühungen und Sicherheitsbestreben).

11.4.1 Phase der sich aufdrängenden belastenden Gedanken

Jeder kennt diese plötzlich auftauchenden, beunruhigenden Gedanken, Bilder oder Erinnerungen. Buchstäblich *dringen sie ins Bewusstsein ein,* unterbrechen, was immer man gerade tut, und fordern die ganze Aufmerksamkeit. Oft bestehen diese mentalen Eindringlinge aus unwichtigen, wenn nicht sogar dummen Inhalten; man ignoriert sie einfach oder sagt sich: „Das ist ja komisch, warum kommt mir denn jetzt ausgerechnet dieser Gedanke?" (Mir kam zum Beispiel gerade der Gedanke an schmelzenden Schnee – seltsam, geradezu albern, tut sicher nichts zur Sache, also weg damit, damit ich weiterschreiben kann!) Doch nicht alle plötzlichen Gedanken sind albern oder nebensächlich. Manchmal sind es „Was-ist-wenn"-Gedanken an die Zukunft, die Möglichkeit einer drohenden Gefahr oder eines negativen Ereignisses. Es folgen einige Beispiele für sich aufzwingende, belastende, zukunftsorientierte Gedanken oder Bilder, die womöglich einen Sorgenkreislauf in Gang setzen:

- der Gedanke, ohne den fertigen Bericht zur Besprechung nächste Woche zu gehen
- die Erinnerung daran, wie eine Freundin zu Ihnen sagt, dass sie Ihren Mann im Restaurant mit einer anderen Frau gesehen hat
- der Gedanke an die Nachricht von der Bank über die Aufkündigung Ihres Kredits
- die Vorstellung, dass Ihr Kind in der Kita schwer verletzt wird
- die Erinnerung an die Mitteilung Ihrer Ärztin, dass das Ergebnis Ihrer Brustkrebsuntersuchung positiv ist
- der Gedanke an eine Besprechung mit einem wichtigen Kunden, bei der Sie etwas richtig Dummes oder Peinliches sagen
- der Gedanke, dass andere Sie anschauen
- die Vorstellung, dass die Nachbarn überraschend zu Besuch kommen und in Ihrer Wohnung gerade das Chaos herrscht
- der Gedanke an den Verlust Ihrer Investitionen

Jedem Durchschnittsmenschen kommen an einem normalen Tag Dutzende, wenn nicht gar Hunderte von ungebetenen Gedanken an alles Mögliche, von ganz alltäglichen und trivialen bis zu wirklich gravierenden, wichtigen oder sogar lebensgefährlichen Dingen. Meistens kann man sie einfach ignorieren oder beiseiteschieben, doch gelegentlich wird die eigene Aufmerksamkeit von einem Gedanken gepackt, der sich nicht abschütteln lässt. So beginnt der Prozess des besorgten Grübelns. Sorgenvolle, sich aufdrängende Gedanken haben drei Merkmale:

1. Sie haben eine starke persönliche Bedeutung: Meist haben sie mit Dingen zu tun, die einem wirklich wichtig sind, etwa persönliche Ziele, Werte und Anliegen. Zum Beispiel würde nur ein sehr frommer Mensch einem aufdringlichen Gedanken Aufmerksamkeit schenken, der mit der Aufrichtigkeit und Ernsthaftigkeit seines Gebets zu tun hat.
2. Sie übertreiben die Bedrohung: Der aufdringliche Gedanke dreht sich um ein negatives zukünftiges Ereignis, das recht extrem ist. Man sorgt sich nicht um kleinere Unannehmlichkeiten oder Belastungen, sondern um Katastrophen, die einem selbst oder Nahestehenden passieren könnten.
3. Sie werden von etwas anderem ausgelöst: Oft werden sorgenvolle Grübeleien von alltäglichen Umständen oder Informationen ausgelöst, etwa durch einen Werbespot im Fernsehen, eine Bemerkung im Büro, eine Beobachtung auf dem Nachhauseweg ... wir verarbeiten Tausende von Reizen, die zwanghafte Gedanken auslösen können. Zum Beispiel musste Sylvia beim Schrei eines Babys unwillkürlich an die Schwangerschaft ihrer Schwiegertochter denken und machte sich dann Sorgen um die Gesundheit des ungeborenen Kindes.

Welche Arten von Gedanken drängen sich Ihnen auf und setzen einen Prozess in Gang, bei dem Sie sich um etwas sorgen, das Ihnen wichtig ist? Finden Sie dies mithilfe von Arbeitsblatt 11.3 heraus und suchen Sie nach den Ursachen für Ihre Sorgen. Dann erfahren Sie, warum Sie permanent und unwillkürlich davon geplagt werden.

Der Sorgenprozess beginnt für gewöhnlich mit einem unerwünschten belastenden Gedanken, der plötzlich auftaucht und ein Ziel zu bedrohen scheint, das einem viel bedeutet.

11.4.2 Phase der Aktivierung negativer Annahmen

Im Zentrum der Sorgenmentalität liegen negative Annahmen, die den Motor des Sorgenprozesses in Gang setzen. Obwohl man sich ihrer kaum bewusst ist, sind sie doch sehr real und können einen unkontrollierbaren und dominanten Teufelskreis der Sorge auslösen. Wie in Kapitel 3 erklärt wurde, werden Angst erregende Annahmen oft schon in der Kindheit oder Jugend erlernt und durch bestimmte Umstände im Erwachsenenleben verstärkt. In Tabelle 11.2 sind die vier Arten von Annahmen aufgeführt, die für die außer Kontrolle geratene Sorge verantwortlich sind. Schauen Sie sie sich an und markieren Sie die Dinge, die auf Sie zutreffen. Am Ende der Tabelle können Sie eigene Annahmen hinzufügen. Im nächsten Abschnitt erläutern wir, wie Sie herausfinden können, was Sie glauben.

Arbeitsblatt 11.3

Persönliche Sorgenthemen und damit zusammenhängende aufdringliche Gedanken

Anleitung: Notieren Sie vier oder fünf Dinge, die für Sie wichtige Ziele oder Werte darstellen. Dabei kann es sich um beruflichen Erfolg handeln, einen großen Kreis guter Freunde und Freundinnen zu haben, mit einem starken und liebevollen Menschen zusammenzuleben, gesund und munter zu bleiben oder ein spirituelles Leben zu führen. Schreiben Sie in die zweite Spalte einige beunruhigende zwanghafte Gedanken, die mit Ihren persönlichen Interessen zusammenhängen und die deswegen Ihre Aufmerksamkeit fordern.

Persönliche Interessen, Ziele, Werte	Aufdringliche bedrohliche Gedanken
1.	
2.	
3.	
4.	
5.	

Besorgniserregende Annahme	Beispiel
1. Übertriebene Bedrohung (die Annahme, dass wahrscheinlich das Schlimmste passieren wird und man sich darauf vorbereiten muss)	■ „Mir bleibt nicht genug Zeit, um mich richtig auf diese Präsentation vorzubereiten, ich werde die total vergeigen!" ■ „Die Straßen sind vereist; John könnte einen schlimmen Autounfall haben!" ■ „Ich habe eine Menge Geld an der Börse verloren; was ist, wenn sich meine Finanzen nicht erholen, bevor ich in Rente gehe?" ■ „Was ist, wenn die Krebsuntersuchung positiv ausfällt?" ■ „Jetzt bin ich arbeitslos – was ist, wenn ich nie wieder einen ordentlichen Job finde?"
2. Persönliche Hilflosigkeit (die Annahme, dass man unfähig ist, zukünftige negative Ereignisse zu bewältigen)	■ „Ich könnte es nicht aushalten, wenn ich den Rest meines Lebens allein verbringen müsste." ■ „Ich ertrage es nicht, Fehler zu machen oder nicht immer Erfolg zu haben." ■ „Was ich auch tue – ich werde weder akzeptiert noch geliebt." ■ „Ich bin schockiert, dass ich überhaupt nicht fähig bin, auf meine Gesundheit zu achten." ■ „Ich habe keinen Einfluss darauf, was meinen Angehörigen passiert."
3. Intoleranz von Unsicherheit (die Annahme, dass die Unsicherheit bzw. Ungewissheit bzgl. negativer zukünftiger Ereignisse so weit wie möglich reduziert werden sollte)	■ „Ich ertrage es nicht, nicht zu wissen, wohin das führen wird." ■ „Es ist wichtig, sich auf das Schlimmste vorzubereiten, selbst wenn es unwahrscheinlich ist." ■ „Wenn ich mich nur davon überzeugen kann, dass alles gut gehen wird, dann wird wahrscheinlich auch alles gut." ■ „Je ungewisser die Zukunft, desto wahrscheinlicher ist, dass etwas Negatives passiert."
4. Annahmen bzgl. des Sorgenprozesses (d. h. in Bezug auf die positiven und negativen Folgen der Sorge und ihre Unkontrollierbarkeit)	■ „Mir Sorgen zu machen hilft mir, Probleme zu lösen und mich auf das Schlimmste vorzubereiten." ■ „Wenn ich mir über eine Sache Sorgen mache, heißt das, dass sie mir wichtig ist und ich sie ernst nehme." ■ „Wenn ich nicht aufhöre, mir Sorgen zu machen, bekomme ich einen Nervenzusammenbruch." ■ „Wenn ich mehr Willenskraft hätte, könnte ich aufhören, mir Sorgen zu machen."

Besorgniserregende Annahme	Beispiel
5. Weitere Annahmen in Bezug auf die Sorge, die in keine der Kategorien passen	______________________ ______________________ ______________________ ______________________

Tabelle 11.2 Negative besorgniserregende Annahmen

(Abdruck mit freundlicher Genehmigung aus *Cognitive Therapy of Anxiety Disorders* von David A. Clark und Aaron T. Beck, The Guilford Press 2010, Tab. 10.2, S. 403)

Unwillkürliche Sorgen werden von bestimmten negativen Annahmen bezüglich des Sorgenprozesses ausgelöst, die in der kognitiven Therapie aufgedeckt und korrigiert werden können.

Auf problematische Ansichten gründete sich auch Sylvias Sorge. Sorgte sie sich um ihre Rente, war sie überzeugt, dass sie nicht genug Geld haben würde, um über die Runden zu kommen, obwohl sie und ihr Mann recht viel für ihren Ruhestand zurückgelegt hatten. Doch sie dachte nur daran, wie sie gezwungenermaßen das Haus verkaufen und in eine winzige Wohnung ziehen würde. Wahrscheinlich blieb ihr nichts anderes übrig, als bis 70 oder länger zu arbeiten. Wiederholt ging sie zur Finanzberatung und redete unaufhörlich mit ihrem Mann darüber, wie sie sich leisten könnte, in Rente zu gehen. Doch da es keine wahrsagende „Kristallkugel" gab, in der sie sich als glücklich und abgesichert sah, gab es nichts, das ihre Zukunftssorgen linderte. Sylvia glaubte, die Sorge um ihre Rente bedeutete, dass sie dieses Thema ernst nahm und sie davor schützte, einen Fehler zu machen und zu früh in Rente zu gehen. Auf der anderen Seite war die Sorge eine „unaufhaltsame Kraft", die ihr jede Freude an der Gegenwart raubte, ein Berg aus Angst und Qual, der alle Vorteile der Sorge überragte.

11.4.3 Die Phase des Sorgenprozesses

Kaum hat sich ein – von bestehenden Annahmen aktivierter – Gedanke aufgedrängt, kommt der Sorgenprozess ins Rollen. Wie Sie am kognitiven Modell der Sorge sehen können, führen vier Hauptmerkmale des Sorgenprozesses in eine absteigende Spirale. Zu Beginn will man den Prozess unbedingt stoppen und bemüht sich, die Kontrolle über die Sorge zu erlangen. Gleichzeitig will man sich Erleichterung verschaffen, häufig, indem man sich von anderen bestärken lässt, dass alles gut wird. Außerdem sucht man nach Lösungen zu dem vorweggenommenen Problem. Wenn man keine findet, sorgt man sich weiter und beginnt, sich schließlich um die Sorge und deren Ursachen zu sorgen. Schauen wir uns also einmal diese vier Elemente des Sorgenprozesses näher an.

1. Kontrolle der Sorge

Wie oft haben Sie es schon gehört: „Ach, mach dir doch keinen Kopf darum!" Oder: „Hör auf, dir Sorgen zu machen!" Aber das ist ja gerade das Problem – Sie können nicht aufhören, sich Sorgen zu machen, und erwidern: „Ich weiß doch, dass ich aufhören sollte, mir Sorgen zu machen, ich kann es aber nicht!" Interessanterweise hält das niemanden davon ab, sich den Kopf zu zerbrechen. Es ist allgemein bekannt, dass Menschen, die zur Sorge neigen, sich Mühe geben, es zu lassen. Auf Daniel Wegner, Psychologe an der Universität von Harvard, geht die sogenannte *ironische Wirkung der Unterdrückung von Gedanken* zurück.[48] Bei einem Versuch wurden die Teilnehmenden aufgefordert, mehrere Minuten lang nicht an einen Eisbär zu denken. Wie sich anschließend herausstellte, dachten sie jedoch mehr daran als die Gruppe derer, die nicht versucht hatten, ihre Gedanken zu unterdrücken. Mit anderen Worten: Nicht an Eisbären denken zu wollen hatte den Effekt, dass man sogar noch mehr daran dachte, als wenn man den Gedanken zugelassen hätte.

> Je mehr Sie sich anstrengen, „sich keine Sorgen zu machen", desto mehr werden Sie sich sorgen.

SELBSTHILFEÜBUNG 11.1

Versuchen Sie, nicht an etwas zu denken

Stellen Sie einen Wecker für zwei Minuten, nehmen Sie sich Papier und Bleistift und denken Sie an einen Eisbären. Setzen Sie jedes Mal, wenn Ihre Gedanken abdriften, ein Häkchen auf das Blatt. Wiederholen Sie das Experiment, doch versuchen Sie diesmal, zwei Minuten lang *nicht* an einen Eisbären zu denken. Setzen Sie jedes Mal, wenn Ihnen der Gedanke an den Eisbären kommt, ein Häkchen. Schauen Sie sich die Anzahl der Häkchen an. Waren es bei dem Versuch, *nicht* an den Eisbären zu denken, mehr Häkchen? Die meisten Menschen finden es jedenfalls schwieriger, einen Gedanken zu unterdrücken, als ihn zu verfolgen. Daraus folgt: Gedanken lassen sich einfacher formieren als verhindern oder beiseiteschieben.

Kognitive Therapie zielt auf diese negativen Bemühungen der mentalen Kontrolle ab, um die Abwärtsspirale des Sorgenprozesses aufzuhalten.

Je mehr man versucht, sich keine Sorgen zu machen, desto größer die Sorge. Auf diese Weise kann man den Sorgenprozess nicht unterbrechen, sondern erreicht nur das Gegenteil. Und weil man sich, wie gesagt, nicht um triviale Dinge wie Eisbären sorgt, sondern um das, was einem wirklich am Herzen liegt, sind die paradoxen Folgen mentaler Kontrollversuche noch ausgeprägter und verschlimmern den Sorgenprozess um ein Vielfaches:

- Kognitive Unterdrückung (sich dazu ermahnen, unbesorgt zu sein)
- Selbstberuhigung (sich gut zureden, dass alles gut gehen wird)
- Bedürfnis nach Beruhigung von anderen (Familie / Freunde fragen, ob alles gut gehen wird)
- Kontrollzwang (mechanisch immer wieder dasselbe tun, um Zweifel zu zerstreuen und sich Gewissheit zu verschaffen)
- Strafe (sich für die Sorge selbst kritisieren)
- Unterdrückung von Gefühlen (Stress und Angst unterdrücken wollen)

2. Bedürfnis nach Erleichterung

Die meisten Menschen, die sich übermäßig und permanent Sorgen machen, werden fast alles dafür tun, um sich Erleichterung vom Sorgenprozess und der damit verbundenen Angst zu verschaffen. Für den Besorgten besteht der beste Weg zum Abbau der Angst in dem Glauben, dass sich alles fügen wird, also sucht er nach Bestätigung vonseiten anderer und fragt: „Glaubst du, dass alles gut werden wird?“ Oder er versucht, sich selbst davon zu überzeugen, und findet clevere Argumente oder Lösungen, um sich auf das Schlimmste vorzubereiten. Das Problem mit der Sorge ist, dass sie sich immer um Dinge in der Zukunft dreht. Doch da die Zukunft niemand kennt, bleibt der Wunsch nach Sicherheit und Gewissheit unerfüllt. Paradoxerweise trägt er sogar wesentlich zum Bestehenbleiben der Sorge bei.

Zudem wird die Angst mit der Sorge in Verbindung gebracht: Man hält die Angst für den Beweis, dass ein Grund zur Sorge besteht, woraus man dann das Umgekehrte folgert: Hat man keine Angst, besteht kein Grund zur Sorge. Man kann die Angst auch durch Beruhigungsmittel dämpfen, kann damit aber weder die Zukunft beeinflussen noch dafür sorgen, dass die Befürchtungen sich nicht bewahrheiten. Die Annahme, dass ängstliche Unruhe die Sorge rechtfertigt (und dass Gelassenheit sie überflüssig macht), ist ein gutes Beispiel für den Denkfehler der in Kapitel 3 erläuterten emotionalen Argumentation.

War Sylvia gestresst oder überfordert, sorgte sie sich um ihre Arbeitsleistung („Mein Bericht ist ein einziger Flickenteppich, jeder wird merken, dass der nicht meinem Standard entspricht." „Bis zum Ablauf der Frist werde ich das auf gar keinen Fall schaffen."). Je mehr Angst sie bekam, desto mehr sorgte sie sich, und je mehr sie sich sorgte, desto schlimmer wurde die Angst. Manchmal nahm sie ein Beruhigungsmittel, worauf Angst und Sorge sofort abklangen. Aber sie nahm nicht gern Tabletten, weil es ihr Denken verlangsamte und sie auf diese Weise auch nicht lernen konnte, effektiv mit ihrer Sorge umzugehen.

Bei Angst sorgt man sich noch mehr – und die Sorge macht Angst! In der kognitiven Therapie der Sorge konzentrieren wir uns darauf, die Verbindung zwischen Sorge und Angst zu unterbrechen, indem wir uns mit der fehlgerichteten emotionalen Argumentation auseinandersetzen und die unermüdliche Suche nach Erleichterung zu unterbinden versuchen.

3. Vergebliches Problemlösen

Um mit der erwarteten Katastrophe fertigzuwerden, um die man sich sorgt, sucht man unaufhörlich nach Lösungen. Wie Robert Leahy in seinem Buch *Anxiety Free* schrieb, trägt das Bedürfnis nach einer *sofortigen* Antwort erheblich zur Besorgnis bei.[29] Zwar können Grübler erwiesenermaßen genauso gut Probleme lösen wie Nichtgrübler, doch weist ihre Herangehensweise einige Schwachstellen auf:

- Mangel an Vertrauen in die eigene Fähigkeit, Probleme zu lösen
- Fixierung auf zukünftige Bedrohungen
- Negative Erwartung bzgl. der Effektivität der Lösung
- Suche nach einer perfekten Lösung
- Fixierung auf irrelevante Informationen oder zwanghaftes Überprüfen zum Abbau von Unsicherheit[49]

Letztlich verbringen chronische Grübler viel Zeit damit, sich gedanklich immerzu „im Kreise zu drehen" und zahlreiche mögliche Resultate ihrer Befürchtungen durchzuspielen. Da jede Lösung jedoch inakzeptabel scheint und abgelehnt wird, entsteht ein Gefühl der Hilflosigkeit. Man hält sich für unfähig, mit den zunehmenden Bedrohungen, Gefahren und Unwägbarkeiten des Lebens fertigzuwerden.

Derrick, 35 Jahre alt, Single, hatte die Sorge, von anderen Menschen nicht gemocht und von ihnen zurückgewiesen zu werden, besonders bei sich anbahnenden Liebesbeziehungen. Bei jeder Verabredung spielte er im Geiste verschiedene Szenarien durch, wie er sicherstellen konnte, dass Frauen ihn attraktiv fanden. Er las zahlreiche Bücher zu diesem Thema und ließ sich sogar psychologisch beraten, lehnte am Ende jedoch alle Ratschläge ab. Nichts schien zu garantieren, dass eine Frau ihn gut fand und akzeptierte. Also quälte er sich weiter mit der Sorge, wie er seine Angst vor einer möglichen Zurückweisung überwinden konnte.

4. Die Sorge um die Sorge

Das Konzept der „Sorge um die Sorge“ stammt von dem britischen Psychologen Adrian Wells, dem führenden Experten auf dem Gebiet der Psychologie der Sorge. Ihm zufolge trägt die „Metasorge“ erheblich zur Chronifizierung pathologischer Sorge bei und ist Ursache für die generalisierte Angststörung.[50] Wer sich „um die Sorge sorgt“, geht von Negativem aus: „Wenn ich nicht aufhöre, mir Sorgen zu machen, werde ich noch verrückt“, „Ich habe jegliche Kontrolle über die Sorge verloren“, „Solange ich mir Sorgen machen, kriege ich nichts zuwege“. Sind die Betroffenen aber über ihre chronische Sorge besorgt, betreten sie eine neue Ebene pathologischer Sorge. Denn die „Angst vor der Sorge“ führt dazu, dass man sich noch mehr anstrengt, sie in den Griff zu bekommen und unerwünschte Gedanken und Gefühle zu unterdrücken. Vermeidung und Sicherheitsbestreben bekommen eine erneute Dringlichkeit, da die Betroffenen davon überzeugt sind, alles tun zu müssen, um ja angst- und sorgenfrei zu sein. So war Sylvia nach vielen Jahren der Sorge überzeugt, dass dies ihr Leben ruiniert habe. Sie fürchtete sich inzwischen vor ihrer eigenen Sorge und suchte verzweifelt nach deren Auslösern, um die entsprechenden Situationen oder Erfahrungen zu vermeiden. Natürlich brachte dies gar nichts, sondern führte nur zu einem Gefühl des Gefangenseins und der Niedergeschlagenheit.

Verschiedene Faktoren tragen zur Eigendynamik des Sorgenprozesses bei: die Bemühung um Kontrolle über die Sorge, das Streben nach Erleichterung, fehlgesteuertes Problemlösen und die Sorge um die Sorge. All diese Faktoren werden in der kognitiven Therapie gezielt in Angriff genommen.

11.5 Ihr Sorgenprofil

Obwohl sich die chronische Sorge im Allgemeinen wie oben beschrieben kennzeichnet, hat jeder Mensch ein eigenes Sorgenprofil. Wie das individuelle Angstprofil, das Sie in Kapitel 5 erstellt haben, wird auch Ihr Sorgenprofil Sie durch die speziell auf die Sorge ausgerichtete kognitive Therapie geleiten. Gehen Sie bitte wie folgt vor:

11.5.1 *Schritt 1: Erkennen Sie Ihre Sorgenthemen*

Finden Sie ein bis drei Themen oder Angelegenheiten, die Ihr Denken in letzter Zeit beherrscht haben. Wenn es viele sind, wählen Sie diejenigen, die am häufigsten auftreten oder Sie am meisten belasten. Arbeitsblatt 11.1 wird Ihnen helfen, sich Ihre Sorgenthemen wieder ins Gedächtnis zu rufen. Sie können aber noch mehr darüber erfahren, indem Sie Ihre sorgenvollen Momente in einem Tagebuch festhalten. Viele unserer Klienten erhalten dadurch nicht nur neue Erkenntnisse in Bezug auf ihre

Sorgen, sondern finden es auch therapeutisch wirksam, weil es Ordnung in ihren Sorgenprozess bringt und ihnen neue Perspektiven verschafft.

SELBSTHILFEÜBUNG 11.2

Tagebuch Ihrer Sorgenphasen

Halten Sie in Arbeitsblatt 11.4 eine Woche lang Ihre Sorgenmomente fest, wenn Sie sich täglich starke Sorgen machen, bzw. über einen Zeitraum von zwei bis drei Wochen, wenn Sie sich seltener Sorgen machen. Versuchen Sie die Auslöser, d. h. die auslösenden Situationen und aufdringlichen Gedanken zu erfassen. Beschreiben Sie die eventuell bedrohliche oder belastende Situation, die im Fokus Ihrer Sorge steht. Markieren Sie die Sorgen im Zusammenhang mit dem hauptsächlichen Sorgenthema, das Sie in Arbeitsblatt 11.1 angegeben haben. Haben Sie diese Sorgen häufiger oder seltener als erwartet? Sind die Sorgen aus Arbeitsblatt 11.1 immer noch Ihr Hauptproblem oder sind inzwischen neue Themen aufgetaucht, die Sie behandeln wollen? Wie lange sorgen Sie sich in der Regel und wie stark ist der Stress bzw. die Angst dabei? Notieren Sie abschließend, wie Sie versucht haben, Ihrer Sorge beizukommen. Was haben Sie getan, um weniger Angst zu haben oder sich keine Sorgen mehr zu machen? Hat es geholfen?

11.5.2 *Schritt 2: Erkennen Sie die Katastrophe*

Sorgen drehen sich immer um die Möglichkeit einer zukünftigen Bedrohung oder Gefahr. Positive Dinge oder Glück *erhofft* man sich, die Möglichkeit eines Unglücks wird hingegen *befürchtet*. Demnach zeichnet sich die pathologische Sorge durch eine überwältigende Beschäftigung mit Gedanken an Katastrophen aus. Grübler sind beinahe ausschließlich auf den schlimmsten Fall fixiert und übertreiben dessen Wahrscheinlichkeit: „Ich werde dieses Semester definitiv durchfallen und deswegen mein Studium abbrechen müssen.“

SELBSTHILFEÜBUNG 11.3

Auf den Spuren Ihrer Katastrophengedanken

Verwenden Sie über die nächsten ein bis zwei Wochen Arbeitsblatt 6.2, um Ihren Katastrophengedanken während einer Sorgenepisode auf die Spur zu kommen. Konzentrieren Sie sich dabei auf die zukünftigen negativen Umstände oder das befürchtete Ereignis. Notieren Sie auch Ihre Annahmen bezüglich der Wahrscheinlichkeit und der Ernsthaftigkeit des Ereignisses sowie Ihrer Fähigkeit zur Bewältigung. Gibt es an der Situation auch Dinge, die Ihnen Sicherheit verleihen, die Sie aber übersehen?

Arbeitsblatt 11.4

Das Sorgentagebuch

Anleitung: Schreiben Sie bedeutsame Sorgenepisoden auf, wegen der Authentizität möglichst zeitnah.

Datum und Uhrzeit	**Auslöser** Was haben Sie gehört oder gedacht, das Sie in Sorge versetzt hat?	**Sorgeninhalt** Kurze Beschreibung: Worüber haben Sie sich Sorgen gemacht? Markieren Sie, was das mit Ihrem Hauptsorgenthema in Arbeitsblatt 11.1 zu tun hat.	**Dauer der Sorge** (Minuten oder Stunden)	**Stresslevel während der Sorge** (0–100)	**Kontrollversuch** Was haben Sie getan, um die Sorge abzubrechen? War es erfolgreich?

Sylvia entdeckte bei dieser Übung, dass sie jedes Mal, wenn sie sich um die Gesundheit ihres Mannes sorgte, den Gedanken hatte, er könne einen Herzinfarkt haben und sterben, woraufhin sie alleine zurückbleiben würde und den Rest ihres Lebens in Einsamkeit und Verzweiflung verbringen müsse. Im Zustand der Sorge stufte sie die Wahrscheinlichkeit des Herzinfarkts als sehr hoch ein (80 / 100). Wenn Sie sich nicht um seine Gesundheit sorgte, fiel der Wert auf 20. Auf diese Weise erkannte Sylvia, dass ihre Tendenz, die Wahrscheinlichkeit eines Unglücks zu übertreiben, Angst und Sorge nur verschlimmerte.

11.5.3 Schritt 3: Erkennen Sie Ihre Einstellung zur Sorge

Da die Art, Ihre Sorge einzuschätzen, eine wichtige Rolle dabei spielt, dass sie sich so hartnäckig hält und sich nicht beherrschen lässt, müssen Sie erkennen, wie Sie darüber denken. Was glauben Sie, ist an dieser Sorgenepisode so furchtbar oder schlimm für Sie? Was glauben Sie, könnte positiv oder günstig daran sein? Blättern Sie noch einmal zurück zu Tabelle 11.2 und markieren Sie zwei oder drei negative Annahmen, die stark auf Ihre Sorge zutreffen. Schreiben Sie dann auf ein gesondertes Blatt Papier drei oder vier positive Annahmen in Bezug auf Ihre Sorge, etwa dass sie Ihnen Probleme zu lösen hilft, Sie für das Schlimmste wappnet, Sie dadurch fokussiert oder motiviert bleiben und so weiter. Die meisten chronischen Grübler nehmen an, dass Sorge auch eine positive Funktion hat, und zögern daher, sie loszulassen, obwohl sie ihnen das Leben sehr viel schwerer macht.

SELBSTHILFEÜBUNG 11.4

Annahmen über die Sorge

Mit die beste Art zu erkennen, welche Annahmen der Sorge zugrunde liegen, ist, Ihre Gedanken festzuhalten, während Sie sich Sorgen machen. Schreiben Sie in Arbeitsblatt 11.5 all Ihre positiven und negativen Gedanken dazu auf.

Arbeitsblatt 11.5

Annahmen in Bezug auf die Sorge

Anleitung: Füllen Sie dieses Formular aus, während Sie sich um etwas Alltägliches Sorgen machen. Versuchen Sie wegen der Authentizität das Formular so zeitnah wie möglich auszufüllen.

Datum und Dauer der Sorge	**Hauptsorgenthema** wie in Arbeitsblatt 11.1 angegeben oder ein neues Thema aus Arbeitsblatt 11.4, dazu das Schlimmste, was passieren könnte	**Negative Gedanken (Annahmen) in Bezug auf die Sorgenepisode** Warum finden Sie die Sorge so schlimm oder furchtbar?	**Positive Gedanken (Annahmen) in Bezug auf die Sorgenepisode** Was könnte an der Sorge positiv oder günstig sein?	**Ausmaß der Sorge um die Sorge** (0–100)*

* Schätzen Sie das Ausmaß Ihrer „Sorge um die Sorge“ im Zusammenhang mit der gegenwärtigen Episode ein, und zwar von 0 (überhaupt nicht besorgt, dass ich mir Sorgen mache) bis 100 (extrem besorgt, dass ich mir schon wieder Sorgen gemacht habe).

Sylvia fand während dieser Übung heraus, dass viele Annahmen über die Sorge aktiviert wurden, wenn sie sich Sorgen machte. Am dominantesten waren die Gedanken: „Ich kriege nichts gebacken, wenn ich mir Sorgen mache“, „Wenn ich die Sorge nicht in den Griff bekomme, wird die Angst unerträglich“. Ihre positiven Annahmen waren: „Die Sorge hält mich fokussiert“, „Manchmal hilft mir die Sorge durch ein Problem durch“ und „stellt sicher, dass ich auf das Schlimmste vorbereitet bin“.

Die Aktivierung bestimmter Annahmen in Bezug auf Ihre Sorge wird verschiedene automatische Gedanken auslösen. Sich mit diesen auseinanderzusetzen ist für die kognitive Therapie sehr wichtig.

11.5.4 Schritt 4: Ihre Kontroll- und Sicherheitsstrategien

Die letzte Komponente Ihres Sorgenprofils besteht aus Kontrollstrategien und Sicherheitsmaßnahmen, zu denen Sie aufgrund Ihrer chronischen Sorge möglicherweise greifen. Blättern Sie noch einmal zurück zu Seite 286 und markieren Sie die mentalen Kontrollstrategien, die Sie meistens nutzen, um sich weniger oder gar nicht mehr zu sorgen. Schauen Sie sich auch noch einmal Ihre Ergebnisse in Arbeitsblatt 5.6 und 5.7 an und notieren Sie, welche kognitiven Verhaltensstrategien Sie im Zusammenhang mit Sorgen verwenden. Erwähnen Sie auch Ihre wiederholten Problemlöseversuche, wie beispielsweise das Verlangen nach Rückbestätigung oder Kontrollzwänge aus dem Bedürfnis nach Sicherheit und Gewissheit in Bezug auf die Zukunft.

SELBSTHILFEÜBUNG 11.5

Erstellen Sie Ihr Sorgenprofil

Verwenden Sie Arbeitsblatt 11.6, um alle Aspekte Ihrer permanenten und nicht kontrollierbaren Sorge festzuhalten. Mithilfe Ihres Sorgenprofils werden Sie einen individuellen Therapieplan zusammenstellen, der auf den im Folgenden erläuterten Behandlungsstrategien basiert.

Arbeitsblatt 11.6

Ihr Sorgenprofil

Anleitung: Gehen Sie vor der Bearbeitung dieses Formulars noch einmal Ihre Antworten auf die Fragen zu den vier Schritten der Sorge durch.

1. Schritt: Sorgenauslöser

a. Mit der Sorge verbundene persönliche Ziele, Werte und Themen: ____________________

____

b. Spontane unerwünschte, aufdringliche Gedanken: ____________________

____

2. Schritt: Katastrophengedanken (während der Sorge)

a. Angenommene Wahrscheinlichkeit: ____________________

____

b. Angenommene Ernsthaftigkeit: ____________________

____

c. Wahrgenommene Fähigkeit zur Bewältigung: ____________________

____

3. Schritt: Annahmen in Bezug auf die Sorge

a. Negative Annahme: ____________________

____

b. Positive Annahme: ____________________

4. Schritt: Kontroll- und Sicherheitsstrategien

a. Strategien zur Kontrolle der Sorge ____________________

____

b. Sicherheitsstrategien (d. h., wie Sie versuchen, einen Zustand der Ruhe, Sicherheit und Gewissheit herzustellen): ____________________

____

11.6 Die kognitive Therapie der Sorge

11.6.1 Schritt 1: Welcher Sorgentyp sind Sie?

Die Sorge lässt sich anhand von Problemen und Konsequenzen aufgliedern, und zwar: realistische versus eingebildete Probleme und produktive versus unproduktive Konsequenzen. Dies ergibt vier Grübeltypen.

Produktives Lösen realer Probleme	Produktive, sorgfältige Planung zukünftiger eingebildeter Dinge
Unproduktive Sorge um reale Probleme	Unproduktive Sorge um eingebildete Dinge

Das realistische, produktive Problemlösen im Kasten oben links ist eine Art des Nachdenkens, das zu sehr effektiven Lösungen führt. Das sorgfältige Planen eingebildeter Ziele ist konstruktives Nachdenken über mögliche Reaktionen auf hypothetische zukünftige Schwierigkeiten (etwa einen Notfallplan für Hausbrände zu entwerfen). Die kognitive Therapie beschäftigt sich mit den beiden unteren Typen, der unproduktiven realen und der unproduktiven eingebildeten Sorge, mit dem Ziel, die unproduktive Sorge in produktiveres lösungsorientiertes Denken der oberen beiden Typen zu lenken.

Nicht jede Sorge dreht sich um eingebildete oder hypothetische Zukunftsmöglichkeiten. Manchmal sorgt man sich auch um reale Dinge, wie sie sich tagtäglich ereignen, etwa wenn man sich der Behandlung einer schweren Krankheit unterziehen muss und sich um das Ergebnis sorgt, oder wenn man seine Arbeit verloren hat und Schwierigkeiten hat, eine neue zu finden, oder wenn man sich ernsthaft mit dem Ehepartner streitet und eine Scheidung befürchtet. Der erste Schritt in der kognitiven Therapie besteht darin, zu entscheiden, ob die Sorge sich um ein reales oder ein eingebildetes Problem dreht (eine „Was-ist-wenn"-Situation). Jerry hatte in den letzten neun Monaten drei Hypothekenraten nicht gezahlt und bekam außerdem Anrufe von einem Inkassobüro wegen fehlgeschlagener Kreditkartenzahlungen. Ihr war angst und bange um ihre finanzielle Situation und sie machte sich Sorgen um die Möglichkeit, dass sie Insolvenz anmelden müsste und ihr Haus zwangsversteigert würde. Sie befand sich wirklich in einer prekären Situation, weshalb ihre finanzielle Sorge vernünftig schien.

Brian dagegen, ein 33-jähriger Radiologe, hatte vor Kurzem seine neue Stelle in der Abteilung für bildgebende Diagnostik eines Kreiskrankenhauses angetreten. Obwohl der Chefradiologe seine Arbeit lobte, war Brian ständig in Sorge, dass er sich

Arbeitsblatt 11.7

Die Konsequenzen der Sorge

Anleitung: Übertragen Sie eine Ihrer Hauptsorgen aus Arbeitsblatt 11.1 oder Ihrem Sorgentagebuch (Arbeitsblatt 11.4) und zählen Sie dann einige positive und negative Konsequenzen Ihrer Sorge auf. Lesen Sie sie noch einmal durch und entscheiden Sie, ob Ihre Sorge überwiegend produktiv oder nicht produktiv ist. Kopieren Sie das Formular, damit Sie die Übung auch für andere Sorgen machen können.

1. Hauptsorge: ______________________________

____

____

2. Negative Konsequenzen der Sorge:

   a. ______________________________

   b. ______________________________

   c. ______________________________

   d. ______________________________

   e. ______________________________

3. Positive Konsequenzen der Sorge:

   a. ______________________________

   b. ______________________________

   c. ______________________________

   d. ______________________________

   e. ______________________________

4. Im Großen und Ganzen ist meine Sorge diesbezüglich produktiv. Ja Nein

5. Im Großen und Ganzen ist meine Sorge diesbezüglich nicht produktiv. Ja Nein

beim Lesen eines Computerbildes irren könnte und nicht so produktiv war wie seine Kollegen und Kolleginnen. Er verdiente zwar ungefähr so viel wie sie, doch war er langsamer und überprüfte seine Diagnoseberichte häufig, um eine mögliche Fehldiagnose auszuschließen. Seine Sorgen „Was ist, wenn meine Diagnose falsch ist?“ und „Was ist, wenn ich weniger leiste als die anderen auf meiner Abteilung?“ drehten sich um eingebildete Bedrohungen (die noch nicht eingetreten waren, jedoch potenziell möglich waren).

Ob Sie wegen eines unmittelbaren realistischen Problems oder einer eingebildeten Bedrohung („was ist, wenn“) besorgt sind – Sie sollten sich fragen, ob Ihre Sorge produktiv oder unproduktiv ist. Jerrys Sorge wegen ihrer Insolvenz war realistisch, aber war sie auch produktiv? Brachte sie sie dazu, eine Maßnahme zu ergreifen, die ihr Problem lösen würde, oder war sie sogar kontraproduktiv, weil sie ihre Fähigkeit, Probleme zu lösen, beeinträchtigte? Bei Brian war die Bedrohung, beruflich zu versagen, eingebildet und sicher nicht produktiv, weil das fortwährende Überprüfen seiner Diagnosen seine Arbeitsleistung minderte. Bringt Ihre Sorge Sie Ihren Lebenszielen näher oder werden sie zum Hindernis und machen Sie unglücklich und unzufrieden?

SELBSTHILFEÜBUNG 11.6

Produktive oder unproduktive Sorge?

Bestimmen Sie zuerst, ob Sie sich um ein unmittelbares, realistisches Problem oder eine entferntere, hypothetische negative („Was-ist-wenn-“)Situation sorgen. Überlegen Sie als Nächstes, welche positiven und negativen Folgen Ihre Sorge hat und ob diese überwiegend produktiv oder nicht produktiv ist. (Falls Sie sich nicht sicher sind, schauen Sie sich noch einmal Tabelle 11.1 an.) Halten Sie Ihre Ergebnisse in Arbeitsblatt 11.7 fest. Falls Sie sich in Bezug auf die Folgen Ihrer Sorge unsicher sind, beobachten Sie Ihre Sorgenepisoden und notieren Sie deren unmittelbaren Folgen oder bitten Sie Ihre Therapeutin, einen engen Freund oder eine Familienangehörige um Anregungen, welche Auswirkungen die Sorge auf Sie hat. Wiederholen Sie diese Übung für jede Sorge, die Sie in Arbeitsblatt 11.1 oder in Ihrem Sorgentagebuch aufgeführt haben (Arbeitsblatt 11.4).

Tipp

Fällt es Ihnen schwer zu erkennen, ob Ihre Sorge realistisch oder eingebildet ist? Realistisch ist sie, wenn sich langsam ein Problem abzeichnet und konkrete Hinweise darauf vorliegen. So wäre die Sorge, dass Ihr Teenagersohn wegen einer schweren Straftat verhaftet werden könnte, in dem Fall realistisch, wenn er schon kleinere Straftaten begangen hätte. Im Gegensatz dazu gibt es bei eingebildeten Sorgen keine Hinweise auf die Möglichkeit schlimmer Folgen. Die Sorge um Krebs beispielsweise wäre dann eingebildet, wenn keine entsprechenden medizinischen Befunde vorlägen. Was man sich einbildet, kann zwar später passieren, doch sprechen aktuell keine realistischen Hinweise dafür, dass sich gerade etwas Problematisches zusammenbraut.

11.6.2 Schritt 2: Konstruktives Problemlösen für realistische Sorgen

Sorgen Sie sich um ein unmittelbar bevorstehendes, realistisches Problem wie zum Beispiel Ihre Scheidung, um eine Folgeuntersuchung ein Jahr nach Ihrer Krebstherapie, um Ihr Kind, das in der Schule nicht mitkommt, um den Verlust Ihrer Arbeit oder um eine Zwangsräumung? Falls ja, suchen Sie konstruktiv nach Lösungen.[49]

Der erste Schritt einer kognitiven Therapie der Sorge besteht darin, zu erkennen, ob diese sich um ein realistisches oder eher um ein eingebildetes („Was-ist-wenn"-)Problem dreht. Sorgen Sie sich um ein unmittelbares, realistisches Problem, dann eignet sich die therapeutische Strategie der konstruktiven Problemlösung am besten. Für die Sorge um eingebildete („Was-ist-wenn"-)Probleme eignen sich andere Strategien.

Bevor Sie sich auf die Suche begeben, müssen Sie jedoch als Erstes herausfinden, wie viel Verantwortung und Macht Sie darüber haben. Manche Dinge hat man fast zu 100 Prozent in der Hand, wenn etwa der Benzintank leer ist oder man ständig zu spät zur Arbeit kommt und beschließt, sich früher auf den Weg zu machen. Andere Dinge obliegen nur teilweise der eigenen Verantwortung, wie etwa eine Beförderung, ein Ehekonflikt, das Risiko einer Herzerkrankung oder eine erfolgreiche Investition. Wenige oder gar keine Macht hat man über Dinge wie beispielsweise das Resultat einer Krebsuntersuchung, die chronische Krankheit des Partners oder den Tod eines geliebten Menschen.

Die produktive Sorge um Probleme hängt essenziell von der angemessenen Einschätzung der eigenen Macht und Verantwortung ab. Überschätzung verursacht Angst und Stress, Unterschätzung führt zu Lähmung und Untätigkeit. Mithilfe von Arbeitsblatt 11.8 können Sie eine gesundere Perspektive in Bezug auf Ihre Rolle in besorgniserregenden problematischen Situationen entwickeln.

Arbeitsblatt 11.8

Wie viel Macht haben Sie?

Anleitung: Wählen Sie ein Sorgenthema, das unmittelbare, realistische Folgen hat. Schreiben Sie dann alle Faktoren auf, die die Situation beeinflussen (z. B. was andere Leute tun, was Sie tun, Informationen zur Umgebung oder Situation). Bewerten Sie dann die proportionale Höhe des Einflusses dieser Faktoren. Alle Faktoren zusammen müssten 100 Prozent ergeben. Wie hoch ist der Anteil Ihrer eigenen Macht?

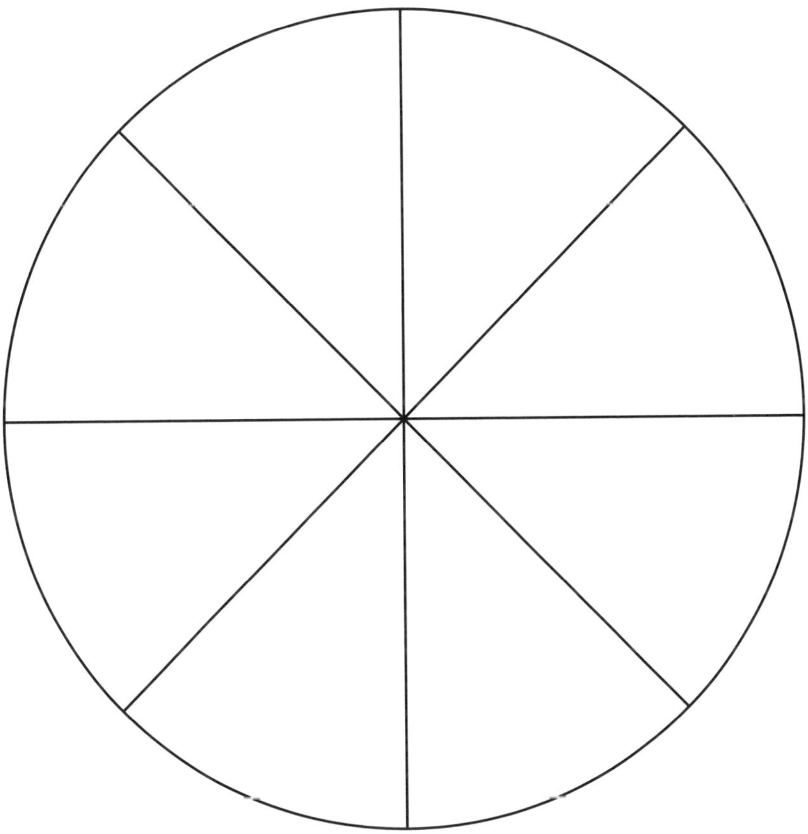

Wiederholen Sie die Übung bezüglich Ihres Machtanteils, wann immer Sie sich Sorgen machen. Es hilft Ihnen, die Unterscheidung zu lernen zwischen dem, was Sie bestimmen, und dem, was Sie nicht bestimmen können – eine Grenze, die chronischen Grüblern oft verschwommen erscheint. Wenn Sie in der Lage sind, diese zu erkennen, können Sie auch Probleme lösen, die in Ihrer Macht stehen, und jene akzeptieren, die sich außerhalb davon befinden.

Sylvias Tortendiagramm in Bezug auf ihre Sorge um die Erledigung des Haushalts ergab Folgendes: Zuerst nahm sie an, dass sie 100 Prozent Macht über das Problem hatte. Doch beim Ausfüllen des Diagramms stellte sie fest, dass andere Faktoren – Überstunden (20 %), ihr Unordnung verursachender Ehemann (15 %), die Putzfrau, die einmal pro Woche vorbeikam (10 %), und der kranke Hund (5 %) – auch eine Rolle spielten. Also hatte Sylvia nur zu 50 Prozent Macht über den Sauberkeitszustand ihres Zuhauses. Als sie das erkannt hatte, konnte sie konstruktiv nach Lösungen suchen, um die 50 Prozent zu erfüllen, die sich in ihrer Verantwortung befanden, musste aber auch lernen, die Möglichkeit eines nicht so sauberen und aufgeräumten Hauses zu akzeptieren, weil sich 50 Prozent außerhalb ihrer Macht befanden.

Sobald Sie eine realistische Einschätzung Ihrer Verantwortung in Bezug auf eine Sorge oder ein Problem gewonnen haben, können Sie die folgenden Schritte zur Lösung von Problemen unternehmen, um mit dem Teil fertigzuwerden, der in Ihrer Macht steht.

1. Erkennen Sie das Problem.
2. Überlegen Sie sich Lösungen dafür.
3. Bewerten Sie jede Lösung.
4. Stellen Sie einen lösungsorientierten Handlungsplan auf.
5. Bewerten Sie das Ergebnis Ihres Handlungsplans.

Die Erkenntnis des Problems beginnt damit, herauszufinden, welcher Teil des Problems in Ihrer Hand liegt. Joanne machte sich Sorgen, dass man ihre Bewerbung um einen besseren Posten in der Firma ablehnen würde. Ihrem Tortendiagramm zufolge konnte sie das Ergebnis nur zu 60 Prozent beeinflussen. Ihr Anteil bestand nun darin, sich auf das Vorstellungsgespräch vorzubereiten. Also überlegte sich Joanne Möglichkeiten, wie sie sich auf das Vorstellungsgespräch vorbereiten konnte:

- alle Erfahrungen, Fähigkeiten und Pläne für die neue Stelle, falls sie sie bekommen würde, in einer Beschreibung zusammenfassen
- mit ein paar Kolleginnen sprechen, die vor Kurzen ein erfolgreiches Vorstellungsgespräch hatten
- eine Liste möglicher Fragen erstellen und diese beantworten
- das Vorstellungsgespräch probeweise mit einer Kollegin durchspielen
- mit dem Vorgesetzten darüber sprechen
- ihrem Mann von der Angst erzählen
- ihre Hausärztin um die Verschreibung eines Beruhigungsmittels bitten

Anschließend ließ sich Joanne alle Lösungsmöglichkeiten durch den Kopf gehen. Die ersten vier erschienen ihr am konstruktivsten, da sie sie am besten auf das Gespräch vorbereiteten. Die anderen drei hatten hingegen starke Nachteile, weshalb sie sie wieder ausstrich. Auf den akzeptablen Lösungen baute Joanne folgenden Handlungsplan auf:

> Denken Sie daran, dass das Ziel des Problemlösens darin besteht, weniger Angst zu haben und mit der problematischen Situation effektiver umzugehen. Leider ist das immer noch keine Garantie dafür, dass Sie das gewünschte Ergebnis auch wirklich erreichen.

Ich werde mich über die nächsten zwei Wochen jeden Abend (Montag bis Freitag) auf das Vorstellungsgespräch vorbereiten. Als Erstes werde ich eine fünfseitige Erklärung meiner gesammelten Erfahrungen, Fähigkeiten und Pläne für die neue Stelle schreiben. Diese werde ich mehrere Male durchlesen, um mich damit vertraut zu machen. Außerdem werde ich eine Liste mit möglichen Fragen zusammenstellen, auch solche nach etwaigen „Lücken" in meinem Lebenslauf. Ich werde Larry und Meredith, die ja vor Kurzem befördert wurden, nach ihren Erfahrungen mit Vorstellungsgesprächen fragen. Ich werde meine beste Freundin auf der Arbeit, Judy, bitten, spätestens drei Tage vor dem eigentlichen Termin mit mir zwei Rollenspiele zu machen. Auf der Basis ihres Feedbacks werde ich gegebenenfalls Änderungen vornehmen.

Zuerst dachte Joanne, dass der Erfolg ihres Handlungsplans sich darin zeigen würde, ob sie die Stelle bekommen würde oder nicht. Doch wie sie dann erkannte, stimmte dies nicht so recht, da sie das Ergebnis ja nur zu 60 Prozent beeinflussen konnte. Außerdem hing ihre Beförderung auch von den Qualifikationen ihrer Mitbewerber und der Entscheidung des Auswahlkomitees ab. Also maß sie den Erfolg ihres Handlungsplans daran, ob sie dadurch weniger Angst vor dem Vorstellungsgespräch hatte und sich nicht mehr so viele Sorgen darum machte. Als sie später noch einmal ihr Sorgentagebuch durchlas (Arbeitsblatt 11.4), stellte sie fest, dass sie nach Umsetzung ihres Handlungsplans seltener und auch nicht mehr so starke Angst hatte.

SELBSTHILFEÜBUNG 11.7

Konstruktives Problemlösen

Üben Sie die konstruktive Problemlösemethode an einem Problem, das Sie derzeit beschäftigt, am besten mit einem, das nicht so schwerwiegend ist (z. B. die Reinigung Ihres Wagens, wie Sie stets pünktlicher zur Arbeit kommen, wie Sie sich besser mit Ihrer Mitbewohnerin verstehen können). Nachdem Sie diese Probleme erfolgreich gelöst haben, können Sie zu schwierigeren Themen übergehen. Machen Sie sich dafür Termine, entwickeln Sie einen Handlungsplan, setzen Sie ihn um und bewerten Sie anschließend seine Wirkung auf die Intensität Ihrer Sorge und Angst.

Tipp

Falls Ihre Bemühungen, Probleme konstruktiv zu lösen, keine Wirkung auf Ihre Angst und Sorge gezeigt haben, sollten Sie Ihre Vorgehensweise auf folgende Schwächen hin überprüfen.

- Perfektionismus: die Ablehnung aller Lösungsmöglichkeiten, weil sie nicht perfekt sind.
- Überschätzung der eigenen Macht: der Gedanke, ein Wunschziel sicher erreichen zu können, obwohl das nur teilweise in Ihrer Macht steht und Ihr Einfluss begrenzt ist.
- Unrealistische Erwartungen: konstruktives Problemlösen kann Ihre Angst und Sorge nur reduzieren, jedoch nicht völlig beseitigen.
- Vager Handlungsplan: Sie müssen Ihren Handlungsplan ganz konkret ausarbeiten und genau benennen, was Sie wie und wann tun werden.
- Unzureichende Überlegungen: Ihre Liste sollte mehrere Lösungsoptionen enthalten, von denen Sie diejenigen, die Ihnen unzureichend erscheinen, wieder ausstreichen können.
- Starke Einbildung: vage, abseitige und sehr unwahrscheinliche Bedrohungen, die nur begrenzt Bezug zur Wirklichkeit haben („Was ist, wenn ich früh sterbe?“, „Was ist, wenn mich niemand mag?“ „Was ist, wenn ich nie im Leben Erfolg haben werde?“).

11.6.3 Schritt 3: Die Korrektur Ihres Katastrophendenkens

Im kognitiven Modell der Sorge (Abbildung 11.1) steht das Katastrophendenken immer im Mittelpunkt der unproduktiven und übertriebenen Sorge. Die Aktivierung negativer Annahmen in Bezug auf die äußere Bedrohung und die eigene Hilflosigkeit führt dazu, dass man sich beinahe exklusiv auf zukünftige Bedrohungen und Gefahren konzentriert. *Katastrophendenken nährt die Sorge!* Wenn Sie aufhören, sich Katastrophen auszumalen, drehen Sie Ihrer Sorge den Hahn ab. Das ist allerdings leichter gesagt als getan, da das Katastrophendenken chronischen Grüblern in Fleisch und Blut übergegangen ist. Unserer Erkenntnis nach kann man aber lernen, „die Gewohnheit des Katastrophisierens über Bord zu werfen“, und damit der übertriebenen und kontraproduktiven Sorge den Wind aus den Segeln nehmen.

Besorgnismindernd sind Strategien wie das Sammeln von Indizien, das Diagnostizieren von Denkfehlern, das Entwickeln von Alternativen und das Entkatastrophisieren (siehe Kapitel 6). Schauen Sie sich zuerst Ihr Sorgenprofil an (Arbeitsblatt 11.6) und konzentrieren Sie sich dann darauf, wie Sie die Wahrscheinlichkeit und Ernsthaftigkeit einer Befürchtung überschätzen und Ihre Bewältigungsfähigkeit unterschätzen. Diese drei Elemente (Wahrscheinlichkeit, Ernsthaftigkeit und Bewältigung) stehen im Mittelpunkt des Katastrophendenkens. Verwenden Sie Arbeitsblatt 6.3, um Indizien dafür zu sammeln, dass Sie die Wahrscheinlichkeit und die Ernsthaftigkeit eines eingebildeten negativen Ereignisses überschätzen. Finden Sie dann Ihre Denkfehler heraus (siehe Kapitel 3) und arbeiten Sie an einer wahrscheinlicheren, realistischeren Perspektive auf Ihr Sorgenthema.

Sylvia war sehr besorgt um die Gesundheit ihres Mannes. Bei ihm war vor Kurzem eine instabile Angina pectoris diagnostiziert worden. Sicher würde Richard irgendwann einen tödlichen Herzinfarkt haben und sie als einsame, todunglückliche Witwe zurücklassen, dachte sie. Ihre Sorge war stark von Katastrophendenken beeinflusst. Als Erstes überlegte Sylvia, ob sie die Wahrscheinlichkeit, dass die instabile Angina automatisch zu einem tödlichen Herzinfarkt führen könnte, womöglich überschätzte. Sie informierte sich über diese Erkrankung und erfuhr, dass sie in Zusammenhang mit einem erhöhten Risiko für Herzinfarkt gebracht wird. Das Durchschnittsrisiko für einen Herzinfarkt pro Monat liegt etwa bei zehn Prozent oder weniger und das Durchschnittsrisiko für Tod durch Herzinfarkt im Zusammenhang mit einer instabilen Angina bei weniger als fünf Prozent. Des Weiteren könne die Wahrscheinlichkeit eines Herzinfarkts bei instabiler Angina durch Medikamente und Änderungen der Lebensgewohnheiten vermindert werden.

Sammeln Sie Indizien, erkennen Sie Ihre Denkfehler und suchen Sie nach alternativen Perspektiven, um die bei chronischer Sorge typische Tendenz zur Übertreibung der Wahrscheinlichkeit und Ernsthaftigkeit einer Bedrohung zu korrigieren.

Auf der Basis dieser Indizien konnte Sylvia erkennen, dass sie die Wahrscheinlichkeit für einen Herzinfarkt überschätzte und die verschiedenen Mittel zur Senkung des Risikos, wie beispielsweise Medikamente, Ernährungsumstellung und anderes, unterschätzte. Wie sie außerdem feststellte, neigte sie in Bezug auf die Erkrankung ihres Mannes zu voreiligen Schlüssen und zum Tunnelblick. Sie gelangte zu folgender alternativer Sichtweise:

Richard hat eine chronische Krankheit, die sein Risiko für einen tödlichen Herzinfarkt erhöht. In den USA leben Millionen von Menschen gut und lange mit dieser Krankheit. Trotz des Risikos für einen Herzinfarkt sind Richards Überlebenschancen jederzeit wesentlich höher als die Todesgefahr. Es gibt dafür viele Medikamente, die er nehmen kann, außerdem kann er seine Lebensgewohnheiten ändern, um das Risiko für einen Herzinfarkt zu senken (doch ganz ausschließen kann er es nicht). Wie viele andere Menschen können auch wir lernen, mit dieser gesundheitlichen Bedrohung zu leben.

Immer wenn Sylvia sich um Richards Gesundheit sorgte, wandte sie ihren Handlungsplan an und rief sich ihre neue Sichtweise ins Gedächtnis sowie die Indizien für realistischere Alternativen und gegen die katastrophale Annahme, dass Richard jeden Moment an einem Herzinfarkt sterben könnte.

SELBSTHILFEÜBUNG 11.8

Entwickeln Sie eine Alternative zum Katastrophendenken

Füllen Sie ein Formular zum Sammeln von Indizien aus (Arbeitsblatt 6.3) und entwickeln Sie eine Alternative (Arbeitsblatt 6.5), die Ihr Katastrophendenken in Bezug auf eine bestimmte Sorge infrage stellt. Schauen Sie sich diese Formulare immer dann an, wenn Sie sich Sorgen machen, und fügen Sie Neues hinzu. Mit wachsender Erfahrung werden Sie Ihre spontanen Katastrophengedanken immer früher korrigieren können.

Tipp

Falls die Korrektur Ihres Katastrophendenkens mittels Indizien Ihre Sorge nicht reduziert, kann es sein, dass Sie sich gegen den schlimmsten Fall absichern wollen. Sie sollten aber darauf achten, die Indizien nur zur *Korrektur Ihrer voreingenommenen Einschätzung* der Wahrscheinlichkeit und der Ernsthaftigkeit einer Bedrohung zu verwenden. Denken Sie daran, dass Sie die Zukunft nicht vorhersagen können, dass Ihnen auch etwas Unangenehmes widerfahren kann (Richard *könnte* einen tödlichen Herzinfarkt haben) und dass das Sammeln von Indizien kein „Wundermittel" ist. Sie werden dadurch nicht automatisch aufhören, sich zu sorgen, werden es aber allmählich weniger tun, weil Sie sich immer wieder daran erinnern, voreingenommene Katastrophengedanken zu korrigieren.

11.6.4 Schritt 4: Konfrontation mit dem Schlimmsten

Es gibt immer eine Katastrophe, einen schlimmsten Fall, vor dem man sich fürchtet und an den man am liebsten gar nicht denkt, wenn man sich Sorgen macht. Thomas Borkovec, Professor der Psychologie an der Penn State University und Pionier in der Erforschung der Sorge, ist der Meinung, dass wir uns Sorgen machen, um die Befürchtung einer zukünftigen Bedrohung oder Gefahr zu vermeiden.[51] Zum Beispiel könnte sich ein Vater am Wochenende Sorgen machen, warum sein Teenagersohn nachts noch nicht zu Hause ist, statt sich vorzustellen, dass er in einen tragischen Autounfall verwickelt ist. Oder jemand macht sich Sorgen wegen seines Befundes, statt sich ein Leben mit Krebs vorzustellen. Eine andere macht sich Sorgen, ob sie eine gute Freundin verletzt hat, statt an den Verlust dieser

Wiederholtes Konfrontieren Ihrer schlimmsten Sorge ist therapeutisch sehr effektiv, weil Sie damit die Grundannahme infrage stellen, die die Sorge aufrechterhält. Etwa die, dass Ihre schlimmste Befürchtung wahr werden könnte und Sie vollkommen hilflos und überfordert zuschauen müssen.

Freundschaft zu denken. Mit anderen Worten, die Sorge ist oft ein Versuch, nicht an eine befürchtete Katastrophe zu denken. Das Problem dabei ist, dass die Sorge keine effektive Vermeidungsstrategie, sondern eine Ursache für den Dauerzustand generalisierter Angst ist. Das Gegenzuteil zu tun und *der schlimmsten Befürchtung* ins Auge zu schauen ist ein wichtiger Schritt in der kognitiven Therapie gegen chronische Sorge.

SELBSTHILFEÜBUNG 11.9

Konfrontieren Sie sich mit Ihrer Sorge und entkatastrophisieren Sie sie

Sie können lernen, sich mit Ihrer schlimmsten Befürchtung auseinanderzusetzen. Beginnen Sie mit einer richtigen *Horrorgeschichte*: Nehmen Sie ein Sorgenthema und fragen Sie sich selbst: „Was ist das Schlimmste, das passieren könnte, die ultimative Katastrophe, das, was ich am meisten fürchte?" Wenn Sie sich Sorgen um eine Beziehung machen, könnten Sie den Verlust dieser Beziehung befürchten; wenn es um Finanzielles geht, könnten Sie die Befürchtung haben, alles zu verlieren und Insolvenz anmelden zu müssen; und wenn es mit Ihrem Beruf zu tun hat, geht es vielleicht darum, dass Sie Ihre Stelle verlieren und langzeitarbeitslos werden. Beschreiben Sie in Arbeitsblatt 11.9 das Schlimmste, das Ihnen im Hinblick auf Ihr Sorgenthema passieren könnte. Schreiben Sie aber nicht über das, was Sie wirklich denken, sondern nutzen Sie Ihre Phantasie und schreiben Sie über das Allerschlimmste, das Sie sich vorstellen können, die absolute Katastrophe.

Haben Sie Ihre Horrorgeschichte fertig, sind Sie bereit, Ihrer Sorge *gezielt Ausdruck zu verleihen*. Nehmen Sie sich jeden Tag 30 bis 45 Minuten Zeit, um sich Sorgen zu machen. Suchen Sie sich einen ruhigen Ort, wo Sie für sich sein und Ihrer Angst und Sorge freien Lauf lassen können. Fassen Sie Ihre Sorge in Worte und sprechen Sie sie laut aus, immer wieder. Versuchen Sie nicht, Ihre Sorge zu unterdrücken, sondern im Gegenteil: Lassen Sie sie heraus! Lesen Sie Ihre Horrorgeschichte laut vor, konzentrieren Sie sich darauf und versetzen Sie sich so sehr Sie können in sie hinein. Damit konfrontieren Sie Ihre größte Sorge und schlimmste Befürchtung. Natürlich ist es wie bei allen Konfrontationen wichtig, dass Sie sie über zwei bis drei Wochen hinweg täglich wiederholen. Sobald Sie merken, dass Sie sich Sorgen machen, schreiben Sie es auf und verwenden Sie es später in Ihrer Sorgensitzung. Denken Sie daran: „Ich muss mir jetzt keine Sorgen machen, ich hebe mir das für meine Sorgensitzung heute Abend auf." Machen Sie diese Übung so lange, bis Sie bei dem Gedanken an den schlimmsten Fall nur noch wenig Angst oder Stress verspüren.

Der letzte Schritt in der „Konfrontation mit der schlimmsten Befürchtung" besteht darin, einen *Entkatastrophisierungsplan* zu entwerfen. Wie viel könnten Sie bewältigen, wenn Ihre schlimmste Befürchtung eintreten würde? Wie würden Sie lernen, mit einer Krebserkrankung zu leben, allein zu wohnen oder mit dem Verlust Ihres Traumjobs fertigzuwerden? Was würden Sie tun, wenn Sie herausfänden, dass Ihr Partner oder Ihre Partnerin eine Affäre hat oder dass Ihr Sohn wegen Drogen verhaftet wurde? Schreiben Sie praktische, realistische und konkrete Schritte auf, die Sie unternehmen könnten, um diese Katastrophe zu bewältigen. Sie könnten dies auch zu Ihrem Notfallplan machen, um zu wissen, was Sie bei einer Katastrophe unternehmen würden, etwa bei einem Hausbrand. Man plant ja nicht, das eigene Haus anzuzünden, aber falls es passieren sollte, ist es nicht schlecht, zu wissen, was zu tun wäre. Machen Sie das Gleiche mit Ihrer schlimmsten Befürchtung in Verbindung mit Ihrer Sorge. Vielleicht tritt sie ja nie ein, aber einen Plan zu haben ist schon mal eine gute Idee. Könnten Sie mit der Katastrophe besser fertigwerden, als Sie denken? Sie können sich auch über die Katastrophe informieren und fragen, wie andere damit umgegangen sind, und Ihre Erkenntnisse dann in Ihren Entkatastrophisierungsplan einbauen.

Sylvia sorgte sich wegen ihrer Rente und malte sich ein Horrorszenario aus, bei dem ihr Einkommen in den Keller gestürzt war. Sie beschrieb, wie es wäre, pleite zu sein und sparen zu müssen, wie ihre Freunde und erwachsenen Kinder darauf reagierten und wie das Leben mit nur wenig Geld aussähe. Dann setzte sie sich täglich 30 Minuten lang hin und las sich ihre Sorgen wegen der Rente und ihr Horrorszenario vor. Sie versuchte sich so lebhaft wie möglich vorzustellen, wie es wäre, „arm und alt“ zu sein. Dies machte sie 23 Tage lang, bis sie die Übung langweilte und sie das Interesse daran verlor. An diesem Punkt konnte sie ihrem Ruhestand entgegensehen und einen Entkatastrophisierungsplan entwerfen, der vorsah, wie sie mit dem plötzlichen Verlust ihrer Altersanlagen fertigwerden würde. Sie erkannte, dass sie diese Situation viel besser würde bewältigen können, als sie gedacht hatte.

Tipp

Falls die Konfrontation mit Ihrer schlimmsten Befürchtung Ihre Sorge nicht verringert, sollten Sie überprüfen, ob Sie es auch wirklich mit dem „allerschlimmsten Fall“ zu tun haben. Die Übung bringt nämlich nichts, wenn Sie Ihre Vorstellung abmildern, damit sie weniger Angst und Furcht erregt. Die schlimmste Befürchtung muss wirklich extrem sein. Und da man sich nicht auf das Gedächtnis verlassen kann, sollten Sie Ihre Sorgen und Horrorszenarien aufschreiben und immer wieder laut vorlesen. Und ganz wichtig ist: Übung macht den Meister! Also wiederholen Sie die Übung immer wieder! Viele machen sie nur ein- oder zweimal und kommen dann zu dem Schluss, dass sie nicht funktioniert. Der gesteuerte Ausdruck ist jedoch nur dann effektiv, wenn man ihn so oft wiederholt, bis man sich langweilt und das Interesse verliert.

Arbeitsblatt 11.9

Ihre größte Befürchtung

Anleitung: Beschreiben Sie so ausführlich wie möglich (250 bis 500 Wörter), wie es wäre, wenn sich Ihre größte Befürchtung in Bezug auf Ihr Sorgenthema bewahrheiten würde. Wodurch könnte dies geschehen? Wie würde sich das auf Sie auswirken, körperlich, seelisch, in Ihrem Verhalten und Ihrem Sozialleben? Wie würden Sie auf diese Katastrophe reagieren? Auf welche Weise würden Sie versuchen, damit zurechtzukommen? Wäre das effektiv? Wie würde sich Ihr Leben durch das Eintreten dieser Katastrophe verändern? Wie würden sich Freunde und Familie verhalten, nachdem Sie das Schlimmste, das Sie befürchtet hatten, erleben mussten? Würden sie Sie damit alleine lassen? Welche langfristigen Folgen hätte die Katastrophe?

(Nutzen Sie zusätzliches Papier, um Ihre Horrorgeschichte fertig zu schreiben.)

11.6.5 Schritt 5: Alternative Annahmen in Bezug auf die Sorge

Oft kommt man mit der Arbeit an der Sorge nicht eher voran, bis man die eigenen Grundannahmen in Bezug auf den Sorgenprozess erkannt und korrigiert hat. Schauen Sie sich noch einmal Arbeitsblatt 11.5 an und führen Sie sich Ihre positiven und negativen Annahmen in Bezug auf Ihre Sorge vor Augen. Zur Korrektur dieser Annahmen können Sie die in Kapitel 6 erläuterten Strategien verwenden und Indizien sammeln oder eine Kosten-Nutzen-Analyse erstellen. Konzentrieren Sie sich auf die Hauptannahmen Ihres Sorgenprofils (Arbeitsblatt 11.6).

Unangemessene besorgte Annahmen zu korrigieren reduziert erfolgreich die Sorge um die Sorge (Sorge um die negativen Folgen chronischer Sorge).

Jason, ein Student, sorgte sich unablässig um seinen Notendurchschnitt. Dadurch würde er sein Studium ernster nehmen, aber auch mehr Angst haben und vor lauter Stress wahrscheinlich schlechter bei den Prüfungen abschneiden, glaubte er. Er bekam Angst vor der Sorge und versuchte, sich zu beherrschen, aber ohne Erfolg. Um diese Befürchtungen infrage zu stellen, las er sich noch einmal die Indizien durch, die er sich aufgeschrieben hatte, und stellte überrascht fest: Entgegen seiner Annahme motivierte ihn die Sorge weder zum Lernen noch wirkte sie sich so stark auf seine Noten aus. Das war nur einige Male passiert und diese Ausnahmen hatte er für die Regel gehalten. Also dachte er sich eine alternative Sichtweise aus: ein gewisses Maß an Sorge in Anbetracht von Prüfungen war normal und sogar produktiv, seine exzessive Sorge jedoch nicht. Daran galt es zu arbeiten. Von nun an hielt er jedes Mal, wenn er sich damit quälte, dass er vor lauter Sorge durch die Prüfung fallen würde, inne, beschäftigte sich 20 Minuten lang gezielt mit dem Ausdruck seiner Sorge und lernte dann weiter. Diese Übung half ihm, seine verzerrte Vorstellung von den negativen Folgen der Sorge zu korrigieren.

SELBSTHILFEÜBUNG 11.10

Korrigieren Sie negative Annahmen in Bezug auf die Sorge

Nehmen Sie sich zweimal die Woche 30 Minuten Zeit, um unangemessene, automatische Ansichten bezüglich Ihrer Sorge zu korrigieren. Widersprechen Sie ihnen in jeder Sorgenphase mithilfe der gesammelten Indizien und der Kosten-Nutzen-Analyse. Denken Sie sich Alternativen aus und tun Sie zum Abschluss dieser Übung etwas Neues, das besser zu Ihren korrigierten Annahmen passt.

11.6.6 Schritt 6: Loslassen

Wie wir bereits sagten: Je mehr Sie versuchen, Ihre Sorge unter Kontrolle zu bringen, desto schlimmer wird sie. Daher ist es wichtig, die eigenen Kontrollmechanismen zu kennen und dann an ihrer Beseitigung zu arbeiten.

Sylvia versuchte auf drei Wegen, ihre Sorge zu beherrschen. Hör auf, dir Sorgen zu machen, sagte sie sich ständig (Gedankenunterdrückung), redete sich gut zu (Selbstbeschwichtigung) und bat andere um deren Meinung in Bezug auf das mögliche Eintreten des Befürchteten (Bedürfnis nach Rückbestätigung von anderen). Da natürlich keiner dieser Kontrollmechanismen half, machte sie sich weiterhin Sorgen. Sie verwendete fünf Methoden, um ihre Kontrollmechanismen einzudämmen.

SELBSTHILFEÜBUNG 11.11

Ersetzen Sie alte Kontrollmechanismen durch neue Strategien

Nehmen Sie sich für diese Übung zwei Wochen Zeit. Versuchen Sie, sich selbst dabei zu ertappen, wie Sie die in Ihrem Sorgenprofil angegebenen Kontrollstrategien einsetzen (Arbeitsblatt 11.6). Üben Sie die vier unten beschriebenen Strategien und ersetzen Sie damit Ihre alten Kontrollmechanismen. Bewerten Sie nach zwei Wochen Ihre Fortschritte in Hinblick darauf, Ihrer Sorge mit „mehr Akzeptanz" zu begegnen.

- Akzeptieren Sie Ihre Sorge. Loslassen bedeutet, den eigenen Sorgenprozess zu akzeptieren, statt ihn zu bekämpfen. „Gleiten Sie durch" die Sorgenphasen hindurch. Wenn Ihr Gehirn sich Sorgen machen will, dann gestatten Sie ihm das. Lassen Sie die sorgenvollen Gedanken durch Ihren Kopf segeln. Sie können sogar einen Beobachtungsposten einnehmen und wie bei einer Parade Ihren vorbeiziehenden Gedanken zuschauen. Was Sie erreichen wollen, ist, die Sorge als etwas Normales zu betrachten, das weder Ihr Leben beeinträchtigen noch Ihnen die Freude daran rauben muss. Wie wichtig die Akzeptanz bei der Reduzierung der Tendenz zur Sorge ist, hat auch Robert Leahy in seinem Buch *The Worry Cure* erläutert.[49]
- Unterbrechen Sie die Sorge. Schreiben Sie in einer Sorgenphase auf, worum Sie sich sorgen, und heben Sie es sich für Ihre Sorgensitzung auf: „Das ist ja interessant, das schreibe ich mir auf, damit ich mir nachher ausgiebig Sorgen machen kann." Zu Anfang wird es Ihnen vielleicht schwerfallen, die Sorge aufzuschieben, aber mit ein bisschen Übung werden Sie es schließlich schaffen.
- Normalisieren Sie die Sorge. Arbeiten Sie daran, die Sorgenphasen als normal anzunehmen, während Sie so gut Sie können Ihrem Alltag nachgehen. Wenn Sie sich wegen der Sorge nicht konzentrieren können, machen Sie so lange etwas Einfacheres, Routinemäßiges (die Wohnung sauber machen, den Wagen waschen, das Büro aufräumen, eine Freundin anrufen etc.). Lassen Sie auf keinen Fall alles stehen und liegen, nur um

sich Sorgen zu machen. Tun Sie dies nur während Ihrer Sorgensitzung. Alternativ können Sie sich während einer Sorgenphase mit Alltagsaufgaben ablenken.

- Geben Sie die Kontrolle Ihrer Reaktionen ab. Haben Sie Ihre häufigsten Strategien zur Kontrolle Ihrer Sorge erkannt, lassen Sie sie sein. Zum Beispiel können Sie aufhören, sich von anderen in Bezug auf die Zukunft bestärken zu lassen (das ist nämlich ziemlich sinnlos, da sie die Zukunft auch nicht besser vorhersagen können!). Hören Sie außerdem auf, immer wieder nachzuprüfen, ob alles in Ordnung ist. Legen Sie auch Ihre Gewohnheit ab, zur Selbstberuhigung ein Problem ganz genau analysieren (durchkauen) zu wollen.

Die Sorge immer beherrschen zu wollen (übertriebenes Kontrollbedürfnis) ist weitaus problematischer als das Gegenteil (schwaches Kontrollbedürfnis). Aus diesem Grund ist man in der kognitiven Therapie bestrebt, die Kontrolle zu unterlassen und die Angst zu akzeptieren.

Tipp

Falls es Ihnen schwerfällt, die Kontrolle über Ihre Sorge fallen zu lassen, und Sie in Versuchung geraten, schon nach ein paar Tagen aufzugeben, denken Sie daran: „Der Mensch ist ein Gewohnheitstier." Alte Gewohnheiten lassen sich nicht so schnell ablegen, daher müssen Sie eine Weile an Ihrer Kontrollgewohnheit arbeiten. Schreiben Sie über Ihre Sorgenthemen, stellen Sie Ihre Übertreibungen bezüglich zukünftiger Bedrohungen infrage, sparen Sie sich Ihre Sorge für den zielgerichteten Ausdruck auf und normalisieren Sie sie, indem Sie Alltägliches tun. Das sind die besten Strategien gegen das Bedürfnis nach Kontrolle. Denken Sie an den „Eisbären" (Selbsthilfeübung 11.1): Je mehr Sie sich bemühen, Ihre Sorge zu unterdrücken, desto schlimmer wird es!

11.6.7 Schritt 7: Ungewissheit akzeptieren

Der letzte Schritt in der kognitiven Therapie der Sorge zielt auf das Thema der Ungewissheit ab. Wie der kanadische Psychologe Michel Dugas gezeigt hat, ist die Schwierigkeit, Ungewissheit zu akzeptieren, ein ganz charakteristisches Merkmal der chronischen Sorge und der generalisierten Angststörung.[52] Ihm zufolge macht man sich

Sorgen, um sich in Bezug auf die Zukunft abzusichern. Man will die Ungewissheit reduzieren, indem man das, was man für am wahrscheinlichsten hält, „durchdenkt". Brodie etwa studierte Organische Chemie und sorgte sich um sein Abschlussexamen. Er dachte ständig an seine miserablen Erfolgsaussichten und die Möglichkeit durchzufallen, um sich auf das wahrscheinliche Ergebnis einzustellen. Judy sorgte sich um den Verkauf ihres Hauses und dachte immer wieder daran, ob sie jemals einen Käufer finden würde. Samantha sorgte sich darum, dass ihr Mann eine Affäre haben könnte, und verbrachte viele Stunden mit dem Versuch, sich davon zu überzeugen, dass er ihr treu war und sie nicht verlassen würde. Bei all diesen Fällen wird der Sorgenprozess von dem Wunsch getrieben, „die Zukunft zu kennen", um die Ungewissheit zu reduzieren. Die meisten chronischen Grübler würden lieber wissen, dass etwas Schlechtes auf sie zukommt, als mit dem „Nichtwissen" leben.

Das Problem mit dem „Bedürfnis zu wissen" ist, dass niemand die Zukunft mit Gewissheit kennt. Die Sorge ist ein Versuch, sich gegenüber der Zukunft abzusichern – ein Versuch, die Ungewissheit des Lebens zu verringern, um nicht mehr „was ist wenn" fragen zu müssen. Doch wie inzwischen in der Psychologie erforscht ist, hat diese Suche nach Erleichterung genau den umgekehrten Effekt: Sie vergrößert die Angst und die Sorge in Bezug auf die Zukunft. Das Risiko und die Ungewissheit akzeptieren zu lernen verringert die Sorge und auch die allgemeine Angst.[53]

SELBSTHILFEÜBUNG 11.12

Mehr Toleranz für Risiko und Unsicherheit

Arbeiten Sie eine Woche lang an Ihrer Akzeptanz der Ungewissheit und erkennen Sie, wann Sie dagegen ankämpfen. Füllen Sie Arbeitsblatt 11.10 in jeder Sorgenphase aus und konzentrieren Sie sich auf Ihre Intoleranz gegenüber der Ungewissheit. Lesen Sie sich in der zweiten Woche das Arbeitsblatt durch und machen Sie (mithilfe von Arbeitsblatt 6.4) eine Kosten-Nutzen-Analyse in Bezug auf die Vor- und Nachteile, die die Akzeptanz einer ungewissen Zukunft mit sich bringt. Finden Sie die Vorteile überzeugend?

Konzentrieren Sie sich als Nächstes bewusst immer wieder auf die Möglichkeit des befürchteten Ereignisses, bis Ihre Angst nachgelassen hat (Entkatastrophisieren). Ja, überfluten Sie sich förmlich mit Ungewissheit! Versuchen Sie weder, sie zu vermeiden, noch sie zu unterdrücken. Konfrontieren Sie sich mit ihr und akzeptieren Sie sie. Üben Sie, Ihre sorgenvollen Gedanken an die Ungewissheit richtig einzuschätzen und zu korrigieren. Konfrontieren Sie sich in der dritten Woche täglich mit Ihrer Ungewissheit. Versuchen Sie, jeden Tag ein oder zwei spontane Dinge zu tun, die Sie sonst nicht tun, und erhöhen Sie allmählich den Grad der Ungewissheit mit dem Ziel, mehr Toleranz und Akzeptanz von Risiko und Ungewissheit zu entwickeln.

Arbeitsblatt 11.10

Risiko und Ungewissheit

Zeitraum: von ______________ bis ______________

Anleitung: Füllen Sie dieses Formular während Ihrer täglichen Sorgenphasen aus, und zwar so zeitnah wie möglich, damit Ihre Notizen authentisch sind.

Datum und Dauer der Sorgenphase	**Sorgenthema** Beschreiben Sie kurz Ihre Sorgen aus den Arbeitsblättern 11.1 und 11.4, einschließlich des schlimmsten Ereignisses, das Sie sich vorstellen können.	**Kette der „Was ist, wenn"-Fragen.** Listen Sie die Fragen auf, die Ihnen während einer Sorgenphase durch den Kopf gehen.	**Grad der Unsicherheit** (0–100)*	**Reaktion auf die Unsicherheit** Woran liegt es, dass Sie die Ungewissheit in Bezug auf diese Sorge nicht ertragen? Wie haben Sie versucht, sich mehr Gewissheit zu verschaffen?

* Bewerten Sie, wie unangenehm Ihnen die Unsicherheit in Bezug auf die Zukunft ist, wobei 0 „gar kein Gefühl der Unsicherheit" bedeutet und 100 „ein extremes Gefühl der Unsicherheit".

Brodie erkannte, dass auf Prüfungsergebnisse kein Verlass ist. Man kann nicht wissen, welche Fragen drankommen, und muss die Ungewissheit akzeptieren. Im Studium muss man mit der Ungewissheit von Prüfungen und ihren Ergebnissen leben. Als Brodie aufhörte, nach Bestätigung zu suchen und sich stattdessen bemühte, die Ungewissheit zu akzeptieren und nicht zu meiden, ließen seine Sorgen nach.

Eine der effektivsten Methoden zum Aufbau von Akzeptanz gegenüber Ungewissheit ist die Konfrontation mit der Ungewissheit im Alltag.[52] Fokussieren Sie ganz bewusst, wie unsicher die Dinge sind, die Sie Tag für Tag tun. Sylvias Sorge konzentrierte sich auf die Ungewissheit des Rentenalters, die Gesundheit ihres Ehemannes, die beruflichen Chancen ihres Sohnes und so weiter. Sie war überzeugt davon, die Zukunft kennen zu müssen, musste wissen, wie alles werden würde. Also versuchte sie, negative Ereignisse zu vermeiden und sich gut zuzureden, dass „sich schon alles fügen wird". Von ihrer kognitiven Therapeutin bekam sie die Aufgabe, den Grad der Ungewissheit zu bewerten, der mit „sorgenfreien" alltäglichen Aktivitäten verbunden war. Sylvia stellte fest, dass sie beispielsweise Ausflüge machte und zu Sitzungen ging, obwohl dabei ein gewisses Maß an Ungewissheit enthalten war. Dann ermutigte die Therapeutin Sylvia, das Risiko und die Ungewissheit in ihrem Leben zu erhöhen, etwa ohne Navigationssystem an neue Orte ihrer Stadt zu fahren, eine Freundin ans Steuer zu lassen, sich auf eine Arbeitssitzung nicht so gut vorzubereiten, spontan einen Kurzurlaub zu buchen und eine neue Kollegin kurzfristig zum Abendessen einzuladen. All diese Dinge sollten Sylvias Toleranz gegenüber Risiko und Ungewissheit erhöhen. Natürlich brachten sie auch mehr Spontaneität in ihr Leben. Indem Sylvia lernte, die Ungewissheiten des Lebens zu akzeptieren, konnte sie letztlich ihre Angst und Sorge verringern.

Die Unwägbarkeiten des Lebens zu akzeptieren und mit einem „vernünftigen Risiko" zu leben ist ein wichtiges Ziel zur Überwindung exzessiver und nicht produktiver Sorge.

Tipp

Wenn Sie sich immer noch mit der Ungewissheit schwertun, versuchen Sie alle Aktivitäten und Entscheidungen Ihres Alltags aufzulisten, bei der Sie Unsicherheit in Kauf nehmen müssen (z. B. eine Straße überqueren in der Annahme, dass niemand die rote Ampel überfährt). Üben Sie, sich darauf zu konzentrieren, ob es überhaupt möglich ist, die Ungewissheit in Bezug auf eine Zukunftsangst weiter zu reduzieren. Sie könnten außerdem andere fragen, wie sie die Ungewissheit ihrer eigenen Gesundheit, Beziehungen, Finanzen oder Arbeit einschätzen. Es ist jedoch keinesfalls Ihr Ziel, die Ungewissheit zu reduzieren (das ist unmöglich), sondern sie zu akzeptieren.

Zusammenfassung

- Die generalisierte Angststörung (GAS) ist die zweithäufigste Angststörung; sie zeichnet sich durch chronische Angst und exzessive, unkontrollierbare Sorge in Bezug auf verschiedene Lebensbereiche aus.
- Die fehlangepasste Sorge zeigt sich in der Fixierung auf eine übertriebene Bedrohung in der Zukunft (Katastrophisieren), in dem Versuch, die Ungewissheit durch sinnloses Problemlösen und Rückversicherungen zu reduzieren, sowie in erfolglosen Bemühungen um Unterbindung des Sorgenprozesses.
- Die Sorge ist für chronisch ängstliche Menschen selten produktiv oder hilfreich. Sie beschäftigen sich zu sehr mit eingebildeten, hypothetischen Horrorszenarien („Was ist, wenn"), über die sie wenig Macht haben und wo erfolglose Bemühungen zur Lösung von Problemen erst recht Gefühle der Angst, Hilflosigkeit und Unsicherheit auslösen.
- Besorgtheit ist ein Geisteszustand, eine Denkweise, bei der belastende Gedanken an Bedrohungen von wichtigen Lebenszielen in den Denkprozess eindringen. Zugrunde liegende Annahmen in Bezug auf zukünftige Gefahren und die eigene Hilflosigkeit werden aktiviert, was einen Sorgenprozess in Gang setzt, der sich durch sinnlose Bemühungen, die Sorge einzudämmen, ein Streben nach Erleichterung, wirkungsloses Problemlösen und „die Sorge über die Besorgnis" auszeichnet.
- Der Kampf gegen die nicht produktive Sorge beginnt mit der Erstellung eines individuellen Sorgenprofils. Dazu werden die Hauptthemen der Sorge, die Art des Zukunftspessimismus, die Grundannahmen in Bezug auf die Sorge und die unangemessenen Kontrollstrategien identifiziert.
- Der erste Schritt der kognitiven Therapie der Sorge besteht darin, herauszufinden, ob die Sorge sich um unmittelbar bevorstehende, realistische Dinge dreht. Konstruktive Sorge gehört zu den besten Strategien zur Reduzierung von Angst und Sorge in Bezug auf realistische Lebensprobleme (z. B. Arbeitslosigkeit, Beziehungskrisen, ernsthafte Erkrankungen, Verlust nahestehender Menschen).
- Die meisten Sorgen im Zusammenhang mit einer GAS beziehen sich allerdings auf weiter entfernte, eher abstrakte, wenn nicht sogar hypothetische bedrohliche Möglichkeiten in der Zukunft (z. B. ob man akzeptiert und gemocht wird, ob man alles verliert und Not leidet, ob man früh stirbt).
- Die kognitive Therapie der Sorge um eingebildete Zukunftsprobleme besteht in der Korrektur des Katastrophendenkens, Konfrontationen im Geiste mit dem Allerschlimmsten, wiederholtem strukturiertem und zielgerichtetem Ausdruck der Sorge, der Erstellung eines „Entkatastrophisierungsplans", der Korrektur unangemessener positiver und negativer Annahmen in Bezug auf die Sorge, der Reduzierung von Kontrollmechanismen sowie der Akzeptanz von Risiko, Neuartigkeit und Ungewissheit.

Anhang

Internetadressen für die Suche nach Therapeuten und Therapeutinnen

Psychotherapie-Netzwerk: ↗ http://www.psychotherapie-netzwerk.de
Deutsche Gesellschaft für Verhaltenstherapie: ↗ http://www.dgvt.de
Psychotherapie-Informationsdienst: ↗ http://www.psychotherapiesuche.de

Literaturempfehlungen

(Allgemeine) Angststörungen

Bourne, E. J. (2008). *Arbeitsbuch Ängste & Phobien.* München: Goldmann.

Butler, G. & Hope, T. (1997). *So wird ihre Psyche fit: Selbstvertrauen stärken, Probleme lösen, Ziele erreichen.* München: Knaur.

Morschitzky, H. & Sator, S. (2005). *Die zehn Gesichter der Angst: Ein Handbuch zur Selbsthilfe.* München: dtv.

Orsillo, S. M. & Roemer, L. (2012). *Der achtsame Weg durch die Angst: wie wir andauernde Sorgen und Grübelei hinter uns lassen und zu einem erfüllten Leben finden.* Freiburg i. Br: Arbor.

Panikstörungen

Silove, D. (2006). *Wenn die Panik kommt.* Bern: Huber.

Taylor, S. (2000). *Understanding and Treating Panic Disorder: Cognitive-Behavioural Approaches.* Chichester: Wiley.

Taylor, S., Zvolensky, M. J., Cox, B. J., Deacon, B., Heimberg, R. G., Ledley, D. R. et al. (2007). Robust dimensions of anxiety sensitivity: Development and initial validation of the Anxiety Sensitivity Index-3. *Psychological Assessment, 19,* 176–188.

Wehrenberg, M. (2012). *Die 10 besten Strategien gegen Angst und Panik: Wie das Gehirn uns Stress macht und was wir dagegen tun können.* Weinheim: Beltz.

Soziale Ängste

Markway, B. G. & Markway, G. P. (2012). *Frei von Angst und Schüchternheit: Soziale Ängste besiegen – ein Selbsthilfeprogramm.* Weinheim: Beltz.

Morschitzky, H. & Hartl, T. (2011). *Raus aus dem Schneckenhaus.* Ostfildern: Patmos.

Generalisierte Angststörung und chronische Sorge

Becker E. & Margraf, J. (2008). *Vor lauter Sorgen: Hilfe für Betroffene mit Generalisierter Angststörung (GAS) und deren Angehörige.* Weinheim: Beltz.

Meares, A. (1988). *Ängstige dich nicht, lebe und gewinne! Wie man Ängste abbaut, um glücklich zu leben.* München: Heyne.

Zwangsstörungen

Baer, L. (2007). *Alles unter Kontrolle. Zwangsgedanken und Zwangshandlungen überwinden.* Bern: Huber.

Hoffmann, N. & Hoffmann, B. (2011). *Wenn Zwänge das Leben einengen: Der Klassiker für Betroffene.* Heidelberg: Springer.

Trauma und Posttraumatische Belastungsstörung

Follette, F. M. & Pistorello, J. (2012). *Zurück ins Leben finden: Mit ACT Posttraumatische Belastungsstörungen und traumabedingte Probleme bewältigen.* Paderborn: Junfermann.

Stavermann, H. H. (2010). *Im Gefühlsdschungel: Emotionale Krisen verstehen und bewältigen.* Weinheim: Beltz.

Depression

Fennell, J. (2005). *Anleitung zur Selbstachtung: Lernen, sich selbst der beste Freund zu sein.* Bern. Huber.

Greenberger, D. & Padesky, C. A. (2007). *Gedanken verändern Gefühle: Fertigkeiten, um Stimmungen, Verhalten und Beziehungen grundlegend zu verbessern.* Paderborn: Junfermann.

Wehrenberg, M. (2013). *Techniken zur Bewältigung von Depressionen: Wie Ihr Gehirn Sie depressiv macht und was Sie dagegen tun können.* Paderborn: Junfermann.

Williams, M. & Teasdale, J. (2009). *Der achtsame Weg durch die Depression.* Freiburg i. Br.: Arbor.

Über die Autoren

David A. Clark, PhD, ist Professor für Psychologie an der Universität New Brunswick, Kanada, wo er seit 25 Jahren auch als Therapeut mit eigener Praxis arbeitet. Dr. Clark ist ein weithin anerkannter Experte für kognitive Verhaltenstherapie gegen Angst und Depression und Autor zahlreicher Publikationen, darunter das Buch *Overcoming Obsessive Thoughts.* Er ist außerdem Mitglied der Canadian Psychological Association und Gründungsmitglied der Academy of Cognitive Therapy.

Aaron T. Beck, MD, ist Professor Emeritus für Psychiatrie an der University of Pennsylvania School of Medicine und Präsident des Beck Institute for Cognitive Behavior Therapy. Als weltbekannter Forscher, Pädagoge und praktizierender Psychiater ist er der Begründer der kognitiven Therapie und wurde bereits mit zahlreichen Preisen geehrt: unter anderem mit dem *Lasker Award for Clinical Medical Research* sowie Forschungspreisen der American Psychiatric Association und der American Psychological Association.

Anmerkungen

1. Die Werte für Angststörungen errechnen sich auf der Basis der Lebenszeitprävalenzrate von 28,8 Prozent (Kessler, Berglund, Demler, Robertson & Walters, 2005). Lebenszeitprävalenz und Verteilung der verschiedenen Altersstufen bei Beginn von Krankheiten nach dem DSM-IV, National Comorbidity Survey Replication (Archives of General Psychiatry, 62, 593–602). [Anm. d. Ü.: Laut Zusatzsurvey »Psychische Störungen« des Bundes-Gesundheitssurvey 1998 (BGS 98) „ergibt sich, dass 14,2 Prozent der Befragten im Alter von 18 bis 65 Jahren (das entspricht hochgerechnet 6,91 Millionen der 18- bis 65-jährigen deutschen Wohnbevölkerung) im Zeitraum von einem Jahr unter einer klinisch relevanten Angststörung leiden (12-Monatsprävalenz). Quelle: Wittchen, H.-U., Robert-Koch-Institut. Reihe *Gesundheitsberichterstattung des Bundes,* Heft 21, Mai 2004. ↗ http://www.gbe-bund.de/gbe10/abrechnung.prc_abr_test_logon?p_aid=99099578&p_uid=gasts&p_sprache=D&p_knoten=FID&p_suchstring=9043#fid9023 (letzter Zugriff 07.04.2014).
2. National Institute of Anxiety and Stress, Inc (2009). *Famous people with anxiety.* ↗ http://www.conqueranxiety.com/famous-people-with-anxiety.asp (letzter Zugriff 07.04.2014).
3. Beck, A. T. (2004). *Kognitive Therapie der Depression.* Weinheim: Beltz.
4. Beck, A. T. & Emery, G. (1985). *Kognitive Verhaltenstherapie bei Angst und Phobien.* Tübingen: Dgvt-Verlag.
5. Clark, D. A. & Beck, A. T. (2010). *Cognitive therapy of anxiety disorders: Science and practice.* New York: Guilford Press.
6. Butler, A. C., Chapman, J. F., Forman, E. M. & Beck, A. T. (2006). The empirical status of cognitive-behavioral therapy: A review of meta-analyses. *Clinical Psychology Review,* 26, 17–31.
7. Epp, A. M., Dobson, K. S. & Cottraux, J. (2009). Applications of individual cognitive-behavioral therapy to specific disorders. In G. O. Gabbard (Hrsg.), *Textbook of psychotherapeutic treatments* (S. 239–262). Washington, DC: American Psychiatric Publishing.
8. Hollon, S. D., Stewart, M. O. & Strunk, D. (2006). Enduring effects for cognitive behavior therapy in the treatment of depression and anxiety. *Annual Review of Psychology,* 57, 285–315.
9. American Psychiatric Association (1998). Practice guidelines for the treatment of patients with panic disorder. *American Journal of Psychiatry, 155* (Suppl.), 1–34.
10. Chambless, D. L., Baker, M. J., Baucom, D. H., Beutler, L. E., Calhoun, K. S., Crits-Christoph, P. et al. (1998). Update on empirically validated therapies II. *The Clinical Psychologist,* 51, 3–16.
11. McIntosh, A., Cohen, A., Turnbull, N., Esmonde, L., Dennis, P., Eatock, J. et al. (2004). *Clinical guidelines and evidence review for panic disorder and generalised anxiety disorder.* Sheffield, UK: University of Sheffield/London: National Collaborating Centre for Primary Care.
12. In Anlehnung an Beck, J. S. (1999). *Praxis der Kognitiven Therapie.* Weinheim: Beltz.
13. In Anlehnung an Beck, A. T., Rush, A. J., Shaw, B. F. & Emery, G. (1981). *Kognitive Therapie der Depression.* München: Urban & Schwarzenberg.
14. Anm. d. Ü.: Informationen zur Situation in Deutschland, Österreich und der Schweiz finden Sie im Anhang.
15. American Psychiatric Association (APA) (2003). *Diagnostisches und statistisches Manual psychischer Störungen, DSM-IV-TR.* Göttingen: Hogrefe.

16. Antony, M.M. & Norton, P.J. (2009). *The anti-anxiety workbook: Proven strategies to overcome worry, phobias, panic, and obsessions.* New York: Guilford Press.
17. Mathews, A. & MacLeod, C. (2005). Cognitive vulnerability to emotional disorders. *Annual Review of Clinical Psychology,* 1, 167–195.
18. MacLeod, C. (1999). Anxiety and anxiety disorders. In T. Dalgleish & M. Power (Hrsg.), *Handbook of cognition and emotion* (S. 447–477). Chichester, UK: Wiley.
19. Craske, M.G. & Barlow, D.H. (2006). *Mastery of your anxiety and worry: Workbook* (2nd ed.). Oxford, UK: Oxford University Press.
20. Reiss, S. & McNally, R.J. (1985). Expectancy model of fear. In S. Reiss & R.R. Bootzin (Hrsg.), *Theoretical issues in behavior therapy* (S. 107–121). Orlando, FL: Academic Press.
21. Taylor, S. (1995). Anxiety sensitivity: Theoretical perspectives and recent findings. *Behaviour Research and Therapy,* 33, 243–258.
22. Dugas, M.J., Buhr, K. & Ladouceur, R. (2004). The role of intolerance of uncertainty in etiology and maintenance. In R.G. Heimberg, C.L. Turk & D.S. Mennin (Hrsg.), *Generalized anxiety disorder: Advances in research and practice* (S. 143–163). New York: Guilford Press.
23. Salkovskis, P.M. (1996). Avoidance behavior is motivated by threat belief: A possible resolution of the cognitive-behavior debate. In P. M. Salkovskis (Hrsg.), *Trends in cognitive and behavioral therapies* (S. 25–41). Chichester, UK: Wiley.
24. Lohr, J.M., Olatunji, B.O. & Sawchuk, C.N. (2007). A functional analysis of danger and safety signals in anxiety disorders. *Clinical Psychology Review,* 27, 114–126.
25. Mental fitness: What is it? ↗ https://safety.army.mil/Knowledge_Online/Portals/december2008/Mental%20Fitness%20%E2%80%93%20What%20is%20It.pdf (letzter Zugriff 07.04.2014).
26. Kazantzis, N., Whittington, C. & Dattilio, F. (2010). Meta-analysis of homework effects in cognitive and behavioral therapy: A replication and extension. *Clinical Psychology: Science and Practice,* 17, 144–156.
27. Lambert, M.J., Harmon, S.C. & Slade, K. (2007). Directions for research on homework. In N. Kazantzis & L. L'Abate (Hrsg.), *Handbook of homework assignments in psychotherapy: Research, practice, and prevention* (S. 407–423). New York: Springer.
28. Gray, J.A. (1971). *Angst und Streß. Entstehung und Überwindung von Neurosen und Frustrationen.* München: Kindler.
29. Leahy, R.L. (2009). *Anxiety free: Unravel your fears before they unravel you.* Carlsbad, CA: Hay House.
30. *Duden,* 2003.
31. Abramowitz, J.S., Deacon, B.J. & Whiteside, S.P.H. (2011). *Exposure therapy for anxiety: Principles and practice.* New York: Guilford Press.
32. Barlow, D.H. (2002). *Anxiety and its disorders: The nature and treatment of anxiety and panic* (2nd ed.). New York: Guilford Press.
33. Clark, D.M. (1986). A cognitive approach to panic. *Behaviour Research and Therapy,* 24, 461–470.
34. Norton, G.R., Dorward, J. & Cox, B.J. (1986). Factors associated with panic attacks in nonclinical subjects. *Behavior Therapy,* 17, 239–252.
35. Brown, T.A. & Deagle, E.A. (1992). Structured interview assessment of nonclinical panic. *Behavior Therapy,* 23, 75–85.
36. Reiss, S., Peterson, R.A., Gursky, D.M. & McNally, R.J. (1986). Anxiety sensitivity, anxiety frequency and the prediction of fearfulness. *Behaviour Research and Therapy,* 24, 1–8.

37. Taylor, S. (1995). Anxiety sensitivity: Theoretical perspectives and recent findings. *Behaviour Research and Therapy,* 33, 243–258.
38. McNally, R.J. (2002). Anxiety sensitivity and panic disorder. *Biological Psychiatry,* 52, 938–946.
39. Taylor, S., Zvolensky, M.J., Cox, B.J., Deacon, B., Heimberg, R.G., Ledley, D.R. et al. (2007). Robust dimensions of anxiety sensitivity: Development and initial validation of the Anxiety Sensitivity Index–3. *Psychological Assessment,* 19, 176–188.
40. National Institute of Mental Health (2008). *The numbers count: Mental disorders in America:* ↗ http://www.nimh.nih.gov/health/publications/the-numbers-count-mental-disorders-in-america (letzter Zugriff 07.04.2014).
41. Henderson, L. & Zimbardo, P. (1999). Shyness. In: H.S. Friedman (Hrsg.), *Encyclopedia of mental health* (Vol 3, S. 497–509), San Diego, CA: Academic Press.
42. Fehm, L., Beesdo, K., Jacobi, F. & Fiedler, A. (2008). Social anxiety disorder above and below the diagnostic threshold: Prevalence, comorbidity and impairment in the general population. *Social Psychiatry and Psychiatric Epidemiology,* 43, 257–265.
43. Clark, D.M. (2001). A cognitive perspective on social phobia. In: W.R. Crozier & L.E. Alden (Hrsg.), *International handbook of social anxiety: Concepts, research, and interventions relating to the self and shyness* (S. 405–430). New York: Wiley.
44. Fisher, P.L. (2006). The efficacy of psychological treatments for generalized anxiety disorder. In: G.C.L. Davey & A. Wells (Hrsg.), *Worry and its psychological disorders: Theory, assessment and treatment* (S. 359–377). Chichester, UK: Wiley.
45. Craske, M.G. & Barlow, D.H. (2006). *Mastery of your anxiety and worry: Workbook.* Oxford, UK: Oxford University Press.
46. Dugas, M.J., Ladouceur, R., Léger, E., Freeston, M.H., Langlois F., Provencher, M.D. et al. (2003). Group cognitive-behavioral therapy for generalized anxiety disorders: Treatment outcome and long-term follow-up. *Journal of Consulting and Clinical Psychology,* 71, 821–825.
47. Gosselin, P., Ladouceur, R., Morin, C.M., Dugas, M.J. & Baillargeon, L. (2006). Benzodiazepine discontinuation among adults with GAD: A randomized trial of cognitive-behavioral therapy. *Journal of Consulting and Clinical Psychology,* 74, 908–919.
48. Wegner, D.M. (1994). The ironic processes of mental control. *Psychological Review,* 101, 34–52.
49. Leahy, R.L. (2005). *The worry cure: Seven steps to stop worry from stopping you.* New York: Harmony Books.
50. Wells, A. (2011). *Metakognitive Therapie bei Angststörungen und Depression.* Weinheim: Beltz.
51. Borkovec, T.D., Alcaine, O.M. & Behar, E. (2004). Avoidance theory of worry and generalized anxiety disorder. In R.G. Heimberg, C.L. Turk & D.S. Mennin (Hrsg.), *Generalized anxiety disorder: Advances in research and practice* (S. 77–108). New York: Guilford Press.
52. Koerner, N. & Dugas, M.J. (2006). A cognitive model of generalized anxiety disorder: The role of intolerance of uncertainty. In G.C.L. Davey & A. Wells (Hrsg.), *Worry and its psychological disorders: Theory, assessment and treatment* (S. 202–216). Chichester, UK: Wiley.
53. Robichaud, M. & Dugas, M.J. (2006). A cognitive-behavioral treatment targeting intolerance of uncertainty. In G.C.L. Davey & A. Wells (Hrsg.), *Worry and its psychological disorders: Theory, assessment and treatment* (S. 289–304). Chichester, UK: Wiley.

Index

S

T

U

V

W

Z